Leggibilità e comprensibilità del linguaggio medico attraverso i testi dei foglietti illustrativi in italiano e in polacco

ÉTUDES DE LINGUISTIQUE, LITTERATURE ET ART
STUDI DI LINGUA, LETTERATURA E ARTE

Dirigée par Katarzyna Wołowska et Maria Załęska

VOL. 49

Anna Dyda

Leggibilità e comprensibilità del linguaggio medico attraverso i testi dei foglietti illustrativi in italiano e in polacco

Bibliographic Information published by theDeutsche Nationalbibliothek
The Deutsche Nationalbibliothek lists this publication in the Deutsche Nationalbibliografie; detailed bibliographic data is available online at http://dnb.d-nb.de.

Cover illustration: Courtesy of Benjamin Ben Chaim.

This publication was financially supported by the Faculty of Philology, Institute of Romance Philology at the Jagiellonian University in Krakow.

This work has been reviewed by: Aleksandra Pronińska (Pedagogical University of Krakow) and Artur Gałkowski (University of Łódź).

ISSN 2196-9787
ISBN 978-3-631-85508-9 (Print)
E-ISBN 978-3-631-85804-2 (E-PDF)
E-ISBN 978-3-631-85805-9 (EPUB)
E-ISBN 978-3-631-85806-6 (MOBI)
DOI 10.3726/b18558

© Peter Lang GmbH
Internationaler Verlag der Wissenschaften
Berlin 2021
All rights reserved.

Peter Lang – Berlin · Bern · Bruxelles · New York ·
Oxford · Warszawa · Wien

All parts of this publication are protected by copyright. Any utilisation outside the strict limits of the copyright law, without the permission of the publisher, is forbidden and liable to prosecution. This applies in particular to reproductions, translations, microfilming, and storage and processing in electronic retrieval systems.

www.peterlang.com

*Al professor Roman Sosnowski
che mi ha aiutata a trovare la mia strada nella ricerca,
a Daniele, ai miei genitori,
e a tutti coloro che mi hanno supportata in questo lavoro.*

Sommario

Premessa 11

Introduzione alla problematica – motivazioni 15

Parte Prima. Dimensione teorico-descrittiva

Capitolo I. Foglietto illustrativo 21
    1.1 Sguardo sulle normative in materia dei FI 21
        1.1.1 Contenuto dei FI 23
        1.1.2 Leggibilità dei FI – base legislativa 30
    1.2 Tipologia testuale e atti linguistici nei FI 34
        1.2.1 Introduzione alla denominazione dei FI 34
        1.2.2 Tipologia dei testi e atti linguistici
             (considerazioni generali) 36
        1.2.3 Classificazione dei testi dei FI in base alle
             tipologie dei testi 39
        1.2.4 Classificazione dei testi dei FI in base agli atti
             linguistici 49
    1.3 Stili espositivi 53
    1.4 FI e linguaggio medico 60
        1.4.1 Linguaggi specialistici – nomenclatura e definizioni 60
        1.4.2 Caratteristiche generali delle lingue
             specialistiche a livello morfosintattico e lessicale 63
        1.4.3 Particolarità del linguaggio medico in base al
             testo dei FI 67
    1.5 Corpus 78

Parte seconda. Sezione analitica

Capitolo II. Leggibilità e comprensibilità – concetti e formulazione della terminologia impiegata nella presente ricerca 93

    2.1 Leggibilità 99

        2.1.1 Indici di leggibilità 99

            2.1.1.1 Indici di leggibilità tarati per la lingua italiana 101

            2.1.1.2 Indici di leggibilità tarati per la lingua polacca 104

            2.1.1.3 Indici di leggibilità – alla ricerca della comparabilità 108

                2.1.1.3.1 Indice Fog di Gunning 109

        2.1.2 Esami analitici dei testi dei FI 111

            2.1.2.1 Preparazione dei testi per il calcolo degli indici di leggibilità in formato elettronico 111

            2.1.2.2 Indice Fog di Robert Gunning per tutti i FI italiani e polacchi 112

                2.1.2.2.1 Indice Fog – medicinali italiani vendibili con e senza prescrizione 117

                2.1.2.2.2 Indice Fog – medicinali polacchi vendibili con e senza prescrizione 120

                2.1.2.2.3 Analisi contrastiva dell'indice Fog per i FI italiani e polacchi 122

            2.1.2.3 Indice *Gulpease* per i farmaci italiani 123

            2.1.2.4 Indice di Walery Pisarek per i farmaci polacchi 129

            2.1.2.5 Conclusioni sui risultati ottenuti tramite gli indici di leggibilità 136

            2.1.2.6 Limitazioni dei metodi analitici 138

2.2 Comprensibilità 139
    2.2.1 Fattori che pregiudicano la comprensibilità del testo dei FI 141
        2.2.1.1 Tecnicismi specifici 141
            2.2.1.1.1 Tecnicismi specifici veri e propri presenti
                    all'interno dei FI 143
            2.2.1.1.2 Acronimi 149
                2.2.1.1.2.1 Acronimi presenti all'interno dei FI 152
            2.2.1.1.3 Espressioni eponimiche ed eponimi 159
                2.2.1.1.3.1 Eponimismi presenti all'interno
                        dei FI 163
    2.2.2 Elementi che facilitano la comprensibilità del testo 168
        2.2.2.1 Strategie di semplificazione presenti nei FI italiani 171
        2.2.2.2 Strategie di semplificazione presenti nei FI polacchi 179
        2.2.2.3 Conclusioni generali sul trattamento dei tecnicismi
            nel quadro delle tecniche atte alla loro semplificazione ... 187
    2.2.3 Conclusioni riguardanti gli elementi che pregiudicano e
        facilitano la comprensibilità 191

Conclusioni finali 193

Riferimenti bibliografici 199

Sitografia 209

Indice dei titoli delle norme di riferimento 211

Indice delle tabelle 215

Indice delle immagini 217

Premessa

Il linguaggio presente nei foglietti illustrativi rappresenta un aspetto di rilevante importanza poiché coinvolge un vasto numero di consumatori su scala mondiale. Da diverse esperienze personali (principalmente di tipo empirico) di approccio ai foglietti illustrativi, è nato il bisogno di approfondire la questione della loro leggibilità e comprensibilità, affrontandola attraverso i metodi analitici ma anche tramite profondi esami di tipo linguistico, prendendo in considerazione le particolarità del linguaggio medico. Avvicinandosi ai testi dei foglietti illustrativi è sorto subito un susseguirsi di domande postesi dall'autrice stessa, in base alle quali è stato costruito il percorso della ricerca. Fra le molteplici, ecco le più ricorrenti: perché risultano così difficile la lettura nonché la comprensione del loro testo? Perché sembrano così complicati? Dietro a questa inaccessibilità risiede qualche mancanza di preparazione da parte del lettore o le ragioni stanno nella struttura del testo, nel suo linguaggio o nel mancato ricorso alle tecniche esplicative? Come vengono strutturati i foglietti illustrativi e qual è la loro funzione? Le presenti domande e curiosità hanno portato a esami approfonditi e a un'analisi della questione attraverso diversi punti di vista, utilizzando metodi analitici e puramente linguistici.

L'intento principale del presente studio è quello di esaminare i fattori che stanno alla base della complessità dei foglietti illustrativi, concentrandosi soprattutto sul livello lessicale. Con la presente ricerca si mira inoltre, attraverso metodi analitici ed esami linguistici approfonditi, a rispondere al quesito riguardante la riconferma o meno dell'appellativo *bugiardino*, con cui vengono denominati i foglietti illustrativi (d'ora in poi chiamati FI). Questi ultimi, secondo diverse ricerche, restano infatti "incomprensibili anche a una lettura attenta e scrupolosa, sia per la tecnicità delle informazioni che offrono, sia per l'accumulo di notizie in così poco spazio" (Setti 2005).

Il problema viene inoltre trattato su due dimensioni linguistiche: quella italiana e quella polacca. Tale scelta è stata determinata dalla vicinanza dell'autrice alle due lingue e anche dal fatto che la tematica dei FI sia riconosciuta a livello universale: i farmaci sono infatti presenti in tutto il mondo. Usufruendo tuttavia della conoscenza delle due lingue menzionate, è risultato comunque di grande interesse proseguire con un'analisi di tipo contrastivo fra questi due sistemi linguistici.

La presente opera è suddivisa in due parti. Inizia con una breve introduzione della tematica e dell'oggetto di studio. Quest'ultimo viene trattato da diverse prospettive, partendo dallo spoglio delle normative preposte alla regolamentazione del suo contenuto e della sua leggibilità. La ricerca continua con uno sguardo sulle tipologie testuali e sugli atti linguistici. L'intento è quello di raggruppare i testi dei FI nell'ambito delle corrispettive classificazioni proposte da diversi studiosi, fra cui Egon Werlich (1975) e Francesco Sabatini (1999). Nel quadro di questo approccio, l'attenzione si concentra inoltre sugli stili espositivi presenti nei testi di riferimento. Vengono analizzate le loro peculiarità e si cerca di stabilire quale di essi prevale nei FI esaminati. L'analisi continua nell'ambito dei linguaggi specialistici. In relazione ad essi vengono approfonditi i tratti caratteristici delle lingue speciali a livello morfosintattico e lessicale. Ricollegandosi al tema dei FI, si cerca di identificare tali tratti al loro interno. A conclusione del primo capitolo viene descritto e presentato il corpus relativo alla presente ricerca (d'ora in poi chiamato *Corpus*).

La seconda parte dello studio si concentra sulla questione inerente alla leggibilità e alla comprensibilità dei FI tenendo due concetti ben distinti. La leggibilità viene affrontata attraverso gli appositi indici – per la lingua italiana si fa ricorso all'indice *Gulpease*, mentre per la lingua polacca viene utilizzato l'indice creato da Walery Pisarek. Per entrambe le lingue si fa inoltre riferimento all'indicatore di Robert Gunning. In seguito alla descrizione dei rispettivi indici, si procede con l'analisi effettiva dei testi di tutti i FI rientranti nel *Corpus*. In base ai risultati ottenuti si cerca di stabilire il livello della leggibilità dei testi di riferimento. Nell'esame svolto viene inoltre tenuto conto dell'appartenenza dei farmaci a diversi tipi di prescrizione.

Successivamente l'attenzione viene spostata sulla comprensibilità. Nell'analizzare questo aspetto, la ricerca viene imperniata sui tratti linguistici che possono pregiudicare o facilitare l'accessibilità al testo. Nel gruppo degli elementi ostacolanti vengono considerati tecnicismi specifici tra cui tecnicismi specifici veri e propri, acronimi ed espressioni eponimiche; il ruolo dei facilitatori viene assegnato invece a tecniche lessicali funzionali alla semplificazione dei testi, quali spiegazioni, descrizioni, riformulazioni, riferimenti al linguaggio comune e scioglimenti degli acronimi. Lo scopo di questa parte è quello di individuare la presenza e la tipologia degli elementi in questione in entrambe le lingue considerate. Con l'individuazione dei citati tratti linguistici si mira alla misurazione del livello della tecnicità nonché dell'accessibilità dei FI nei confronti dei profani. Nella parte conclusiva vengono presentati gli esiti e le conclusioni finali.

Si tiene ulteriormente a precisare che il presente lavoro non ha come scopo quello di indagare tra le normative che regolano il contenuto dei FI, la leggibilità, l'adeguatezza o l'efficacia di questi ultimi, ma vuole semplicemente svolgere un approfondimento fondato su obiettivi puramente linguistici.

Tale studio nasce dalle ricerche svolte durante il dottorato di ricerca dell'autrice e raccoglie gli esiti delle analisi racchiuse in un preciso arco di tempo, nonché successivo arricchimento con i dovuti chiarimenti e le modifiche necessarie. Prendendo in considerazione questa situazione non c'è la pretesa di essere esaustivi, ma si intende introdurre alcuni aspetti relativi alla problematica, concentrandosi su un tipo di testo scritto, quale il FI. La presente ricerca varca diversi confini settoriali, con la speranza, in questo modo, di poter diventare un utile suggerimento per ulteriori studi e di rimanere altresì aperta a diversi suggerimenti di approfondimento come la scienza che non si sazia mai.

Vorrei porgere i miei più sentiti ringraziamenti al professore Roman Sosnowski che mi ha sostenuta sin dall'inizio in questo lavoro e grazie al quale è stato possibile portarlo alla fine. Vorrei ringraziare anche la professoressa Aleksandra Pronińska per l'appoggio e per i preziosi suggerimenti. Il mio ringraziamento va inoltre a tutte le persone che mi sono state vicine in questo periodo.

Introduzione alla problematica – motivazioni

Il diritto alla salute viene confermato da diverse diciture presenti nelle costituzioni nazionali, come l'articolo 32 della Costituzione della Repubblica Italiana: "La Repubblica tutela la salute come fondamentale diritto dell'individuo e interesse della collettività [...]" nonché l'articolo 68 della Costituzione della Repubblica di Polonia dal titolo "Diritto alla salute", presso il quale, al paragrafo 1, viene delineato che "Ognuno ha il diritto alla tutela della salute". Dalle diciture citate risulta che ogni persona ha il diritto di ottenere la tutela della propria salute ossia, estendendo largamente questa definizione, a ottenere, comprendere e gestire le informazioni riguardanti il proprio stato di salute.

L'individuo viene a contatto con le informazioni sanitarie in diversi momenti della vita quotidiana, quali: le visite mediche, lo sfoglio dei giornali o degli articoli che trattano tema della salute, la consultazione dei siti internet in materia, la lettura dei FI, l'esposizione ai materiali pubblicitari (volantini, pubblicità televisive sui medicinali), e ultimamente, in particolar modo, anche la visione dei programmi televisivi, soprattutto i telegiornali[1] eccetera. Si tratta di momenti in cui, secondo diversi studi, i comunicati non vengono interamente compresi da una certa parte della popolazione. Stando a quanto esposto da Riccardo Gualdo e Stefano Telve (2011), il 14% degli adulti risulterebbe incapace di accedere, comprendere e usare informazioni utili per la propria salute (Gualdo/Telve 2011: 311). Aggiungendo a questa indagine anche i dati riguardanti il livello di istruzione della popolazione presa in esame (per gli scopi della presente ricerca popolazione italiana e polacca), la situazione potrebbe sembrare molto preoccupante. La questione trattata pare ancor più grave a considerare le automedicazioni, ossia un'autonoma assunzione dei medicinali da parte del paziente, che negli ultimi anni si sta sempre più espandendo[2].

---

1 Si fa riferimento alle informazioni riguardanti la situazione della pandemia di COVID-19 che vengono riferite e aggiornate in tutti i media in modo continuo.
2 Nel 2015 il mercato dei prodotti farmaceutici vendibili senza prescrizione in Polonia è aumentato del 6% circa. Per approfondire si rimanda a *Mercato polacco di farmaci senza prescrizione e integratori alimentari in rapida crescita nel 2016–2021* (2016) [*Polski rynek leków bez recepty i suplementów diety z szybkim wzrostem w latach 2016–2021* (2016)] [reperibile online] http://www.wirtualnemedia.pl/artykul/polski-rynek-lekow-bez-recepty-i-suplementow-diety-z-szybkim-wzrostem-w-latach-2016-2021 [consultato il 29.08.2018].

A proposito di comprensione delle informazioni sanitarie, si parla della cosiddetta *health literacy* (alfabetizzazione sanitaria oppure alfabetizzazione alla salute), che seguendo la definizione presente nel dizionario della World Health Organization "comprende le abilità cognitive e sociali che determinano la motivazione e la capacità degli individui di accedere alle informazioni, di comprenderle e utilizzarle in modo da promuovere e mantenere una buona salute" (Barbera/Tortone 2012: 12). A sua volta l'alfabetizzazione alla salute dipende dallo stato generale di alfabetizzazione, il che vuol dire che il basso livello di scolarità può avere un diretto impatto sulla salute di un individuo (Barbera/Tortone 2012: 12–13).

La comprensione (o l'incomprensione) delle informazioni sanitarie costituisce una questione universale che riguarda tutti i popoli del mondo. A conferma di ciò si può far l'esempio degli USA. Un dato interessante rivela infatti che più di un terzo degli adulti americani non ha sufficienti abilità per comprendere le informazioni sanitarie. Questa mancanza di competenze informative riguardo la salute costa all'assistenza sanitaria americana da 50 mld a 73 mld di dollari all'anno (Weiss 2007: 7), in cui rientrano ospedalizzazioni e interventi di pronto soccorso dovuti a errori di automedicazione.

Anche i dati osservati per il territorio italiano rilevano un basso livello di alfabetizzazione sanitaria. Infatti tanti italiani confondono i farmaci da banco con i generici o gli equivalenti. Grandi difficoltà si riscontrano inoltre con il significato di *controindicazione* che viene spesso confuso con quello di *effetti collaterali* (Gualdo/Telve 2011: 315).

Per quanto riguarda la società polacca, da diverse fonti risulta invece che l'argomento dell'alfabetizzazione sanitaria non sia ancora molto diffuso (Kisilowska/Jasiewicz 2013). La questione però è stata trattata su scala europea nel sondaggio sull'alfabetizzazione sanitaria europea (HLS-EU), che aveva come scopo quello di stabilire il livello di competenze sanitarie in 8 paesi europei, fra cui anche in Polonia. Come è emerso dalle analisi, in Polonia il livello di competenze sanitarie è molto diversificato. Il 38% circa di popolazione dispone di un inadeguato livello di competenze, il che significa che queste persone hanno delle difficoltà nel trovare, valutare e utilizzare le informazioni sanitarie (Niedźwiedzka/Słońska/Taran 2012: 215). È da citare in merito anche una ricerca del 2012 di carattere piuttosto esplorativo, svolta fra i pazienti di diverse cliniche di Varsavia, che aveva come scopo quello di indagare come, dove e in quali occasioni i cittadini polacchi cercassero informazioni riguardanti la loro salute (cfr. Kisilowska/Jasiewicz 2013).

Ai fini del presente studio bisogna inoltre trattare la questione della lettura dei FI, che costituiscono il materiale base di questa ricerca. In questo quadro, gli studi, più o meno attuali, che sono stati condotti anche in Italia, hanno rilevato che nella maggior parte i consumatori leggono i FI ma a comprenderli c'è solo una bassa percentuale[3]. Per quanto riguarda la Polonia, secondo lo studio *Attuali problemi ed eventi* [*Aktualne problemy i wydarzenia*][4], eseguito dall'8 al 15 settembre del 2016, su un campione di 981 adulti polacchi, risulta che nell'anno che precede la ricerca, l'89% degli intervistati ha assunto farmaci vendibili senza prescrizione o integratori alimentari. Il 52% degli intervistati che utilizza un farmaco vendibile senza prescrizione medica per la prima volta si informa raramente sul suo utilizzo presso il medico o il farmacista, mentre il 28% lo fa sempre. Per quanto riguarda la consultazione del FI, secondo la presente ricerca risulta che l'88% degli intervistati lo fa ogni tanto, mentre il 69% sempre[5].

Per completare il quadro generale della ricerca sulla lettura dei FI, si ritiene inoltre opportuno citare i dati riguardanti la questione relativi anche ad altre parti del mondo. Da uno studio svolto nel Regno Unito nel 1999 su un campione di 158 persone risulta che i pazienti a contatto con un medicinale per la prima volta, sono più propensi alla lettura del FI (il 74% di intervistati, ossia 32 persone, contro il 26% che nel primo contatto non lo leggono) e che nel caso dell'assunzione ripetuta del medicinale soltanto il 28% consulta il testo di FI (Raynor/Knapp 2000).

Sembra interessante aggiungere che su un campione nazionale di cittadini italiani è stata condotta un'indagine esplorativa per analizzare la percezione dei FI. La ricerca, basata su una approfondita discussione di gruppo con i cittadini utenti e sul colloquio individuale con gli utenti esperti, fra cui medici e farmacisti, ha messo in luce che la relazione con i FI presenta dei problemi di tipo cognitivo e affettivo. Dal punto di vista cognitivo, gli aspetti critici vengono ricondotti

---

3 "Il foglietto illustrativo: tra strumento comunicativo e documento regolatorio" (2004), *BIF. Bollettino d'informazione sui farmaci*, p. 51 [reperibile online] http://www.agenziafarmaco.gov.it/sites/default/files/bif040251.pdf [consultato il 2.02.2017], di seguito citato nel corpo del testo come *BIF 2004*.

4 Nei casi in cui nel testo si fa riferimento agli studi nonché ai titoli di libri o altri testi i cui titoli originari sono in lingua polacca, si procede con la traduzione propria del titolo in modo da citare prima il titolo tradotto in lingua italiana, seguito poi dal titolo originario racchiuso tra parentesi quadrata. Lo stesso schema viene adottato nei casi di termini specifici proposti dagli studiosi polacchi, a meno che nel testo non venga direttamente richiesto un immediato riferimento al termine in lingua polacca.

5 *Farmaci disponibili senza prescrizione e integratori alimentari. Rapporto di ricerca n. 158/2016 (2016)* [*Leki dostępne bez recepty i suplementy diety. Komunikat z badań nr 158/2016 (2016)*] [reperibile online] http://cbos.pl/SPISKOM.POL/2016/K_158_16.PDF [consultato il 29.08.2018].

alla comprensibilità delle informazioni sotto la veste del linguaggio utilizzato e dei termini medici, poco accessibili ai cittadini. La comprensione viene oltretutto ostacolata dall'uso dei termini generici, fra i quali si può citare *l'uso prolungato* del medicinale – dizione poco chiara agli utenti in quanto non indica chiaramente un periodo definito – infatti in nessuna parte del FI viene spiegato se si tratta di giorni, settimane oppure addirittura mesi.

Un altro fattore importante è costituito inoltre dall'impostazione grafica che non sempre rende facilmente reperibili le informazioni contenute nel foglio. Per l'aspetto emotivo l'indagine ha invece rilevato che il contatto con i FI genera ansia per la paura di sbagliare, e il testo in merito viene percepito come complicato (*BIF 2004*: 53).

Alla luce di quanto esposto sopra, nonché per il vivo interesse verso la questione trattata, si è deciso di condurre un'analisi riguardante la leggibilità e comprensibilità dei testi dei FI. Alle motivazioni che hanno stimolato la presente ricerca si può aggiungere inoltre la posizione della stessa autrice, quale rappresentante della popolazione-utente dei testi in questione.

Parte Prima. Dimensione teorico-descrittiva

Capitolo I. Foglietto illustrativo

1.1 Sguardo sulle normative in materia dei FI

I medicinali rivestono un ruolo indispensabile nella vita dell'uomo e il loro corretto uso dipende spesso dalla comprensione dei testi che li accompagnano. Nel gruppo di questi testi rientrano l'etichettatura, ossia "le informazioni riportate sull'imballaggio esterno o sul confezionamento primario" (Dlgs 24.04.2006 n. 219, art. 1, 1dd)[6], il foglietto illustrativo e il riassunto delle caratteristiche del prodotto (d'ora in poi chiamato RCP). Quest'ultimo testo rappresenta una sorta di passaporto del farmaco, in quanto contiene tutte le informazioni riportate sui FI e in più, quelle rivolte al personale medico[7]. Il RCP non si trova nella confezione del farmaco, ma è depositato presso l'ente europeo dei medicinali oppure presso l'ente nazionale e permette l'immissione in commercio del farmaco stesso. Nel presente libro l'attenzione viene rivolta solamente al caso dei testi dei FI ma, facendo essi parte del grande gruppo di testi medici, alcuni punti di questo lavoro possono indubbiamente interessare anche i rimanenti testi "accompagnatori" dei medicinali, nonché tutti gli altri scritti che rientrano nel vasto gruppo dei testi medici. Le caratteristiche linguistiche presenti in questi documenti si ritrovano infatti in altre opere scientifiche o enciclopediche d'ambito medico, come per esempio la divulgazione sanitaria, la manualistica universitaria, la documentazione ospedaliera e medico-legale (referti, cartelle cliniche eccetera), e tanti altri.

Seguendo la definizione proposta dal Dlgs 24.04.2006 n. 219 il foglio illustrativo è "il foglio che reca informazioni destinate all'utente e che accompagna il medicinale" (Dlgs 24.04.2006 n. 219, art. 1, 1ee). Mentre la Ustawa 6.09.2001 propone un'altra definizione degna di nota: "foglio illustrativo è l'informazione destinata all'utente, approvata nel processo di immissione alla vendita, stesa sotto forma di uno stampato a parte, e allegata al medicinale"[8] (Ustawa 6.09.2001,

---

6 L'elenco contenente le abbreviazioni con le quali, nel corpo del testo del presente libro, vengono citate le disposizioni, nonché i titoli delle norme di riferimento espressi nella loro forma estesa e integrati dai link relativi al loro testo completo, si trova nella sez. *Indice dei titoli delle norme di riferimento*.
7 Per l'elenco dettagliato del contenuto del RCP si rimanda all'articolo 11 della Direttiva 2001/83/CE.
8 [Testo originale]: "ulotką – jest informacja przeznaczona dla użytkownika, zatwierdzona w procesie dopuszczenia do obrotu, sporządzona w formie odrębnego druku i dołączona do produktu leczniczego". Le traduzioni dal polacco presenti nel testo sono

art. 2, 41). Alla luce di quanto esposto nelle direttive bisogna tener conto che tutte e due le definizioni riportate mettono il punto sul destinatario e sulla funzione informativa del testo in questione.

I FI sono diventati obbligatori per legge nel 1992 (direttiva EU, in vigore dal 10 gennaio 1993) (Gualdo/Telve 2011: 313) e da quel momento sono state approntate le normative e le linee guida riguardanti la loro redazione. L'obbligo della loro presenza viene richiamato nell'art. 76 "Obbligo del foglio illustrativo" nel Dlgs 24.04.2006 n. 219, dal testo che segue: "È obbligatorio includere, nell'imballaggio esterno dei medicinali, un foglio illustrativo, salvo il caso in cui tutte le informazioni richieste dagli articoli 74 e 77 figurano direttamente sull'imballaggio esterno e sul confezionamento primario". (Dlgs 24.04.2006 n. 219, art. 76).

Il contenuto dei FI è severamente regolamentato da diverse normative europee e nazionali. Sul territorio dell'Unione Europea i principali testi legislativi in materia sono la Direttiva 2001/83/CE del Parlamento europeo e del Consiglio del 6 novembre 2001 recante un codice comunitario relativo ai medicinali per uso umano e il Regolamento (CE) n. 726/2004 del Parlamento europeo e del Consiglio del 31 marzo 2004 che istituisce procedure comunitarie per l'autorizzazione e la sorveglianza dei medicinali per uso umano e veterinario, e che istituisce l'agenzia europea per i medicinali. Queste normative stabiliscono inoltre le procedure di autorizzazione per l'immissione del farmaco in commercio: se il farmaco dev'essere vendibile in tutta l'UE viene autorizzato dall'Agenzia Europea per i Medicinali (d'ora in poi chiamata EMA dalla denominazione inglese: *European Medicines Agency*) – in tal caso si tratta di procedura centralizzata. Per l'immissione sul mercato di un solo paese o di più paesi, dell'autorizzazione si occupano le agenzie nazionali – si tratta di procedura decentrata (Sosa-Iudicissa 2015).

Nel territorio italiano, per le normative in materia, bisogna inoltre citare il Decreto Legislativo 24 aprile 2006, n. 219, Attuazione della direttiva 2001/83/CE (e successive direttive di modifica) relativa ad un codice comunitario concernente i medicinali per uso umano, nonché della direttiva 2003/94/CE (GU n. 142 del 21-6-2006 – Suppl. Ordinario n. 153), diverse Circolari del Ministero della Salute[9] e altre disposizioni sanitarie, in campo di medicinali, di smaltimento

---

opera mia e in seguito, nel corpo del testo, vengono riportate appunto le traduzioni, mentre nelle note vengono riportate le citazioni originali segnalate con la sigla "[T.O.]", abbreviazione di "Testo originale".

9 Si rimanda all'elenco delle circolari presso il sito ufficiale del Ministero della Salute: http://www.salute.gov.it/portale/documentazione/p6_2_6.jsp?lingua=italiano&tipo=circolari&btnCerca=cerca&iPageNo=54 [consultato il 10.11.2017].

delle scorte dei medicinali, di farmacovigilanza, di vendita online dei medicinali, di prezzi dei farmaci eccetera[10].

In Polonia, invece, vengono applicate le diverse disposizioni nazionali, fra cui si possono citare: Rozporządzenie Ministra Zdrowia z dnia 20 lutego 2009 r. w sprawie wymagań dotyczących oznakowania opakowań produktu leczniczego i treści ulotki; Ustawa z dnia 6 września 2001 r. Prawo farmaceutyczne, che descrive la procedura di immissione dei farmaci in commercio, le condizioni di esami, produzione e pubblicità dei medicinali eccetera, e altre disposizioni riguardanti il processo di registrazione, apportamento di modifiche, marchi a ombrello, prolungamenti di date di scadenza e così di seguito[11].

1.1.1 Contenuto dei FI

Le normative citate in precedenza, nonché le diverse linee guida, indicano le informazioni necessarie che dovrebbero essere contenute nei FI. In seguito viene citato l'articolo 59 della Direttiva 2001/83/CE, recante l'elenco delle informazioni richieste presso il FI:

Articolo 59

1. Il foglietto illustrativo è redatto in conformità del riassunto delle caratteristiche del prodotto; esso contiene, nell'ordine seguente:

    a) per l'identificazione del medicinale:
       i) la denominazione del medicinale, seguita dal dosaggio e dalla forma farmaceutica, ed eventualmente se esso sia indicato per neonati, bambini o adulti; quando il medicinale contiene un'unica sostanza attiva e porta un nome di fantasia, deve figurare la denominazione comune;
       ii) la categoria farmacoterapeutica o il tipo di attività, redatte in termini facilmente comprensibili per il paziente;
    b) le indicazioni terapeutiche;
    c) una lista delle informazioni da conoscere prima di assumere il medicinale:
       i) controindicazioni,
       ii) appropriate precauzioni d'uso,

---

10 La lista completa delle disposizioni in vigore si trova sul sito dell'Agenzia Italiana del Farmaco, al seguente link: http://www.agenziafarmaco.gov.it/content/normativa-di-riferimento-aifa-agenzia-italiana-del-farmaco [consultato il 7.11.2017].

11 Per la lista completa delle disposizioni in materia si rimanda al sito dell'Agenzia di Registrazione dei Medicinali, Dispositivi Medici e Biocidi [Urząd Rejestracji Produktów Leczniczych, Wyrobów Medycznych i Produktów Biobójczych] (2016). http://www.urpl.gov.pl/pl/urząd/akty-prawne [consultato il 7.11.2017].

iii) interazioni con altri medicinali e altre forme di interazione (ad esempio con alcool, tabacco, cibi), che possono influire sull'azione del medicinale,
iv) avvertenze speciali;

d) le istruzioni necessarie e consuete per un uso corretto e, in particolare:
   i) posologia,
   ii) modo e, se necessario, via di somministrazione,
   iii) frequenza della somministrazione, precisando, se necessario, il momento appropriato in cui il medicinale può o deve venire somministrato, e all'occorrenza, in relazione alla natura del prodotto:
   iv) durata del trattamento, se deve essere limitata,
   v) modalità di intervento in caso di dose eccessiva (ad esempio sintomi, procedure di emergenza),
   vi) condotta da seguire nel caso in cui sia stata omessa l'assunzione di una o più dosi,
   vii) indicazione, se necessario, del rischio di una sindrome da astinenza;
   viii) specifica raccomandazione a rivolgersi al medico o al farmacista per ottenere delucidazioni, come opportuno, sull'uso del prodotto;

e) una descrizione degli effetti collaterali negativi che si possono verificare nel corso dell'uso normale del medicinale e, se necessario, le misure da prendere; il paziente dovrebbe essere espressamente invitato a comunicare al suo medico o al suo farmacista qualsiasi effetto collaterale negativo non descritto nel foglietto illustrativo;

f) un riferimento alla data di scadenza che figura sull'etichetta, accompagnato da quanto segue:
   i) un'avvertenza contro l'uso del prodotto successivamente a tale data,
   ii) all'occorrenza, le precauzioni speciali da prendere per la conservazione del medicinale,
   iii) all'occorrenza, un'avvertenza relativa a particolari segni visibili di deterioramento,
   iv) la composizione qualitativa completa, in termini di sostanze attive ed eccipienti, nonché la composizione quantitativa in termini di sostanze attive, fornite impiegando le denominazioni comuni, per ogni presentazione del medicinale,
   v) la forma farmaceutica e il contenuto in peso, in volume o in unità di somministrazione, per ogni presentazione del medicinale,
   vi) il nome e l'indirizzo del titolare dell'autorizzazione all'immissione in commercio ed eventualmente dei rappresentanti da questo designati negli Stati membri;
   vii) il nome e l'indirizzo del fabbricante;

g) quando il medicinale è autorizzato ai sensi degli articoli da 28 a 39 con nomi diversi negli Stati membri interessati, un elenco con il nome autorizzato in ciascuno degli Stati membri;

h) la data in cui il foglietto illustrativo è stato rivisto l'ultima volta.

In quale modo queste informazioni vengono presentate nei FI?

Per illustrare l'esposizione dei contenuti richiesti dalla legge sembra più che efficace eseguire un esame ravvicinato di un farmaco italiano e un farmaco polacco facendo degli ulteriori riferimenti sulle parti che possono rapportare delle modifiche riscontrabili in diversi tipi dei FI, se presenti. A tale scopo si può ricorrere a due medicinali di automedicazione, ampiamente usati da largo spettro di utenti: *Vivin*[12] in Italia e *Polopiryna* in Polonia.

All'inizio del FI si trova l'informazione che introduce la forma generica del testo. Essa è collocata di solito nella posizione centrale oppure spostata verso destra e si presenta con la scritta: *Foglio illustrativo* (*Vivin*) o *Ulotka dołączona do opakowania: informacja dla pacjenta* (*Polopiryna*) (altre forme riscontrabili nei FI[13]: [IT] *Foglio illustrativo: informazioni per l'utilizzatore*; *Foglio illustrativo: informazioni per il paziente*; *Foglietto illustrativo*; [PL] *Ulotka dla pacjenta: informacja dla użytkownika*; *Ulotka dla pacjenta*). Tale intitolazione nella gran parte dei FI viene esposta in maiuscolo oppure in grassetto.

Il nome generico del testo viene seguito dalla parte delle intitolazioni iniziali. Esse hanno il carattere informativo e riguardano l'adeguato utilizzo delle informazioni contenute nei FI. Questa parte non è obbligatoria, perciò non si trova in tutti i FI e, ove è presente, viene realizzata in diversi modi. Può esser collocata subito dopo il nome generico del testo (come nel caso di *Vivin*) oppure dopo le denominazioni del farmaco (come nel caso di *Polopiryna*). Questa parte viene realizzata con una frase introduttiva che di solito si presenta sotto queste seguenti forme: [IT] *Legga attentamente questo foglio prima di prendere questo medicinale*; *Legga attentamente questo foglio prima di usare questo medicinale perché contiene importanti informazioni per lei*; *Prima dell'uso leggete con attenzione tutte le informazioni contenute nel foglio illustrativo*; *Prima dell'uso leggere con attenzione tutte le informazioni contenute nel foglio illustrativo*; *Legga attentamente questo foglio prima di prendere questo medicinale, anche se si tratta di una prescrizione*

---

12 Dall'elenco dei 50 medicinali senza obbligo di prescrizione più venduti alle farmacie aperte al pubblico e agli esercizi commerciali di cui all'art. 5 del Decreto-Legge 223/2006 per il primo semestre del 2016, *Vivin* risulta essere al venticinquesimo posto con 801588 confezioni fornite alle farmacie e ad agli esercizi commerciali. Fonte: http://www.salute.gov.it/imgs/C_17_bancheDati_14_allegati_iitemAllegati_14_fileAllegati_itemFile_0_file.pdf [consultato il 30.05.2018].

13 D'ora in poi gli esempi in lingua italiana provenienti dai FI dei farmaci italiani, vengono preceduti dalla sigla IT, mentre quelli in lingua polacca e provenienti dai FI dei farmaci polacchi – dalla sigla PL.

ripetuta; [PL] *Należy uważnie zapoznać się z treścią ulotki przed zastosowaniem leku, ponieważ zawiera ona informacje ważne dla pacjenta; Należy przeczytać uważnie całą ulotkę, ponieważ zawiera ona informacje ważne dla pacjenta; Należy zapoznać się z treścią ulotki przed zażyciem leku; Należy zapoznać się z treścią ulotki przed zastosowaniem leku; Należy zapoznać się z treścią ulotki przed zastosowaniem leku, ponieważ zawiera ona informacje ważne dla pacjenta.*

Di seguito a questa proposizione introduttiva, vengono esposte frasi in cui viene richiesta un'attenta lettura del foglietto, spiegata la particolarità dei farmaci di automedicazione (come nel caso di *Vivin*) compreso il riferimento alle consultazioni con il medico o il farmacista qualora ci fosse bisogno di maggiori informazioni o nel caso di mancato effetto del farmaco. Questa parte in alcuni casi viene racchiusa all'interno di una tabella.

Segue il nome brevettato, accompagnato dalla composizione qualitativa completa del principio attivo, dalla forma farmaceutica del farmaco e dalla denominazione del principio attivo (*VIVIN 500 mg compresse; Acido acetilsalicilico*). In alcuni FI, come per esempio nel caso di quello di *Polopiryna*, questa sezione può essere collocata prima delle informazioni sull'utilizzo del FI. Il FI del farmaco polacco riporta: *Polopiryna, 500 mg, tabletki dojelitowe, Acidum acetylsalicylicum.*

Successivamente vengono elencati i paragrafi di cui si illustra la scansione che meglio di ogni discorso raffigura il contenuto effettivo del FI[14]:

[FI di *Vivin*:]

Composizione; Come si presenta; Che cos'è; Titolare dell'Autorizzazione all'Immissione in Commercio; Produttore e controllore finale; Perché si usa; Quando non deve essere usato; Quando può essere usato solo dopo aver consultato il medico; Cosa fare durante la gravidanza e l'allattamento; Precauzioni per l'uso; Quali medicinali o alimenti possono modificare l'effetto del medicinale; E' importante sapere che; Come usare questo medicinale; Cosa fare se avete preso una dose eccessiva di medicinale; Effetti indesiderati; Scadenza e conservazione.

[FI di *Polopiryna*:]

1. Co to jest lek Polopiryna i w jakim celu się go stosuje; 2. Informacje ważne przed zastosowaniem leku Polopiryna; 3. Jak stosować lek Polopiryna; 4. Możliwe działania niepożądane; 5. Jak przechowywać lek Polopiryna; 6. Zawartość opakowania i inne informacje.

---

14 Per il FI di *Vivin* vengono elencati i paragrafi che sono scritti con il grassetto presso il FI originale del medicinale, mentre nel caso di FI di *Polopiryna* si fa riferimento all'indice del contenuto del FI presente nel foglio stesso.

La realizzazione del FI, nonostante la sua forte dipendenza dalle norme legislative, non avviene sempre nello stesso modo (come quelli appena presentati), ciò è dovuto a diversi fattori, fra cui al fatto che oltre alle informazioni standard all'interno delle singole voci la casa farmaceutica è libera di aggiungere altre informazioni che ritiene idonee e utili per il paziente, purché privi di elementi pubblicitari (Giumelli 2013: 164), nonché al tipo di procedura di autorizzazione all'immissione in commercio del dato farmaco[15]. In questo modo si possono osservare le scansioni dei paragrafi presenti in altri due farmaci italiani: *Algofen* – farmaco antidolorifico di automedicazione e *Arfen* – farmaco indicato nel trattamento cronico sintomatico dell'artrite reumatoide e dell'osteoartrite e vendibile su prescrizione medica[16]:

[FI di *Algofen*:]

Che cos'è ALGOFEN e a che cosa serve; *Cosa deve sapere prima di usare ALGOFEN*; *Come usare ALGOFEN*; *Possibili effetti indesiderati*; *Come conservare ALGOFEN*; *Contenuto della confezione e altre informazioni*.

[FI di *Arfen*:]

Composizione; *Forma farmaceutica e contenuto*; *Categoria farmacoterapeutica*; *Titolare dell'autorizzazione all'immissione in commercio*; *Responsabile del rilascio dei lotti*; *Indicazioni terapeutiche*; *Controindicazioni*; *Precauzioni per l'uso*; *Interazioni*; *Avvertenze speciali*; *Dose, modo e tempo di somministrazione*; *Sovradosaggio*; *Effetti indesiderati*; *Scadenza e conservazione*.

Le differenze apparse nelle presenti scansioni fanno notare due diversi stili espositivi: l'impostazione delle sezioni presente nel FI di *Algofen* si ricollega al modello europeo, nel quale i paragrafi sono costruiti in base alle domande, mentre nel FI di *Arfen* si trovano delle intitolazioni costituite da frasi nominali. La questione di diversi stili espositivi presenti nei FI è stata trattata da Daniela Puato (2012) e ne viene fatto riferimento nei paragrafi successivi.

Come è stato accennato in precedenza, oltre alle informazioni standard, che sono state elencate sopra, le case farmaceutiche sono libere di aggiungere altre

---

15 I farmaci autorizzati con la procedura centralizzata devono rispettare le normative emesse dall'Unione Europea, mentre quelli autorizzati a livello nazionale devono adempiere le direttive nazionali.

16 Si fa riferimento ai FI di farmaci italiani, in quanto, come verrà specificato di seguito, in Polonia vige soltanto uno stile espositivo, perciò non si ritiene necessario fornire ulteriori esempi che rappresentano, di fatto, la suddivisione in paragrafi uguale a quella recata in precedenza.

informazioni, purché non contengano elementi pubblicitari. Di solito si tratta di una nota aggiuntiva di carattere informativo di vario tipo. In questa parte possono essere collocate le note di educazione sanitaria, i suggerimenti sul corretto stile di vita, le notizie sul ruolo delle determinate sostanze (Puato 2012: 95), le informazioni legate alla confezione o al particolare tipo di imballaggio. Fra gli esempi, tratti dai FI italiani, si possono citare:

> Il flacone ha la «Chiusura a prova di bambino». Per aprire premere sul tappo e svitare contemporaneamente nel senso indicato dalla freccia. Chiudere dopo l'uso. Il flacone è chiuso a prova di bambino se, svitando il tappo senza premere, si sente uno scatto.
> [FI di *Metamizolo sodico ABC*]

> Consigli/educazione sanitaria.
>
> Gli antibiotici si usano per curare le infezioni batteriche. Non sono efficaci nelle infezioni virali. Se il medico le ha prescritto degli antibiotici, ne ha bisogno precisamente per l'attuale malattia. Nonostante gli antibiotici, certi batteri possono sopravvivere o crescere. Questo fenomeno si chiama resistenza: alcuni trattamenti antibiotici diventano inefficaci. Un cattivo uso degli antibiotici aumenta la resistenza. Lei può addirittura favorire lo sviluppo di resistenza nei batteri e ritardare la guarigione o diminuire l'efficacia degli antibiotici, se non si attiene a: dosaggio; frequenza di assunzione; durata del trattamento
> Di conseguenza, per salvaguardare l'efficacia di questo medicinale:
>
> 1. Usi gli antibiotici solo quando prescritti
> 2. Segua strettamente le istruzioni del medico
> 3. Non riutilizzi un antibiotico senza prescrizione medica, anche se vuole curare una malattia simile
> 4. Non dia mai il suo antibiotico a un'altra persona; potrebbe non essere adatto alla sua malattia
> 5. Alla fine del trattamento, riporti tutti i medicinali non utilizzati in farmacia, per assicurare che vengano eliminati correttamente.
>
> [FI di *Cuspis*]

In Polonia la suddivisione di informazioni presente nei FI dei medicinali, rispetta fedelmente la struttura imposta dalle normative europee, ossia corrisponde all'impostazione costituita da domande e risposte[17]. Tale modello si può

---

17 In realtà non si tratta di domande vere e proprie, come è stato anche evidenziato da Puato (2012). In effetti in italiano (ma anche in polacco) nessuna delle intitolazioni è di tipo interrogativo, in quanto tutte sono prive del punto di domanda, il quale per le lingue in questione, nello scritto, contraddistingue una domanda da una affermazione. In realtà in italiano quattro intitolazioni su sei contengono un pronome o un avverbio interrogativo, si pensi a *Che cos'è X e a che cosa serve*; *Cosa deve sapere prima di usare X*;

osservare in base alla soprariportata scansione dei paragrafi del medicinale *Polopiryna*.

Inoltre, come nel caso dei medicinali italiani, anche presso i FI dei medicinali polacchi si trovano delle informazioni aggiuntive e fra quelle si possono nominare i consigli rientranti nel campo dell'educazione sanitaria, come per esempio nel seguente caso:

Edukacja medyczna

Antybiotyki służą do leczenia zakażeń bakteryjnych. Są nieskuteczne w leczeniu zakażeń wirusowych. Niekiedy zakażenia wywołane przez bakterie nie reagują na leczenie antybiotykiem.

Jedną z najczęstszych przyczyn tego zjawiska jest to, że bakterie są oporne na podawany antybiotyk. To oznacza, że bakterie mogą przetrwać lub mnożyć się mimo stosowania antybiotyku.

Bakterie mogą z wielu powodów stać się oporne na antybiotyki. Uważne stosowanie antybiotyków może pomóc w zmniejszeniu możliwości wytworzenia się oporności bakterii.

Antybiotyk przepisany przez lekarza prowadzącego jest przeznaczony wyłącznie do leczenia aktualnie występującej choroby. Zwrócenie uwagi na następujące porady pomoże zapobiec rozwojowi opornych bakterii, które mogłyby wstrzymać działanie antybiotyku.

1. Bardzo ważne jest przyjmowanie antybiotyku we właściwej dawce, odpowiednim czasie i przez właściwą liczbę dni. Należy przeczytać instrukcje zawarte w informacji o leku i jeżeli którekolwiek z nich są niezrozumiałe, należy poprosić lekarza prowadzącego lub farmaceutę o wyjaśnienie.
2. Pacjent nie powinien przyjmować antybiotyku, jeśli nie był on przepisany właśnie dla niego. Powinien zażywać go wyłącznie w celu leczenia zakażenia, na które antybiotyk został przepisany.
3. Pacjent nie powinien przyjmować antybiotyku przepisanego innej osobie, nawet jeśli miała podobne zakażenie.
4. Nie należy przekazywać innym osobom antybiotyków przepisanych danemu pacjentowi.

Come usare/prendere X; Come conservare X, mentre per il polacco "le domande" costituiscono tre frasi su sei e sono: *Co to jest lek X i w jakim celu się go stosuje; Jak stosować lek X; Jak przechowywać lek X*, ma l'omissione del punto di domanda gli attribuisce una struttura anomala. Mentre le rimanenti intitolazioni (due per l'italiano e tre per il polacco) sono frasi secondarie con funzione assertiva e questo vale per entrambe le lingue in questione. Nonostante questa incompatibilità, seguendo il pensiero di Gianfranco Bettetini (1991: 123), citato da Puato, secondo il quale la domanda corrisponde a un interesse di conoscenza, e la risposta sta nel soddisfacimento di essa, si può adottare questo sguardo per la realtà dei FI redatti sia in italiano, sia in polacco (Puato 2012: 98).

5. Jeżeli po zakończeniu leczenia zgodnego z zaleceniami lekarza prowadzącego pozostały jakiekolwiek resztki antybiotyku, należy zwrócić je do apteki w celu zapewnienia jego właściwego zniszczenia.

[FI di *Taromentin*]

È necessario inoltre tener conto del fatto che le norme legislative che regolano l'immissione in vendita del farmaco, a parte le indicazioni riguardanti strettamente il loro contenuto, presentano anche delle linee guida concernenti il *carattere fisico* del FI, ossia lo spessore della carta sulla quale viene stampato, la dimensione del carattere, la quantità di parole in una riga, nonché le informazioni sulla leggibilità del testo, che vengono analizzate nel paragrafo successivo.

1.1.2 Leggibilità dei FI – base legislativa

In merito alla leggibilità delle informazioni sul FI, come previsto dall'Articolo 65, lettera C della Direttiva 2001/83/CE[18] sono state redatte delle indicazioni dettagliate racchiuse presso le *Guideline on the readability of the labelling and package leaflet of medicinal products for human use* (d'ora in poi chiamate *Guidelines*). Lo scopo principale di queste linee guida è quello di fornire le indicazioni su come assicurare che le informazioni racchiuse presso i FI siano accessibili e comprensibili per gli utenti. Le *Guidelines* presentano le raccomandazioni sulla presentazione del contenuto dei FI e sulla rappresentazione grafica. Fra le indicazioni riportate si trovano i dati sulle dimensioni e sul tipo dei caratteri di stampa: per i FI i caratteri dovrebbero essere il più possibile grandi, si considerano, come minimo, 9 punti Didot, carattere Times New Roman[19], con l'interlinea di almeno 3 mm. Sono da evitare le scritture in maiuscolo e in corsivo (quest'ultimo viene considerato per i termini in latino). I colori delle scritte devono essere distinguibili dallo sfondo. Per la sintassi, viene dato peso alla diversificazione delle abilità di lettura fra gli utenti, perciò viene consigliato l'utilizzo di parole semplici e con poche sillabe. Non si dovrebbero usare frasi lunghe. È permesso l'utilizzo di immagini o pittogrammi se essi aiutano la comprensione delle informazioni.

---

18 Testo dell'articolo 65 della Direttiva 2001/83/CE: "In consultazione con gli Stati membri e le parti interessate, la Commissione redige e pubblica indicazioni dettagliate riguardanti in particolare: [...] c) la leggibilità delle indicazioni che figurano sull'etichettatura e sul foglietto illustrativo, [...]".

19 Per le autorizzazioni all'immissione in commercio avvenute fino all'1.02.2011 vengono considerati come minimo: 8 punti Didot, carattere Times New Roman, interlinea: 3 mm.

Sul territorio italiano si è cercato di far fronte ai disturbi tipografici recando delle linee guida, per gli stampati dei medicinali di automedicazione, elaborate dai membri della Commissione unica del farmaco (CUF), presso la Circ. 16.10.1997. Nell'allegato numero 1 alla comunicazione in merito, al titolo "Linea guida su foglio illustrativo ed etichettatura dei medicinali di automedicazione", al sottotitolo "Leggibilità di Etichette e Foglio illustrativo" si trovano le informazioni sulle dimensioni e sul tipo dei caratteri di stampa, secondo i quali il testo del FI e delle etichette deve essere facilmente leggibile e i caratteri utilizzati non dovrebbero essere inferiori al corpo 8 o 7 punti Didot. Il colore di stampa dev'essere chiaramente distinguibile dallo sfondo, mentre le intestazioni "dovrebbero essere evidenziate utilizzando il grassetto o un colore diverso dal testo normale". Nella sottosezione "sintassi/stile" viene suggerito l'uso di massimo 70 caratteri per riga. Da notare anche la dicitura: "la lunghezza delle parole, dei periodi e la quantità delle proposizioni subordinate influenzano la facilità di lettura di un testo" (All. n. 1 alla Circ. 16.10.1997). Nel testo della circolare viene inoltre dato peso all'importanza dello spessore di carta, in quanto i fogli troppo sottili e trasparenti, rendono difficile la lettura.

Le indicazioni sulla stesura del FI hanno trovato lo spazio anche nella normativa polacca, presso l'All. n. 2 al Rozp. Min. Zdrowia 20.02.2009. Fra le informazioni riportate si trovano i dati sulle dimensioni e sul tipo dei caratteri di stampa: per i FI polacchi i caratteri non possono essere inferiori al corpo 8 Didot, con l'interlinea di almeno 3 mm. Sono da evitare le scritture in maiuscolo, e il carattere di stampato dev'essere facilmente leggibile. I colori delle scritte devono essere distinguibili dallo sfondo. Le intestazioni possono essere stampate nel colore diverso da quello del testo e il colore rosso può essere utilizzato soltanto per le avvertenze di grande importanza. In più viene suggerito il formato A4 o A5 del foglio e il peso non inferiore a 40g/m^2. Interessante anche la dicitura "utilizzo di numero superiore ai due livelli di sottotitoli può interferire in modo negativo sulla leggibilità di foglio illustrativo"[20] (All. n. 2 al Rozp. Min. Zdrowia 20.02.2009, art. IV, tit. 2 Intitolazioni). Per quanto riguarda lo stile viene richiesto l'utilizzo della diatesi attiva e della forma impersonale. Dove possibile, bisogna evitare l'uso di frasi complesse, come quelle di lunghezza superiore a 20 parole. Si suggerisce la quantità inferiore a 70 lettere per riga. Sono da evitare le frasi subordinate. Inoltre, per migliorare la leggibilità del testo, si consiglia l'uso di pittogrammi e simboli.

---

20 [T.O.] "Stosowanie więcej niż dwóch poziomów podtytułów może wpłynąć niekorzystnie na czytelność ulotki".

Le disposizioni riportate sopra dovrebbero assicurare la leggibilità del contenuto dei FI in materia delle loro caratteristiche fisiche, quali le dimensioni dei caratteri, i colori, lo spessore della carta, la lunghezza delle frasi eccetera. Inoltre, presso le normative citate trovano lo spazio le diciture che in modo diretto richiedono la leggibilità ma anche la comprensibilità dei testi in merito, che vengono presentate in seguito.

Nella Direttiva 2001/83/CE viene esposto:

- "Le indicazioni [...] sono scritte in modo da risultare facilmente leggibili, chiaramente comprensibili ed indelebili". (Art. 56);
- "la categoria farmacoterapeutica o il tipo di attività, devono esser redatte in termini facilmente comprensibili per il paziente". (Art. 59, comma 1a, lettera ii);
- "il foglietto illustrativo rispecchia i risultati di consultazioni con gruppi mirati di pazienti in modo da assicurare che sia leggibile, chiaro e di facile impiego". (Art. 59, comma 3).

Presso il Dlgs 24.04.2006 n. 219, Titolo V "Etichettatura e Foglio illustrativo":

- "[...] la categoria farmacoterapeutica o il tipo di attività, redatte in termini facilmente comprensibili per il paziente". (Art. 77, comma 1 lettera a punto 2);
- "Il foglio illustrativo riflette il risultato di indagini compiute su gruppi mirati di pazienti, al fine di assicurare che esso è leggibile, chiaro e di facile impiego". (Art. 77, comma 4);
- "Le informazioni di cui al presente titolo sono riportate in modo da risultare facilmente leggibili, chiaramente comprensibili e indelebili". (Art. 81, comma 1).

In tutte e due le direttive il peso della leggibilità e della comprensibilità, ossia del loro controllo, viene spostato sul gruppo mirato dei pazienti, grazie al quale, presumendo, dovrebbe esser deciso l'avvenir o meno di questo fattore. Lo svolgimento di questo controllo viene ampiamente descritto presso il capitolo tre delle *Guidelines*, dove si parla di *user testing*. Con quest'ultimo si intende "to test the readability of a specimen with a group of selected test subjects. It is a development tool which is flexible and aims to identify whether or not the information as presented, conveys the correct messages to those who read it".

La questione dell'analisi della leggibilità e della comprensibilità dei FI dei medicinali è stata trattata anche dal Ministro della Salute polacco che ha emanato il Regolamento riguardante l'analisi della leggibilità dei FI dei medicinali[21]. Nella norma in oggetto trovano spazio le disposizioni riguardanti il corretto

---

21 Si tratta di Rozp. Min. Zdrowia 26.04.2010.

svolgimento dell'esame di leggibilità all'interno di un gruppo mirato di pazienti, che deve esser attuato da parte del titolare dell'autorizzazione all'immissione in commercio. Trattando la questione del controllo della leggibilità si ritiene importante riportare i dati presentati presso la Relazione della Commissione 22.03.2017. A sostegno della relazione in oggetto la Commissione ha dato incarico a delle istituzioni esterne per lo svolgimento di due studi, ossia dello *Studio sui foglietti illustrativi e sui riassunti delle caratteristiche del prodotto dei medicinali per uso umano* ("studio PIL-S") e dello *Studio sulla fattibilità e sul valore di una possibile sezione "informazioni essenziali" nei foglietti illustrativi e nei riassunti delle caratteristiche del prodotto dei medicinali per uso umano* ("studio PILS-BOX"), entrambi condotti dal NIVEL, istituto neerlandese per la ricerca sui servizi sanitari, e dall'Università di Leeds. L'obiettivo principale del primo studio era quello di valutare la leggibilità e comprensibilità del FI e del RCP "quali fonti di informazioni sui medicinali soggetti e non soggetti a prescrizione medica per i pazienti e i professionisti del settore sanitario" (Relazione della Commissione 22.03.2017, 3.1.) mentre il secondo studio valutava l'inserzione della sezione "informazioni essenziali" dal punto di vista pragmatico, legislativo ed economico.

Secondo il Dlgs 24.04.2006 n. 219, "L'AIFA [Agenzia Italiana del Farmaco] verifica il rispetto della disposizione recata dal comma 4[22] in occasione del rilascio dell'AIC [Autorizzazione all'Immissione in Commercio], nonché in occasione delle successive variazioni che comportano una significativa modifica del foglio illustrativo" (Dlgs 24.04.2006 n. 219, art. 77, punto 5).

Inoltre, nel 1996, per fornire assistenza ai comitati scientifici dell'EMA su aspetti linguistici relativi alle informazioni contenute negli stampati dei medicinali, quali il RCP, il FI e le etichette, è stato istituito il Gruppo sulla Revisione della Qualità dei Documenti (Working Group on Quality Review of Documents – QRD – Group). I compiti principali del QRD-Group includono:

- "garantire la chiarezza, la coerenza e l'accuratezza delle informazioni sul medicinale;
- verificare la terminologia utilizzata nelle traduzioni e la loro coerenza con le versioni originali;
- revisionare ed aggiornare modelli in seguito a pareri dei comitati scientifici;

---

22 Testo dell'articolo 4 del Dlgs 24.04.2006 n. 219: "Il foglio illustrativo riflette il risultato di indagini compiute su gruppi mirati di pazienti, al fine di assicurare che esso e' leggibile, chiaro e di facile impiego".

- promuovere la leggibilità delle informazioni sul medicinale (user testing);
- contribuire allo sviluppo di un'intesa comune sull'attuazione della legislazione, delle linee guida e dei documenti di riferimento" (Braghiroli 2016).

Il lavoro di questo gruppo nonché gli obblighi a cui sono esposte le aziende farmaceutiche dovrebbero assicurare che le informazioni recate presso i FI fossero leggibili e comprensibili al paziente, al fine di comprenderle e utilizzarle in modo adeguato. Il solo fatto dell'esistenza delle diciture citate indica l'importanza della questione in materia e suggerisce che la comprensione dei FI possa essere problematica[23]. In effetti fino ad oggi sono stati svolti numerosi studi riguardanti l'analisi dei testi dei FI, fra cui si possono citare quelli eseguiti da Luca Serianni (1989, 2005), Giovanni Rovere (2001), Anna Starzec (2007), Daniela Puato (2012, 2013, 2018), Silvia Giumelli (2013), Aleksandra Pronińska (2013), Stefano Telve (2015), Franca Orletti e Rossella Iovinio (2018), Lucia di Pace (2019). Gli studiosi nelle loro ricerche si sono soffermati su diversi aspetti dei FI, rientrando nei diversi campi, come quello dei tratti lessicali, stili espositivi, generi testuali, funzioni didattiche dei FI e tanti altri. Nonostante il diverso approccio verso questo particolare tipo di testo, tutti concordano sul fatto della sua difficile accessibilità, incomprensibilità e illeggibilità, questioni che vengono trattate in seguito.

1.2 Tipologia testuale e atti linguistici nei FI

1.2.1 Introduzione alla denominazione dei FI

L'oggetto della presente ricerca viene definito ufficialmente come *foglio illustrativo*. Tale denominazione è presente nelle direttive dell'Unione Europea, insieme alla sua variante *foglietto illustrativo*. Nei testi dei FI, presenti all'interno delle confezioni dei farmaci, si trovano ulteriori specificazioni del termine, dove esso viene accompagnato da diciture, quali: *informazioni per l'utilizzatore* oppure *informazioni per il paziente*. Nella lingua comune italiana esiste ancora un modo per chiamare il testo in materia, ossia: il *bugiardino*. L'etimologia di questa parola non è ben chiara, però non ci sono dubbi sulla sua provenienza, ossia dall'aggettivo *bugiardo*, il quale porta il significato di falso, illusorio, vano. Tale appellativo, riferito a un testo di rilevata importanza, vuole, citando Raffaella Setti, "[...] puntare l'attenzione sulle prerogative di queste particolari istruzioni per l'uso che, soprattutto negli anni di boom della farmacologia, tendevano a sorvolare su

---

[23] La presente ricerca, come già accennato in precedenza, non ha la finalità di verificare l'adeguatezza delle normative in materia e il loro rispetto da parte delle aziende farmaceutiche.

difetti ed effetti indesiderati del farmaco per esaltarne i pregi e l'efficacia" (Setti 2005: 10–11). Bisogna infatti confermare, che negli anni in cui il contenuto dei FI non era sottoposto a regolamentazioni, era spesso privo di dati riguardanti gli effetti collaterali che potevano pregiudicare, dal punto di vista commerciale, la vendita del farmaco. Nonostante le attuazioni in merito, l'appellativo *bugiardino* continua a essere coerente, riassumendo il significato di uno strumento incomprensibile, sia dal punto di vista dell'alta tecnicità delle informazioni recate, sia per la quantità di notizie accumulate in poco spazio (Setti 2005: 10–11)[24].

Per quanto riguarda la nomenclatura polacca, all'interno delle normative si trova la denominazione *ulotka dołączona do opakowania*, che viene alternata con *ulotka informacyjna*. Come in Italia, anche in Polonia, esistono ulteriori nomi con cui viene definito questo tipo di testo e sono: *ulotka medyczna, ulotka leku, ulotka dla pacjenta* (Pronińska 2013: 34). Inoltre, all'interno della confezione del farmaco, si trovano delle versioni sviluppate del nome, quali: *Ulotka dołączona do opakowania: informacja dla pacjenta*; *Ulotka dla pacjenta: informacja dla użytkownika*. Tutte le varianti, con le quali nella lingua polacca viene chiamato il FI, portano al genere testuale *ulotka*, che comprende i testi di carattere informativo, pubblicitario oppure istruttivo. La parola *ulotka* usata singolarmente non riconduce a una peculiare varietà di testo, ma indica solamente il genere testuale. Per esprimere lo specifico tipo di *ulotka* bisogna ricorrere a un elemento aggiuntivo, che può essere rappresentato da un aggettivo (ulotka *reklamowa*; *informacyjna*; *medyczna* eccetera) oppure da un complemento di specificazione (ulotka *leku*) o di termine (ulotka *dla pacjenta*).

Nella lingua italiana si trovano diversi modi per rappresentare il lessema polacco *ulotka* (trattando la questione del genere testuale, non del suo specifico tipo). Fra questi si possono nominare: *volantino, manifestino, foglio, dépliant, pieghevole* o *opuscolo* (Pronińska 2013: 35). Si è già visto in precedenza che l'oggetto della presente ricerca viene denominato con uno dei nomi appena menzionati, ossia *foglio*. Questo lessema rimanda a un genere testuale che ricopre due funzioni: quella informativa e quella istruttiva. Di solito, la differenza fra queste due funzioni viene espressa con l'aggiunta del corrispettivo complemento. Il gruppo di *fogli istruzioni* si caratterizza per la funzione istruttiva, mentre *fogli informativi* o *illustrativi* ricoprono soprattutto la funzione informativa. Bisogna però aggiungere che il confine fra queste due categorie non è solido e ci sono dei casi di infiltrazioni interne. Quando il *foglio* si riferisce all'informazione riguardante il prodotto farmacologico, viene aggiunta la specificazione: *foglio informativo dei farmaci* (Pronińska 2013: 35).

---

24 Sull'origine della parola bugiardino cfr. di Pace (2019: 15–17).

È necessario tuttavia tener conto che il FI del farmaco ha due funzioni comunicative: l'istruzione vera e propria, che ha come scopo quello di portare all'uso corretto del farmaco, e la funzione informativa. Bisogna inoltre sottolineare che queste funzioni non vengono realizzate in maniera uniforme presso i FI – vi si trovano infatti delle rubriche in cui prevale la funzione informativa, come per esempio la sezione dedicata agli effetti collaterali, e le altre in cui si nota una prevalenza della funzione istruttiva, come le sezioni dedicate alla modalità d'uso (Puato 2012: 90). Questa doppia funzione che viene racchiusa all'interno del testo in oggetto non è neutrale anche per la questione della sua classificazione presso le tipologie testuali e porta a diversi risultati.

A questo punto, per presentare il quadro complessivo dell'argomento, si ritiene opportuno entrare nella problematica delle tipologie dei linguaggi specialistici[25] che già da sola costituisce un problema all'interno della linguistica, vista la mancanza di un'unica classificazione di questo tipo di testi. Il presente stato è pregiudicato dalla particolarità delle caratteristiche dei testi in merito (Zmarzer 2003: 24) e porta a numerose proposte presentate da diversi studiosi. Una delle classificazioni delle lingue speciali prende in considerazione le loro diverse articolazioni, fra cui quella orizzontale, verticale e diamesica.

1.2.2 Tipologia dei testi e atti linguistici (considerazioni generali)

Nell'articolazione orizzontale l'analisi viene differenziata in base alla varietà dei contenuti e all'individuazione di sotto-settori (distinguendo, per esempio, all'interno della lingua della medicina, una lingua della patologia, una dell'anatomia, una della farmacologia) (Cortelazzo 1990: 1). Mentre, per quanto riguarda la stratificazione verticale, che si riferisce alla variabilità socio-pragmatica all'interno di ogni settore, si può far riferimento a diversi studiosi, fra cui, per fare un esempio, Alberto Sobrero (1993), Heinz Ischreyt (1965 citato da Gualdo/Telve 2011) e ad Anne-Marie Loffler-Laurian (1983). Ogni lingua specialistica può essere considerata in base al suo statuto sociolinguistico, ossia quello che riguarda il suo stile e registro, quali rispondono a un dato contesto extralinguistico e dipendono, in particolare, da tre fattori, quali: il destinatario, l'argomento e lo scopo. Prendendo in considerazione queste caratteristiche si può parlare dei tipi di testo o di discorso. Uno dei modelli più diffusi in tale materia è quello proposto da Egon Werlich (1975 citato da Gualdo/Telve 2011). Lo studioso tedesco

---

25 Di linguaggi specialistici, nel loro specifico, ci si occuperà nelle successive parti della presente ricerca.

distingue i testi facendo riferimento alla loro funzione comunicativa. In questo modo si possono individuare testi:

- "descrittivi: che forniscono i particolari, anche fisici e spaziali, utili a descrivere un fatto;
- narrativi: che raccontano uno o più fatti in una mera sequenza temporale;
- argomentativi: che forniscono spiegazioni e giudizi su un fatto" (Gualdo/Telve 2011: 37).

A queste tre tipologie vanno aggiunte altre due. Ossia testi:

- "prescrittivi o regolativi: che contengono istruzioni su come fare qualcosa, come ottenere un certo risultato o come comportarsi in determinate situazioni;
- informativi o espositivi: che elencano in modo ordinato gli elementi costitutivi di un fatto o portano dati utili a comprenderlo" (Gualdo/Telve 2011: 37).

Un altro modello che a sua volta si basa sull'intenzione dell'emittente è stato proposto da Francesco Sabatini (1999), il quale distingue fra i testi *molto vincolanti*, *mediamente vincolanti* e *poco vincolanti*. Le tre macrotipologie delineano una scala, suddividendosi in sette categorie intermedie esposte in seguito:

Testi molto vincolanti:

- testi *scientifici*;
- testi *normativi*;
- testi *tecnico-operativi*;

Testi mediamente vincolanti:

- testi *espositivi*;
- testi *divulgativi*;
- testi *informativi*;

Testi poco vincolanti:

- testi *letterari* (con discorso poco vincolante).

Dalla classificazione vengono invece esclusi i linguaggi simbolico-formali e iconici nonché la comunicazione allusiva e suggestiva (musica e pittura) (Gualdo/Telve 2011: 37).

Loffler-Laurian nel 1983 propone uno schema che distingue fra sei tipi di discorso: *i*) discorso scientifico specializzato (indirizzato agli specialisti, presente p. es. nei saggi di rivista scientifica); *ii*) discorso di semidivulgazione scientifica (p. es. gli articoli di medicina destinati ai medici e agli operatori sanitari);

iii) discorso di divulgazione scientifica (p. es. rubriche su quotidiani e mensili); *iv*) discorso scientifico-pedagogico (testi dedicati agli studenti); *v*) discorso semi-scientifico (p. es. tesi universitarie); *vi*) discorso scientifico ufficiale (p. es. rapporti e discorsi pubblici rivolti a amministratori, politici eccetera) (cfr. Loffler-Laurian 1983: 10–12; Sobrero 1993: 241).

Sobrero parla invece di due poli stilistici, distinguendo fra il livello scientifico, di cui fanno parte tutti i testi in cui prevale la massima specializzazione, e il livello divulgativo, in cui le scelte linguistiche sono finalizzate alla massima divulgabilità (Sobrero 1993: 241–242).

Inoltre, Wanda Zmarzer nell'articolo intitolato *Tipologia dei testi specialistici* [*Typologia tekstów specjalistycznych*] istituisce una classificazione costruita su quattro principi, quali: forma – norma – significato – destinazione. In base alla loro suddivisione i testi specialistici possono esser distinti nel modo seguente:

- testi codificati [*teksty skodyfikowane*] o liberi [*teksty luźne*] – riferendosi al carattere della forma;
- testi standard o non standard – in base al rapporto alla norma;
- testi teorici o testi pratici – in rapporto al significato;
- testi ermetici o testi universali – in relazione alla destinazione (Zmarzer 2003: 24–34).

In merito alla classificazione dei testi si ritiene inoltre opportuno far riferimento alla teoria degli atti linguistici, secondo la quale ogni espressione linguistica costituisce una vera e propria azione. Questo fatto si ritiene direttamente legato alla questione trattata nella presente opera e per questo risulta di grande importanza farne un accenno. I maggiori rappresentanti di questa teoria sono John Langshaw Austin e John Searle. Secondo il primo ogni atto linguistico contiene tre livelli di realizzazione, ossia: la locuzione (struttura ed enunciato), l'illocuzione (obiettivo, intenzione comunicativa) e la perlocuzione (effetto dell'atto linguistico sull'interlocutore). Facendo riferimento alla parte rappresentata dall'illocuzione, gli atti linguistici possono esser successivamente suddivisi, seguendo la segmentazione di Searle, in cinque classi:

- rappresentativi/assertivi (tramite i quali viene rappresentato lo stato delle cose e ne viene asserita la verità);
- direttivi (con i quali il locutore vuole spingere l'interlocutore a compiere, o no, determinate cose);
- commissivi (con cui il locutore si impegna a un'azione futura);
- espressivi (con cui il locutore esprime il suo stato d'animo);
- dichiarativi (attraverso i quali il locutore esercita un certo potere all'interno di un ambito istituzionale). (Puato 2013: 156).

In base alle suddette suddivisioni, sia quelle riguardanti le tipologie testuali, sia quelle pertinenti gli atti linguistici, come possono esser classificati i testi dei FI?

1.2.3 Classificazione dei testi dei FI in base alle tipologie dei testi

La mancanza dell'omogeneità dei FI ostacola la loro precisa classificazione all'interno dei diversi tipi di testo e molte volte rispecchia la loro plurifunzionalità. Per questo motivo sembra giusto considerare i FI in base alle singole sezioni di cui sono composti e classificarle singolarmente in relazione ai diversi tipi di testo proposti dagli studiosi. Per rispecchiare al meglio il concetto, si può considerare la presente divisione del FI in rubriche, che è stata redatta tenendo conto degli elementi obbligatori per legge richiesti all'interno dei FI[26]:

A) identificazione del medicinale (denominazione del medicinale, dosaggio, forma farmaceutica, categoria farmacoterapeutica o tipo di attività);
B) indicazioni terapeutiche;
C) informazioni da conoscere prima di assumere il medicinale (controindicazioni, precauzioni per l'uso, interazioni con altri medicinali, avvertenze speciali);
D) modalità d'uso (posologia, modo, via, frequenza di somministrazione);
E) effetti indesiderati;
F) scadenza e conservazione[27];
G) informazioni aggiuntive[28].

Tenendo conto di questi elementi si può creare un quadro completo di quello che è il FI dal punto di vista della tipologia testuale. In questo modo, facendo riferimento alla classificazione di Werlich (1975), che propone la distinzione dei testi in cinque tipi: descrittivi, narrativi, argomentativi, prescrittivi o regolativi, informativi o espositivi, i testi dei FI possono dunque esser categorizzati in due ultimi gruppi. A determinarlo è la loro doppia funzione che viene rappresentata con diversa prevalenza nelle sopracitate rubriche. Nel gruppo dei testi informativi o espositivi rientrano le parti dei FI che hanno la funzione informativa,

---

26 Si fa riferimento alle lettere dell'articolo 59, punto 1 della Direttiva 2001/83/CE che sono state esposte nella sez. 1.1.1 del presente studio.
27 La Direttiva 2001/83/CE fra i punti obbligatori prevede, tra gli altri, la presenza della data di autorizzazione all'immissione in commercio nonché la data in cui il FI è stato rivisto l'ultima volta, che, ai fini della presente analisi non verranno trattati.
28 Si tratta di una sezione non obbligatoria che si trova nei FI di alcuni medicinali, spesso con la denominazione di *Educazione Sanitaria* o *Consigli*.

ossia: identificazione del medicinale, indicazioni terapeutiche, effetti indesiderati, scadenza e conservazione (dal momento in cui si tratta soltanto di trasmettere le informazioni in merito) nonché informazioni aggiuntive. All'interno del gruppo dei testi prescrittivi o regolativi possono invece esser classificate le rubriche che portano la funzione istruttiva, in questo caso: informazioni da conoscere prima di assumere il medicinale, fra cui controindicazioni (p. es. [IT] *X non deve essere utilizzato nei pazienti con:* [...]; *Si raccomanda di non usare X nei primi tre mesi di gravidanza* [...]; *X non deve essere utilizzato negli ultimi tre mesi di gravidanza*; [PL] *Nie zaleca się stosowania X w pierwszym i drugim trymestrze ciąży*; *Przeciwwskazane jest stosowanie X podczas trzeciego trymestru ciąży*); precauzioni per l'uso ([IT] *Faccia particolare attenzione con questo medicinale se:* [...]; [PL] *Zachować szczególną ostrożność stosując X gdyż:* [...]); avvertenze speciali ([IT] *chiedere consiglio al medico o al farmacista prima di prendere qualsiasi medicinale; Non superi la dose o la durata del trattamento raccomandata*; [PL] *Przed rozpoczęciem stosowania leku należy zwrócić się do lekarza lub farmaceuty jeśli występują:* [...]); interazioni con altri medicinali ([IT] *Informare il medico o il farmacista se si è recentemente assunto qualsiasi altro medicinale, anche quelli senza prescrizione medica*; [PL] *Należy powiedzieć lekarzowi lub farmaceucie o wszystkich lekach przyjmowanych przez pacjenta obecnie lub ostatnio, a także o lekach, które pacjent planuje stosować*); modalità d'uso ([IT] *Usi questo medicinale seguendo sempre esattamente le istruzioni del medico o del farmacista*; [PL] *Lek ten należy zawsze stosować dokładnie tak, jak to opisano w ulotce dla pacjenta lub według zaleceń lekarza lub farmaceuty*); effetti indesiderati – anche se sono stati in precedenza classificati come informativi, dal momento in cui la loro impostazione tende a riportare delle espressioni di carattere istruttivo, come nell'esempio che segue: [IT] *Interrompa immediatamente l'assunzione di X e si rivolga al medico, se verifica una delle seguenti condizioni:* [...]; [PL] *Należy natychmiast skontaktować się z lekarzem, jeśli wystąpi którykolwiek z poniższych działań niepożądanych*; scadenza e conservazione[29] ([IT] *Non usi questo medicinale dopo la data di scadenza che è riportata sulla confezione*; [PL] *Nie stosować tego leku po upływie terminu ważności zamieszczonego na opakowaniu*); nonché informazioni aggiuntive[30].

---

29 Si tratta di una rubrica che già al suo interno è plurifunzionale, in quanto contiene sia le informazioni che istruzioni.
30 Anche in questo caso si può parlare di plurifunzionalità, in quanto i consigli presenti in queste rubriche ricoprono la funzione istruttiva, dal momento in cui istruiscono

Da questa prima analisi si sta già affermando quello che è il fenomeno della plurifunzionalità dei FI, alcune parti dei quali risultano essere più ricche di elementi con una funzione informativa, mentre le altre ricoprono soprattutto una funzione istruttiva. Il fatto molto interessante si verifica nelle situazioni in cui nella stessa rubrica vengono a manifestarsi entrambe le funzioni.

La successiva suddivisione a cui si fa riferimento è stata proposta da Sabatini (1999). Egli istituisce la distinzione degli scritti in base ai vincoli presenti nel testo. Seguendo la sua classifica i testi dei FI possono esser qualificati sia come scientifici o tecnico-operativi, rientrando in questo modo nel gruppo dei testi molto vincolanti, sia come testi informativi, introducendosi così nella suddivisione dei testi mediamente vincolanti (Fresu 2008: 111). Come viene distribuita questa spartizione all'interno del FI? Nella sezione dei testi molto vincolanti rientrano tutte le parti del FI che richiamano le istruzioni sull'utilizzo del medicinale e quelle che comprendono le informazioni puramente scientifiche. In questo gruppo verranno considerate le rubriche con l'identificazione del medicinale, le modalità d'uso nonché la scadenza e la conservazione. Possono inoltre essere qualificate delle altre sezioni all'interno delle quali viene utilizzato il linguaggio scientifico, quindi, nel caso dei FI, quelle che sono ricche di tecnicismi specialistici. Questi ultimi di solito sono presenti sotto forma di nomi di malattie o sintomi nelle rubriche degli effetti collaterali, avvertenze o interazioni con altri medicinali, quindi nella sezione delle informazioni da conoscere prima di assumere il medicinale[31]. D'altro canto, nel gruppo dei testi informativi, ossia mediamente vincolanti, rientreranno tutte le sezioni con la funzione informativa che risponde alla stessa classificazione dell'appena citato Werlich (1975). Sabatini (1999) all'interno dei testi mediamente vincolanti definisce ancora un gruppo che in qualche modo riguarda i FI: i testi divulgativi. Esiste qualche sezione del FI che attinge a questo tipo di testi? Nell'elenco delle rubriche dei FI presentato in precedenza è stata presa in considerazione una delle parti che può godere di una particolare funzione divulgativa, si tratta di una rubrica aggiuntiva (la cui presenza è facoltativa) denominata *Educazione sanitaria, Consigli o Igiene comportamentale*. In questa sezione si trovano le informazioni supplementari che possono servire a far conoscere un particolare argomento medico – sono per esempio le

---

sull'uso del dato medicinale, mentre quella informativa nei casi in cui forniscono delle informazioni, come per esempio su cosa siano gli antibiotici e in quali circostanze vengano assunti.
31 Bisogna, a questo punto, ricordarsi del destinatario del FI, ossia il paziente privo di competenze specialistiche in ambito medico. Tenendone conto, questa classificazione può essere spunto di diverse perplessità.

note sugli antibiotici o su un tipo di patologia (per esempio sul reflusso). La funzione divulgativa può essere inoltre attribuita a tutte le informazioni che si trovano nei FI e che sono distribuite nel testo sotto forma di spiegazioni dei termini tecnici. La loro presenza varia a seconda del FI, ma nei FI in cui sono presenti, prevalgono nella sezione di controindicazioni ed effetti indesiderati, quindi nella rubrica dedicata alle informazioni da conoscere prima di assumere il medicinale.

Passando alla classificazione delineata da Loffler-Laurian (1983), che propone una divisione in diversi tipi di discorso, il quadro si complica ulteriormente. Ricordandosi del destinatario del FI, ossia il paziente privo di competenze specialistiche nell'ambito medico, bisognerebbe già per definizione escludere la presenza del discorso scientifico specializzato, individuato dalla studiosa. Per quanto riguarda il discorso di semidivulgazione sanitaria, ossia il testo che è indirizzato agli operatori sanitari, possono invece esser prese in considerazione alcune parti del FI includenti le informazioni di alto grado specialistico che sembrano esser destinate più a un operatore sanitario che a un comune cittadino. Basta analizzare il seguente frammento che proviene dalla parte dedicata al sovradosaggio del FI di *Metamizolo sodico ABC*, farmaco vendibile dietro la prescrizione medica:

> Trattamento del sovradosaggio
>
> Non è conosciuto alcun antidoto specifico per il metamizolo. Se l'assunzione è avvenuta da poco si possono tentare strategie per limitare l'ulteriore assorbimento sistemico del farmaco quali detossificazione primaria (lavanda gastrica) o mezzi che riducono l'assorbimento (carbone attivo). Il metabolita principale (4N-metilaminoantipirina) può essere eliminato tramite emodialisi, emofiltrazione, emoperfusione o filtrazione plasmatica.

Analizzando il testo citato risulta impossibile che un consumatore del farmaco sia in grado di procedere con le strategie proposte per il trattamento del sovradosaggio. A questo punto, anche se non direttamente specificato, il frammento esaminato sembra quindi destinato al personale medico.

Parlando del discorso di semidivulgazione sanitaria, risulta necessario menzionare inoltre l'esistenza di un sottogruppo di farmaci che vengono resi disponibili soltanto presso le strutture sanitarie, contrassegnati con la sigla OSP. Nei FI di questi farmaci si possono trovare delle rubriche indirizzate soltanto al personale medico, che vengono divise dalle parti destinate al paziente con le frasi tipo: [IT] *Le seguenti informazioni sono destinate esclusivamente al personale medico e agli operatori sanitari*; [PL] *Informacje przeznaczone wyłącznie dla fachowego personelu medycznego*. Le rubriche in questione si trovano subito dopo la data di aggiornamento del FI.

Nei FI si può ulteriormente notare la presenza del discorso di divulgazione scientifica, che spicca soprattutto nella sezione delle informazioni aggiuntive e anche in tutte le altre rubriche in cui le informazioni scientifiche vengono spiegate in modo da essere comprensibili per i pazienti, quindi, per esempio, nelle situazioni in cui un termine specifico viene affiancato da una spiegazione, si pensi al caso dell'*esofago (il tubo che unisce la gola con lo stomaco)* o all'esempio estratto da uno dei FI polacchi quale: *rotacja gałek ocznych (niekontrolowane, koliste ruchy gałek ocznych*. Le diciture con le glosse o altro tipo di spiegazione sono presenti soprattutto nella parte dedicata alle informazioni da consultare prima di assumere il medicinale, nonché quella in cui vengono trattati gli effetti collaterali.

Tornando alla classificazione proposta da Loffler-Laurian (1983), all'interno dei FI si esclude la presenza del discorso scientifico-pedagogico e del discorso scientifico ufficiale, in quanto, seguendo il pensiero della studiosa, all'interno dei FI, non sono riscontrabili contenuti identificabili con i libri di testo delle scuole medie nonché discorsi e interventi pubblici rivolti a politici eccetera.

La classificazione di Sobrero (1993) si basa d'altro canto sulla distinzione fra il livello scientifico e quello divulgativo. Di definizione i FI dovrebbero trovarsi nel polo stilistico indirizzato alla massima divulgabilità, prendendo in considerazione il loro destinatario. La divulgabilità è strettamente legata al livello di difficoltà o meglio, di facilità del dato testo. Come nel caso di altre classificazioni, prendendo anche in considerazione la presente, si può constatare che gli elementi divulgativi si possono individuare in diverse sezioni del FI, anche se non in tutti i campioni analizzati. Nella maggior parte dei casi si tratta tuttavia di elementi aggiuntivi che sono intrecciati fra il discorso di tipo più scientifico. Basta guardare l'esempio tratto dal FI dell'*Acido Borico Sella 3%*:

> In caso di avvelenamento da acido borico si possono verificare i seguenti sintomi: vomito, diarrea, dolore in diverse zone del corpo (dolori viscerali), irritazioni della pelle (eritema cutaneo da desquamazione), aumento dell'attività del cervello (stimolazione del SNC) seguito da: depressione, irrequietezza, mal di testa (cefalea), aumento dei livelli delle sostanze acide nel sangue (acidosi metabolica), gravi alterazioni dei livelli dei sali e dei liquidi nel sangue (squilibri idrosalini), alterazioni della temperatura del corpo, disturbi ai reni accompagnati da una ridotta eliminazione dell'urina (oliguria), colorazione bluastra della pelle (cianosi), delirio, convulsioni, profondo stato di incoscienza (coma), grave problema di circolazione (shock) e morte. In caso di avvelenamento cronico si possono verificare i seguenti sintomi: perdita di appetito (anoressia), confusione, debilitazione, irritazione della pelle (dermatite), disordini mestruali, riduzione del numero di globuli rossi nel sangue (anemia), convulsioni e perdita dei capelli (alopecia).

Questo frammento che rientra nella rubrica di modalità d'uso presenta lo sposarsi del testo divulgativo con il testo scientifico. Nel presente caso il secondo tipo di testo viene racchiuso fra le parentesi che accompagnano il testo di minore difficoltà[32]. Questa "convivenza" di due stili può essere inoltre osservata in altre rubriche dei FI[33], come in quella dedicata alle informazioni da sapere prima dell'uso del farmaco e con la maggiore presenza nella parte dedicata agli effetti collaterali, di cui si reca un esempio da uno dei FI polacchi:

Działania niepożądane występujące bardzo rzadko:
- trombocytopenia (zmniejszenie liczby płytek krwi),
- tiki (skurcze nawykowe),
- omdlenie, dyskineza (ruchy mimowolne), dystonia (długotrwałe skurcze mięśni), drżenie, zaburzenia smaku,
- niewyraźne widzenie, zaburzenia akomodacji (zaburzenia ostrości widzenia), rotacja gałek ocznych (niekontrolowane, koliste ruchy gałek ocznych),
- obrzęk naczynioruchowy (ciężka reakcja alergiczna powodująca obrzęk twarzy lub gardła), wysypka polekowa,
- zaburzenia oddawania moczu (moczenie nocne, ból i (lub) trudności w oddawaniu moczu).

[FI di *Alerzina*]

nonché nella parte destinata alle avvertenze e precauzioni, come nel caso del seguente FI italiano:

Assuma con cautela PIROS:
- Se ha carenza di glucosio-6-fosfato deidrogenasi (malattia genetica).
- Se soffre di anemia emolitica (malattia del sangue).
- Se ha insufficienza epatocellulare (riduzione della funzionalità del fegato) da lieve a moderata (compresa la sindrome di Gilbert) e grave.
- Se ha un'epatite (infiammazione del fegato) acuta.
- Se è in trattamento concomitante con farmaci che alterano la funzionalità del fegato.
- Se soffre di insufficienza renale (riduzione della funzionalità del rene).

[FI di *Piros*]

---

32 Questa soluzione rappresenta una delle tecniche che vengono utilizzate nei FI per spiegare il significato dei tecnicismi. La questione dei metodi attraverso i quali questo avviene verrà trattata nella sez. 2.2.2 del presente studio.
33 Si fa riferimento ai FI redatti sia in italiano sia in polacco.

Considerando questa impossibilità nell'attribuzione totale a uno dei due stili, le rubriche dei FI, si potrebbero classificare come "appese" fra due poli stilistici. Come è stato già evidenziato nei casi di altre classificazioni dei testi, all'interno dei FI esiste d'altro canto una parte il cui scopo è puramente divulgativo. Si tratta della sezione dedicata alle informazioni aggiuntive, ossia quella conosciuta nei FI con la denominazione di *Consigli* o *Educazione sanitaria*. Essa potrebbe essere iscritta al livello divulgativo anche nel caso della presente suddivisione.

Per quanto riguarda i testi in cui prevale la massima specializzazione, la loro individuazione causa invece un po' di perplessità, in quanto, a seconda del FI, alcune parti presentano un maggiore o minore livello di specializzazione. Essa viene maggiormente sottolineata attraverso il seguente esempio, che proviene dai FI di due farmaci, stesi in italiano e in polacco:

Non prenda URSOBIL

- se è allergico (ipersensibile) all'acido ursodesossicolico, agli acidi biliari o ad uno qualsiasi dei componenti di questo medicinale (elencati al paragrafo 6);
- se ha un'infiammazione acuta della cistifellea (colecisti) o delle vie biliari;
- se presenta un blocco delle vie biliari (occlusione del dotto biliare comune o cistico);
- se soffre frequentemente di dolori all'alto addome (coliche biliari);
- se ha dei calcoli calcificati visibili ai raggi X;
- se soffre di una alterata contrattilità della cistifellea;
- se soffre di lesioni allo stomaco o all'intestino (ulcera gastrica o duodenale) in fase attiva;
- se ha colorazione giallastra della pelle (itteri ostruttivi);
- se ha gravi alterazioni al fegato o all'intestino che possono alterare la circolazione sanguigna dei sali biliari.

[FI di *Ursobil*]

Atropinum sulfuricum WZF stosuje się:

- w bradykardii zatokowej (znaczące spowolnienie skurczów serca wynikające z zaburzeń przewodzenia nerwu błędnego, który pośredniczy pomiędzy mózgiem a węzłem zatokowym w sterowaniu sercem), arytmii;
- w celu wprowadzenia do znieczulenia ogólnego (premedykacji);
- w zatruciu insektycydami fosforoorganicznymi lub lekami cholinomimetycznymi;
- w zatruciu grzybami zawierającymi muskarynę;
- w odwracaniu blokady nerwowo-mięśniowej;
- pomocniczo w stanach spastycznych mięśniówki gładkiej w jamie brzusznej (kolka wątrobowa, nerkowa);
- w diagnostyce radiologicznej, gdy pożądane jest wywołanie rozkurczu mięśniówki gładkiej i zwolnienie pasażu jelitowego.

[FI di *Atropinum sulfuricum WZF*]

I frammenti, come quelli appena presentati, trovano la loro realizzazione in diversi FI, soprattutto nelle rubriche dedicate alle indicazioni terapeutiche, alle controindicazioni (ossia nella sezione delle informazioni da consultare prima di usare il farmaco) nonché nelle parti in cui vengono elencati gli effetti indesiderati. La loro propensione verso la specializzazione o la divulgazione varia da foglietto a foglietto, perciò è molto difficile attribuirne un'unica appartenenza.

Passando alla classificazione proposta da Zmarzer (2003) bisogna considerare tutti e quattro i principi di cui parla la studiosa. In base al carattere della forma, tutte le parti dei FI rientrano nel gruppo dei testi *codificati*, in quanto hanno una struttura predefinita e una presenza obbligatoria di dati elementi. Analizzando anche il rapporto alla norma, tutte le sezioni dei FI possono essere considerate insieme e intese come testi *standard* (chiamati anche normativi), in quanto sono costituiti in conformità alle norme grammaticali, lessicali e stilistiche di un dato linguaggio specialistico. Per quanto riguarda la divisione dei testi, in base al significato vengono inseriti nel gruppo dei testi *pratici*, perché creano una serie lineare di passi informativi, ordinati su un fatto concreto. Concentrandosi invece sulla destinazione dello scritto, bisogna tener conto che i testi ermetici sono destinati soltanto ai professionisti e la maggior parte delle informazioni viene trasmessa in modo implicito, mentre i testi universali non hanno delle limitazioni per quanto riguarda la tipologia dei destinatari, perché l'informazione in essi contenuta viene trasmessa in modo esplicito. I testi dei FI mirano indubbiamente a essere considerati come testi universali in quanto trovano il loro destinatario in ogni comune cittadino e da esso dovrebbero essere compresi. Tenendo però conto della presenza delle parti in cui viene utilizzato il linguaggio specialistico, che ricorre a tanti tecnicismi "ostili" nei confronti degli utenti dei FI, bisogna considerare che, da questo punto di vista, il destinatario può essere plurimo, ossia costituito sia da un semplice profano, sia dal personale specialistico. Ne risulta che dovrebbero esser classificati non solo come testi universali, ma anche come testi ermetici. Per quanto riguarda la suddivisione all'interno delle rubriche dei FI, come è stato detto in precedenza, in relazione alla forma, alla norma e al significato, esse vengono trattate uniformemente nei confronti di tutte le parti. In merito alla questione della destinazione, l'attribuzione a un dato tipo di testi si vede invece intrecciata in parti, quali: identificazione del farmaco, indicazioni terapeutiche, effetti collaterali, modalità d'uso e informazioni da sapere prima di usare il farmaco.

A titolo di ricapitolazione si presenta la Tabella 1 che rispecchia la classificazione dei FI in base alla suddivisione proposta da Zmarzer.

Tabella 1: Classificazione dei FI in base alla suddivisione di Zmarzer (2003)

Principio	forma		norma		significato		destinazione	
Tipo di testo	t. codificato	t. libero	t. standard	t. non standard	t. teoretico	t. pratico	t. ermetico	t. universale
Foglietto illustrativo	+	-	+	-	-	+	+	+

Riassumendo, dall'analisi delle rispettive tipologie dei testi, viene riconfermata la plurifunzionalità dei FI e inoltre si evince che la loro distribuzione varia a seconda delle sezioni di cui sono composti.

Ricapitolando le informazioni su ogni rubrica separatamente si possono formulare le seguenti conclusioni:

i. nella rubrica dedicata all'identificazione del medicinale prevale la funzione informativa, in questo modo, secondo la classificazione di Werlich (1975), essi costituiscono dei testi informativi o espositivi, mentre seguendo il pensiero di Sabatini (1999) rientrano nel gruppo dei testi molto vincolanti. Per quanto riguarda invece la proposta di Sobrero (1993), dal momento in cui in questa sezione vengono recate le informazioni riguardanti la categoria farmacoterapeutica, essa prende una sfumatura che risulta esser più specialistica che divulgativa. Questa parte, inoltre, come del resto tutte quelle che seguono, nella divisione di Zmarzer (2003), rientra nel gruppo dei testi codificati, standard e pratici, mentre per la sua ultima sottocategoria hanno delle caratteristiche che li avvicinano di più ai testi ermetici ma non si esclude la loro appartenenza ai testi universali, a seconda dell'impostazione datagli dall'emittente.

ii. la sezione dedicata alle indicazioni terapeutiche fa parte dei testi informativi secondo Werlich (1975), e mediamente vincolanti secondo la classificazione di Sabatini (1999), in alcuni casi può inoltre essere classificata come parte in cui prevale il livello scientifico a seconda dell'impostazione conferitagli dall'emittente. Lo stesso criterio viene adoperato per quanto riguarda la divisione proposta da Sobrero (1993). Anche nella classificazione di Zmarzer (2003), in alcuni casi, questa parte può essere più vicina al testo ermetico e in altri a quello universale, non dimenticandosi comunque del destinatario nella persona del paziente, il che dovrebbe determinare la sua sottoscrizione ai testi universali.

iii. nella parte dedicata alle informazioni da conoscere prima di assumere il medicinale, prevale la funzione istruttiva, secondo la classificazione di Werlich (1975), e secondo quella di Sabatini (1999) essi rientrano nel gruppo dei testi molto vincolanti, mentre riferendosi alla divisione di Loffler-Laurian (1983) essi prendono la forma del discorso di divulgazione scientifica. Il livello divulgativo le viene assegnato anche nella classificazione di Sobrero (1993), dal momento in cui ai tecnicismi vengono affiancate le spiegazioni, quando questo non avviene, acquista il carattere scientifico. Una simile attribuzione viene notata per la divisione di Zmarzer (2003) in testi ermetici e universali.

iv. la rubrica dedicata alle modalità d'uso vede una prevalenza della funzione istruttiva, secondo l'approccio di Werlich (1975), e rientra nella sezione dei testi molto vincolanti seguendo il pensiero di Sabatini (1999). In alcuni casi, concordando con la classificazione di Loffler-Laurian (1983), in essi prevale il discorso di semidivulgazione scientifica. Ricollegandosi tuttavia alla proposta di Sobrero (1993), si tratta di testi piuttosto scientifici che però, in alcuni casi, vengono affiancati alle caratteristiche di tipo divulgativo. La stessa ambiguità corrisponde alla divisione di Zmarzer (2003).

v. nella sezione con gli effetti indesiderati, nella classificazione di Werlich (1975) si evince una prevalenza della funzione informativa o istruttiva a seconda dell'impostazione del testo, e a sua volta, secondo la divisione proposta da Sabatini (1999), essa può essere considerata come testo molto o mediamente vincolante in relazione alla prevalenza della funzione adoperata (istruttiva o informativa). Riferendosi alla classificazione di Loffler-Laurian (1983), la parte degli effetti indesiderati di solito prende la forma di discorso di divulgazione scientifica. Ricollegandosi al pensiero di Sobrero (1993) e Zmarzer (2003), questa sezione, a seconda dell'impostazione, può esser classificata come scientifica o divulgativa e come rientrante nel gruppo dei testi universali o ermetici.

vi. l'unità in cui si parla di scadenza e conservazione vede la convivenza di funzione istruttiva e informativa, in quanto si tratta di una parte in cui vengono riportate sia le informazioni sia le istruzioni. Dal momento in cui si parla di questa plurifunzionalità anche nella classificazione di Sabatini (1999) e Sobrero (1993) si può trattare di testi molto o mediamente vincolanti e di quelli che sono indirizzati verso il livello scientifico e divulgativo, anche se con una maggior presenza di quest'ultimo. Per quanto riguarda invece la proposta di Zmarzer (2003), questa sezione rientra nel gruppo dei testi universali.

vii. nella parte contenente le informazioni aggiuntive, riferendosi alla classificazione di Werlich (1975), nella maggior parte prevale la funzione informativa, ma dal momento in cui essa viene presentata sotto forma di consigli che vengono trasmessi agli utenti dei farmaci come procedure da seguire, si evince una prevalenza della funzione istruttiva. Per la classificazione di Sabatini (1999), anche in questo caso, dal momento in cui si tratta di mere informazioni e, tenendo inoltre conto dello scopo divulgativo di questa sezione, essa può essere considerata come testo mediamente vincolante, ma quando la sua impostazione è indirizzata alle istruzioni tecniche, rientra nel gruppo di testi molto vincolanti. Anche il pensiero di Sobrero (1993) e di Zmarzer (2003) in questo caso si ricollega a quanto detto sopra, dal momento in cui la relativa sezione segue prevalentemente il tratto divulgativo, in alcuni casi tuttavia si può assistere alla prevalenza di quello scientifico.

Come si è potuto vedere, la questione della classificazione del FI è un tema molto difficile da affrontare, dato che sin da subito viene notata la mancanza della sua omogeneità non solo per le sue singole parti, ma anche all'interno di esse. A questo punto risulta esser confermata la sua plurifunzionalità e il suo carattere di stare "appeso" fra diverse classificazioni all'interno delle tipologie testuali. Bisogna inoltre osservare ancora un altro dato molto interessante che è nato da questa analisi, ossia il ruolo rilevante dell'emittente. In certi casi, infatti, la classificazione delle rubriche varia a seconda dell'impostazione datagli dall'autore del testo e, in relazione alle sue scelte linguistiche o strutturali, essa può esser attribuita a una o all'altra tipologia.

1.2.4 Classificazione dei testi dei FI in base agli atti linguistici

Ulteriormente, oltre alle divisioni basate sulle tipologie testuali, bisogna considerare i FI in relazione agli atti linguistici che vi si trovano. È stata già sottolineata la bifunzionalità dei FI, che viene rispecchiata nella convivenza delle funzioni informativa e istruttiva all'interno di questo tipo di testo. La presente suddivisione comunicativa porta conseguentemente alla presenza di diversi atti linguistici, fra cui spiccano con una maggior frequenza atti direttivi e altri di tipo assertivo. Come vengono distribuiti all'interno dei FI e qual è la funzione dominante di questo tipo di testi? La risposta a questa domanda, basata sul metodo quantitativo, non sembra sufficiente, perciò si ritiene opportuno analizzare le condizioni di realizzazione di tali atti.

I FI comprendono le caratteristiche che riconducono sia all'ambito direttivo che all'ambito assertivo. Questa coesistenza funzionale è tipica per tutti i testi istruttivi, ma nel caso dei FI assume una particolare forma. Bisogna ricordarsi che lo scopo del FI è quello di fornire le informazioni sul corretto uso del medicinale, ma essi acquisiscono inoltre una funzione cautelativa per la casa farmaceutica. Per questo motivo gli atti linguistici all'interno del FI vengono realizzati con diversa frequenza e vengono distribuiti in modo non omogeneo fra le sue rubriche. In questo modo si possono individuare le sezioni in cui dominano gli atti direttivi e invece quelle con un carattere assertivo maggiormente marcato (Puato 2013: 157). Bisogna però notare un dato molto rilevante: nelle intestazioni presenti nei FI essi vengono denominati come informazioni (*Informazioni per l'utilizzatore* o *Informacje dla użytkownika*), perciò la posizione preponderante dovrebbe essere ricoperta dalla funzione informativa, non da quella istruttiva.

Secondo alcuni studiosi i FI sono indirizzati a due tipi di destinatario: il paziente e il personale medico. Il destinatario degli atti direttivi sarebbe il paziente, mentre quelli assertivi, fra cui quelli presenti nelle sezioni di composizione, effetti collaterali e interazioni, sarebbero rivolti al personale medico (Puato 2013: 158). Questa impostazione è però in contrasto con lo scopo istituzionale con il quale sono nati i FI – essi dovrebbero essenzialmente essere gli strumenti destinati ai pazienti. Il personale medico fruisce infatti di uno specifico documento appositamente predisposto, ossia il RCP, che contiene delle informazioni molto più particolareggiate e complete. La questione del destinatario plurimo si può comunque ravvisare nel caso dei FI, in quanto alcune loro parti fanno riferimento alle azioni che competono essenzialmente al medico. Fra di essi si può per esempio citare l'adattamento della posologia o il controllo delle funzioni vitali, il che viene confermato dai seguenti frammenti provenienti da diversi FI:

[IT]
I pazienti devono essere adeguatamente idratati e deve essere preso in considerazione il monitoraggio della funzione renale dopo l'inizio della terapia concomitante. [FI di *Vivin*];
Il medico stabilirà la terapia più adatta in base alla gravità dei sintomi. [FI di *Acido Borico Sella*];
Il medico può decidere che lei necessiti di effettuare alcuni test per escludere una malattia maligna in quanto pantoprazolo allevia anche i sintomi del cancro e potrebbe causare un ritardo nella diagnosi. [FI di *Inipant*].

[PL]
Po uzyskaniu tego wyniku (antybiogramu) lekarz może zmienić antybiotyk. [FI di *Penicillinum Crystallisatum*];
Podejmując decyzję o leczeniu lekarz uwzględni oficjalne wytyczne dotyczące stosowania leków przeciwbakteryjnych. [FI di *Debecylina*];
lekarz może zmniejszyć dawkę [FI di *Azymicin*];
Lek podaje lekarz w sytuacjach zagrożenia życia pacjenta w następujących przypadkach: [...]. [FI di *Adrenalina WZF*].

Gli esempi appena elencati sottolineano la particolare posizione ricoperta dal medico nella comunicazione che avviene all'interno dei FI. A lui infatti si fa riferimento quale attivo partecipante nel processo di interazione fra il contenuto del FI e il paziente. Tuttavia, in questa sede non interessa tanto stabilire il ruolo del medico o se i FI siano un esempio di destinatario plurimo o singolo, ma piuttosto analizzare la distribuzione di diversi atti linguistici in questo genere testuale.

Nel gruppo degli atti direttivi rientrano diversi tipi illocutivi, fra cui: ordine, divieto, istruzione, raccomandazione, esortazione, consiglio, richiesta, preghiera, avvertimento (Puato 2013: 158). Essi differiscono tra loro in termini di modalità di realizzazione linguistica. Fra le proposte più frequenti che si possono riscontrare nei testi dei FI italiani, ci sono: l'imperativo di cortesia (*Non prenda X se*), l'infinito con valore deontico (*Usare con cautela*), l'uso del modale *dovere* di norma all'indicativo e le forme impersonali, quali: *è opportuno, si consiglia, si raccomanda, non è raccomandato, occorre*.

In polacco, per esprimere atti direttivi si ricorre soprattutto ai verbi "impropri" *należy* (*Ten lek **należy** zawsze stosować dokładnie tak, jak to opisano w ulotce dla pacjenta lub według zaleceń lekarza lub farmaceuty; W razie wątpliwości **należy** zwrócić się do lekarza lub farmaceuty.*); al verbo modale *powinien* (*pacjentka **powinna** poradzić się; pacjent **powinien** skontaktować się*) e alla forma impersonale espressa con l'infinito (***Przechowywać** w miejscu niewidocznym i niedostępnym dla dzieci; **Nie stosować** leku po upływie terminu ważności*). È interessante notare che le forme di obbligo e necessità presenti nei FI polacchi potrebbero essere racchiuse in una scala di intensità, che parte da una forte necessità negativa (*nie należy, nie wolno*), passa per la necessità negativa debole (*nie powinien, nie trzeba, nie może*) e necessità positiva debole (*powinien, trzeba*) per arrivare alla necessità positiva forte (*ma obowiązek, należy, musi*). A questi si aggiunge inoltre un punto neutrale in cui si trova lo stato di possibilità e che viene espresso con le parole *może* e *wolno* (Starzec 2007a: 171). Tutte queste forme di atti direttivi trovano il loro spazio presso i FI con diversa frequenza, notando una forte dominanza per quelli che esprimono una forte necessità.

Per quanto concerne la distribuzione degli atti direttivi all'interno del FI[34], emerge che la maggior parte di essi è presente nella rubrica dedicata alla modalità d'uso e nella sezione che illustra le controindicazioni e precauzioni d'uso. Mentre, per quanto riguarda gli atti assertivi, la cui intenzione è quella di comunicare

---

34 Dello studio sulle realizzazioni linguistiche degli atti direttivi presenti nei FI (in base ai FI tedeschi) si è occupata Puato nell'articolo *Gli atti direttivi nei foglietti illustrativi dei medicinali tedeschi* (2013: 155–190).

e annunciare qualcosa, la grande maggioranza di essi è documentata nelle rubriche dedicate a: categoria farmacoterapeutica, composizione, effetti indesiderati e interazioni con altri medicinali.

La presente situazione conferma che non tutte le rubriche dei FI sono caratterizzate dallo stesso tipo di atto linguistico dominante, in alcune infatti prevalgono gli atti direttivi, in altre quelli assertivi. In base a questo ricoprono diverse funzioni comunicative: istruttiva per gli atti direttivi e informativa per quelli assertivi.

Questa doppia funzione presentata dai FI, fa sì che da alcuni studiosi vengano classificati all'interno del genere testuale di istruzioni, mentre da altri vengano situati nel gruppo dei testi misti. A favore della seconda possibilità si pronuncia Waldemar Żarski, che sostiene: "Partendo dal presupposto che le parti direttive corrispondono a quelle assertive, l'informazione sul farmaco può esser considerata come un genere testuale misto, che comprende le parti direttive e informative, indipendentemente dal fatto che la sua denominazione generica sia ricetta, istruzione, informazione o foglietto illustrativo del farmaco"[35] (Żarski 2008: 103).

Mentre Starzec nell'articolo *Il foglietto illustrativo e i suoi cambiamenti* [*Ulotka medyczna i jej przemiany*] sottolinea la possibilità di diversa categorizzazione di questo tipo di testo: "il foglio illustrativo in base al criterio funzionale può rientrare nella famiglia testuale del tipo «manuali d'uso», ma può anche far parte di un campo testuale: «foglietto», «istruzione», «informazione», «manuale», «ricetta» eccetera"[36] (Starzec 2007b: 520). Nella conclusione la studiosa arriva a una definizione propria in cui classifica il testo in materia come un particolare tipo di *ulotka*, nel quale le caratteristiche tipiche di questo genere testuale, come transitorietà e il suo carattere pubblicitario, vengono neutralizzate (Starzec 2007b: 520).

Come si è potuto vedere il FI costituisce un genere testuale del tutto peculiare. Ciò è dovuto alla particolare coesistenza all'interno di esso di diversi atti linguistici e differenti funzioni. Si potrebbe infatti affermare che questa plurifunzionalità, che si rispecchia in diverse rubriche di cui è composto, costituisca la sua caratteristica propria. Bisogna comunque tener conto che indipendentemente

---

35 [T.O.] "Wychodząc z założenia, że dyrektywne segmenty korespondują z asertywnymi, można informacje o lekach zaliczyć do mieszanych gatunków tekstu, zawierających zarówno dyrektywne, jak i informatywne segmenty niezależnie od tego, czy nazwą gatunkową jest przepis, instrukcja, informacja czy ulotka do lekarstw".
36 [T.O.] "Ulotka medyczna na podstawie kryterium funkcjonalnego może znaleźć się w rodzinie gatunków «instrukcja», ale może być też częścią pola gatunkowego: «ulotka», «pouczenie», «informacja», «poradnik», «przepis» itp".

dalle tipologie linguistiche appena presentate, il FI viene classificato, nella pratica ufficiale, all'interno del gruppo dei testi informativi, richiesti nella procedura della registrazione del farmaco (Pronińska 2013: 36).

1.3 Stili espositivi

Al momento in Italia si trovano due tipologie di FI: quelli relativi ai farmaci approvati per via centralizzata e quelli dei medicinali recepiti a livello nazionale.

> I primi vengono messi in commercio corredati del foglio illustrativo redatto dalle aziende produttrici e approvato dall'EMEA. I secondi, invece, vengono stilati sotto il controllo e l'approvazione del Ministero della Salute. Nonostante questi ultimi vengano realizzati rispettando la stessa direttiva europea 92/27/CEE (recepita in Italia dal decreto attuativo n. 540 del 1992), il risultato comunicativo è diverso. Infatti, il modello dell'EMEA offre le stesse informazioni ma in modo più aderente alle necessità del paziente. Il contenuto è articolato in domande e risposte che cercano di evidenziare i problemi che interessano di più il fruitore del farmaco e sono scritte utilizzando un linguaggio più semplice e comprensibile. La lunga lista degli effetti collaterali è ridotta agli eventi più frequenti e viene incentivato il rapporto con il medico nel caso in cui il farmaco dia luogo a problemi (*BIF 2004*: 51).

La questione trattata è stata più volte il tema principale di diversi articoli scritti da Puato (2011, 2012, 2013), la quale sottolinea la discrepanza nella formulazione dei FI italiani. Come già accennato in precedenza, per la formulazione dei FI esistono diverse linee guida, fra cui quelle elaborate da QRD-Group, ossia da rappresentanti delle autorità nazionali degli Stati membri dell'UE, dalla Commissione Europea e dall'EMA. Le *Guidelines* del QRD-GROUP forniscono delle raccomandazioni su aspetti linguistici relativi alle informazioni sul prodotto. In Italia però, i modelli proposti dalle agenzie europee non costituiscono l'unico punto di riferimento, ciò provoca una coesistenza di diversi schemi. Così, secondo Puato (2011), i FI dei medicinali italiani si possono suddividere in due tipologie: i FI caratterizzati dallo stile notarile e quelli caratterizzati dallo stile comunicativo. L'appartenenza allo stile definisce il grado di comprensibilità del testo dei FI (Puato 2011: 126). I foglietti redatti con lo stile comunicativo seguono dunque lo schema domanda/risposta e sono rivolti al destinatario con un dettato semplice e comprensibile (Gualdo/Telve 2011: 313), registrando inoltre "un'incidenza complessiva bassissima" (Puato 2011: 126). Il contenuto dei FI redatti con lo stile notarile è, invece, espresso in modo più complesso e racchiude più informazioni; ha un carattere formale e burocratico ed è caratterizzato da "basso indice di allocutività al paziente e [da] alto grado di specializzazione del discorso sia sul piano formale sia dei contenuti" (Puato 2011: 126). Già da un'analisi di tipo empirico risulta evidente che il problema della incomprensibilità e illeggibilità riguarda soprattutto quei FI che si possono iscrivere nel gruppo dei testi burocratici, ciò però non determina la facile comprensione dei testi comunicativi, questione che verrà affrontata nei seguenti capitoli.

Per rendere meglio consapevole il lettore della discrepanza fra lo stile comunicativo e notarile, in seguito viene presentata la scansione rappresentativa dei titoli delle sottosezioni presenti nei FI italiani redatti seguendo questi due stili di riferimento[37]:

Stile comunicativo (si segue l'esempio presente nel testo del FI di *CALMINE*):

1. Che cos'è CALMINE e a cosa serve
2. Cosa deve sapere prima di prendere CALMINE
3. Come prendere CALMINE
4. Possibili effetti indesiderati
5. Come conservare CALMINE
6. Contenuto della confezione e altre informazioni

Stile notarile (si segue l'esempio presente nel testo del FI di *Metamizolo sodico ABC*)

- CATEGORIA FARMACOTERAPEUTICA;
- INDICAZIONI TERAPEUTICHE;
- CONTROINDICAZIONI;
- PRECAUZIONI PER L'USO;
- INTERAZIONI;
- AVVERTENZE SPECIALI;
- DOSE, MODO E TEMPO DI SOMMINISTRAZIONE;
- SOVRADOSAGGIO;
- EFFETTI INDESIDERATI;
- SCADENZA E CONSERVAZIONE;
- TITOLARE DELL'AUTORIZZAZIONE ALL'IMMISSIONE IN COMMERCIO;
- PRODUTTORE.

---

37 La divisione in paragrafi rispettando i due stili espositivi è stata già presentata nella presente ricerca nella sezione riguardante la realizzazione del contenuto dei FI, ma data la complessità della questione, si ritiene opportuno approfondire il tema trattato dedicandogli uno spazio a parte.

Stili espositivi 55

Tabella 2: Distribuzione dello stile comunicativo e notarile all'interno del *Corpus*

	Stile comunicativo	%	Stile notarile	%
Farmaci italiani	35/50	70%	15/50	30%
Farmaci polacchi	50/50	100%	0/50	0%

Con quale frequenza questi stili vengono utilizzati nei FI? Per rispondere a questa domanda si è ricorso all'analisi[38] del *Corpus* composto da 100 FI, di cui 50 FI redatti in lingua italiana e 50 FI in lingua polacca[39]. I risultati degli esami svolti vengono mostrati nella Tabella 2.

Dal confronto tra gli stili si possono notare alcuni dati molto rilevanti. Si nota che in italiano prevale lo stile comunicativo con il 70%, contro il 30% dei FI redatti secondo lo stile notarile. In polacco, come è stato già accennato in precedenza, l'unico stile espositivo presente è quello comunicativo. La presente analisi può essere ancora più sviluppata, facendo una ulteriore spartizione in FI dei farmaci con obbligo di prescrizione (*Op*) e quelli disponibili senza la prescrizione (SOP/OTC[40]) come illustrato nella Tabella 3.

Grazie all'ulteriore analisi si verificano nuovi dati rilevanti. Come appena presentato, in italiano prevale lo stile comunicativo e tale prevalenza è confermata in tutte e due le tipologie di FI, anche se con percentuali diverse: il 63,33% per i farmaci *Op* e l'80% per i farmaci SOP/OTC. Interessante anche la ripartizione della presenza dello stile notarile all'interno dei FI italiani. L'analisi rivela che lo stile notarile caratterizza il 36,67% dei farmaci vendibili con ricetta e il 20% dei FI non soggetti ad alcun tipo di prescrizione. Dall'altro lato tutti i FI polacchi, indipendentemente dalla tipologia del farmaco, sono formulati secondo lo stile comunicativo, in quanto redatti in base al modello elaborato dall'Unione Europea, costruito su domande e relative risposte. Tuttavia, questa uniformità nello stile di per sé non determina l'alto livello di comprensibilità dei FI presi in esame

---

38 L'esame degli stili espositivi nei FI segue lo schema e la metodologia di analisi a riguardo presentati da Puato (2012).
39 La descrizione dettagliata del *Corpus* verrà presentata nella sez. 1.5.
40 In Italia all'interno del gruppo dei farmaci vendibili senza obbligo di prescrizione esiste un'ulteriore distinzione fra farmaci da banco (OTC) e farmaci senza obbligo di ricetta (SOP). Ai fini della presente ricerca, come verrà ancora dettagliatamente descritto nella sezione *1.5 Corpus*, visto che entrambi i tipi di farmaci sono vendibili nelle farmacie senza la prescrizione medica, essi sono stati considerati come un'unica classe che viene denominata *SOP/OTC*.

Tabella 3: Distribuzione dello stile comunicativo e notarile nei FI italiani e polacchi in relazione al tipo di prescrizione del farmaco

	Stile comunicativo	%	Stile notarile	%
Farmaci italiani *Op*	19/30	63,33%	11/30	36,67%
Farmaci italiani SOP/OTC	16/20	80%	4/20	20%
TOTALE	**35/50**		**15/50**	
Farmaci polacchi *Op*	25/25	100%	0/25	0%
Farmaci polacchi SOP/OTC	25/25	100%	0/25	0%
TOTALE	**50/50**		**0/50**	

e necessita di essere analizzata attraverso diversi esami che verranno descritti qui di seguito.

Puato (2012) nelle sue ricerche ha costituito una divisione dei FI ancora più approfondita, designando, all'interno della categoria dello stile comunicativo, lo stile comunicativo forte e lo stile comunicativo debole in base al grado della loro comunicatività[41]. Lo stile comunicativo forte è quello della strutturazione in domande e risposte, che è stato proposto dall'EMA e utilizzato in lingua polacca. Attraverso questo stile l'organizzazione del contenuto è chiaramente indicata grazie a 6 paragrafi posti all'inizio del FI stesso. All'interno di questi paragrafi il paziente può trovare un numero variabile di sottosezioni che non vengono enumerate, ma segnalate tipograficamente per facilitare la loro posizione. La scelta più frequente è il ricorso al grassetto, al corsivo o alle sottolineature. Lo stile comunicativo debole non prevede invece la presenza dell'indice del contenuto. Non vi si trovano inoltre paragrafi principali, ma il contenuto viene distribuito in uno svariato numero di paragrafi che vengono raramente sottoarticolati. Questo stile utilizza intitolazioni dei paragrafi simili a quelle dello stile comunicativo forte, ma non ricorre mai a pronomi allocutivi diretti. Un'altra differenza

---

41 Di Pace associa a queste tre categorie di stile dei FI, quindi allo stile notarile, stile comunicativo forte e stile comunicativo debole, tre macro-strutture testuali. Allo stile notarile collega i FI di stampo più tradizionale, tendenzialmente strutturati in sezioni, che vengono ulteriormente articolate solo in alcuni casi. Un'altra macro-struttura viene associata con lo stile comunicativo debole, essa presenta una testualità più articolata, avvicinandola alle istruzioni per l'uso. Mentre la terza, accostata allo stile comunicativo forte, ha una strutturazione in sezioni numerate, che vengono precedute da un indice. Presenta quindi una struttura molto articolata e tende a realizzare le linee guida elaborate dall'EMA. A riguardo si veda di Pace (2019: 37–52).

sta nell'uso delle forme verbali rivolte al paziente. Queste presentano una rilevante frequenza nello stile comunicativo forte, mentre in quello debole vengono usate raramente, lasciando lo spazio all'uso dell'infinito deontico oppure, ma con meno frequenza, alle forme impersonali e passive. Riguardo alle forme verbali con funzione allocutiva, emerge una notevole preferenza per la seconda persona plurale, mentre nello stile comunicativo forte si nota la prevalenza della terza persona di cortesia. (Puato 2012: 97–98).

Per presentare in modo più chiaro la divisione negli stili espositivi presenti all'interno dei FI italiani, si rimanda alla Tabella 4 che visualizza il confronto eseguito fra diversi FI. Nel riquadro vengono individuate le intitolazioni di rubriche e sottorubriche, se presenti, dei vari tipi di FI che si trovano all'interno delle confezioni dei farmaci vendibili sul territorio italiano.

Come rilevato da Puato (2012), la prevalenza dello stile debole nei FI dei farmaci SOP/OTC costituisce il risultato dell'attuazione delle Linee guida sul foglio illustrativo del 1997, che riguardano soltanto i farmaci di automedicazione. Bisogna però ricordare che tali disposizioni non sono obbligatorie, come viene attestato dall'esistenza di FI relativi a determinati farmaci redatti secondo lo stile notarile. Questo conferma che la scelta fra l'uno o l'altro stile spetta non al legislatore ma alla stessa casa farmaceutica (Puato 2012: 97). Per visualizzare la distribuzione delle due varietà dello stile comunicativo, nella Tabella 5 vengono riportati i risultati eseguiti in base al *Corpus* riguardanti tutti i medicinali italiani che sono caratterizzati dallo stile comunicativo, ossia 35 esemplari su 50 esaminati.

Dal confronto tra le due sottocategorie dello stile comunicativo risulta che la maggior parte dei foglietti analizzati è redatta secondo lo stile comunicativo forte: da questo stile sono infatti caratterizzati 31 su 35 testi presi in considerazione, dunque l'88,57%. Soltanto 4 foglietti del *Corpus*, che corrispondono all'11,43%, seguono lo stile comunicativo debole[42].

Proseguendo ulteriormente con questa analisi, si potrebbe procedere a un esame di confronto fra i farmaci vendibili con obbligo di ricetta e quelli disponibili senza la prescrizione, come evidenziato nella Tabella 6.

Dall'analisi dei dati presentati nella Tabella 6 risulta una prevalenza dello stile comunicativo forte per i farmaci *Op*: la percentuale è infatti del 54,29% per i

---

42 A titolo di confronto, in uno studio condotto da Puato (2012), su 100 FI redatti in italiano prevalgono i FI caratterizzati dallo stile notarile (il 67%), mentre il 33% è rappresentato dallo stile comunicativo (di cui il 12% fa riferimento allo stile comunicativo forte e il rimanente 21% allo stile comunicativo debole) (Puato 2012: 96–97).

Tabella 4: Intitolazioni nei FI italiani – stili espositivi presenti

Stile comunicativo forte	Stile comunicativo debole	Stile notarile
Foglio illustrativo: informazioni per il paziente Denominazione Contenuto di questo foglio: 1. Che cos'è X e a cosa serve 2. Cosa deve sapere prima di prendere X 3. Come prendere X 4. Possibili effetti indesiderati 5. Come conservare X	*Denominazione* *Composizione* *Come si presenta* *Che cos'è* *Titolare dell'AIC* *Produttore e controllore finale* *Perché si usa* *Quando non deve essere usato* *Quando può essere usato solo dopo aver consultato il medico*	FOGLIO ILLUSTRATIVO DENOMINAZIONE CATEGORIA FARMACO-TERAPEUTICA INDICAZIONI TERAPEUTICHE CONTROINDICAZIONI PRECAUZIONI PER L'USO INTERAZIONI AVVERTENZE SPECIALI
6. Contenuto della confezione e altre informazioni 1. Che cos'è X e a cosa serve 2. Cosa deve sapere prima di prendere X	*Cosa fare durante la gravidanza e l'allattamento* *Precauzioni per l'uso*	Gravidanza ed Allattamento Guida di veicoli e utilizzo di macchinari
Non prenda X se: Avvertenze e precauzioni Bambini Altri medicinali e X Gravidanza, allattamento e fertilità Guida di veicoli e utilizzo di macchinari	*Quali medicinali o alimenti possono modificare l'effetto del medicinale* *E' importante sapere che*	DOSE, MODO E TEMPO DI SOMMINISTRAZIONE SOVRADOSAGGIO Sintomi del sovradosaggio Trattamento del sovradosaggio
3. Come prendere X Anziani Bambini Se prende più X di quanto deve Se dimentica di prendere X	*Come usare questo medicinale* *Quanto* *Quanto e per quanto tempo*	EFFETTI INDESIDERATI SCADENZA E CONSERVAZIONE
4. Possibili effetti indesiderati Segnalazione degli effetti indesiderati	*Cosa fare se avete preso una dose eccessiva di medicinale*	TITOLARE AIC PRODUTTORE

Stili espositivi 59

Tabella 4: Continued

Stile comunicativo forte	Stile comunicativo debole	Stile notarile
5. Come conservare X 6. Contenuto della confezione e altre informazioni Cosa contiene X Descrizione dell'aspetto di X e contenuto della confezione Titolare AIC Produttore **Questo foglio illustrativo è stato aggiornato il MM/AAAA** [FI di *Calmine*]	*Effetti indesiderati* *Scadenza e conservazione* Data ultima modifica: [FI di *Vivin*]	REVISIONE DEL FOGLIO ILLUSTRATIVO DA PARTE DELL'AGENZIA ITALIANA DEL FARMACO [FI di *Metamizolo sodico*]

Tabella 5: Distribuzione degli stili comunicativi (forte e debole) nei FI italiani

	Stile comunicativo forte	%	Stile comunicativo debole	%
Farmaci italiani	31/35	88,57%	4/35	11,43%

Tabella 6: Distribuzione degli stili comunicativi (forte e debole) nei FI italiani in relazione al tipo di prescrizione dei farmaci

	Stile comunicativo forte	%	Stile comunicativo debole	%
Farmaci italiani Op	19/35	54,29%	0/35	0%
Farmaci italiani SOP/OTC	12/35	34,29%	4/35	11,43%
TOTALE	**31/35**	**88,58%**	**4/35**	**11,43%**

farmaci *Op* contro il 34,29% per i farmaci SOP/OTC. Per quanto riguarda lo stile comunicativo debole, esso caratterizza invece l'11,43% dei farmaci SOP/OTC e non è presente in nessuno dei farmaci italiani vendibili con prescrizione medica.

I dati sopraelencati potrebbero indurre a pensare che la redazione dei FI, ossia lo stile secondo il quale sono stati formulati, rappresenta un buon passo verso la loro leggibilità e comprensibilità. Indubbiamente la suddivisione in paragrafi chiari costituisce uno dei fattori che aiutano il paziente nella ricerca delle informazioni necessarie. La loro distribuzione non può però rispondere per l'effettivo livello della loro difficoltà o facilità, prendendo in considerazione i fattori linguistici che possono ostacolare la comprensibilità di un testo e che sono presenti in quantità praticamente illimitata presso i testi specialistici, di cui fanno parte i FI.

1.4 FI e linguaggio medico

1.4.1 Linguaggi specialistici – nomenclatura e definizioni

Come è stato accennato più volte in precedenza, i FI dei medicinali si pongono nel contesto dei testi d'uso specialistici e, in quanto tali, presentano determinate caratteristiche in comune con gli altri testi specialistici, in particolare quelli medici. Gualdo e Telve nei *Linguaggi specialistici dell'italiano* li definiscono come tramite per la diffusione dei linguaggi specialistici "ad alto spettro" (Gualdo/Telve 2011: 11), in quanto coinvolgono un grande numero di interlocutori, facendo da ponte fra il linguaggio medico e quello dei comuni cittadini. In merito alla loro appartenenza ai linguaggi specialistici si ritiene opportuno introdurre brevemente la problematica e le definizioni legate alle lingue considerate. L'argomento che viene discusso già da parecchio tempo riguarda soprattutto la nomenclatura di questi linguaggi. Vengono denominati in svariati modi, fra cui, quelli più ricorrenti sono: *linguaggi specialistici* (Gotti 1991), *lingue speciali* (Devoto 1939), *linguaggi tecnici* (Parisi 1962), *linguaggi settoriali* (Beccaria 1973), *microlingue* (Balboni 1982), *sottocodici* (Dardano 1973), *tecnoletti* (Wandruszka/Paccagnella 1974). Interessante anche l'approfondimento presentato da Sobrero (1993); egli opera una distinzione all'interno delle lingue speciali, distinguendo le lingue specialistiche, ossia quelle che riguardano discipline ad alto grado di specializzazione e le lingue settoriali che a loro volta riguardano settori non specialistici, come per esempio la lingua dei giornali (Sobrero 1993: 239).

Anche nella letteratura polacca vengono associati diversi nomi alla presente realtà linguistica, fra i quali si trovano: *języki zawodowe* (Zawiliński 1927), *subjęzyki specjalistyczne* (Wojnicki 1991), *technolekty* (Grucza F. 1991), *podjęzyki* (Biniewicz/Starzec 1995: 399), *języki fachowe, języki środowiskowe, warianty języka, odmiany funkcjonalne polszczyzny, style polszczyzny* (Grucza S. 2013: 21). Riferendosi inoltre a questa realtà, nella letteratura polacca si possono incontrare altri termini, quali *rozwarstwienie społeczno-zawodowe języka ogólnonarodowego* oppure *zróżnicowanie języka w tzw. przekroju pionowym* (Kwiryna-Handke 1977: 149, citato da Grucza S. 2013: 21). Il problema della denominazione non costituisce tuttavia l'obiettivo della presente ricerca, perciò non ci si soffermerà su questo aspetto. Si privilegeranno pertanto le definizioni e le caratteristiche dei linguaggi in materia, utilizzando la loro denominazione in modo intercambiabile.

Passando alla ricerca della definizione dei linguaggi analizzati, si vogliono citare le proposte di alcuni linguisti. Seguendo il pensiero di Michele Cortelazzo:

> per lingua speciale si intende una varietà funzionale di una lingua naturale, dipendente da un settore di conoscenze o da una sfera di attività specialistici, utilizzata, nella sua interezza, da un gruppo di parlanti più ristretto della totalità dei parlanti la lingua di cui quella speciale è una varietà, per soddisfare i bisogni comunicativi (in primo luogo quelli referenziali) di quel settore specialistico; la lingua speciale è costituita a livello lessicale da una serie di corrispondenze aggiuntive rispetto a quelle generali e comuni della lingua e a quello morfosintattico da un insieme di selezioni, ricorrenti con regolarità, all'interno dell'inventario di forme disponibili nella lingua. (Cortelazzo 1990: 5–6).

Un'altra definizione viene proposta da Giovanni Rovere nell'*Enciclopedia dell'italiano Treccani*: "In generale, un linguaggio settoriale è il modo di esprimersi (parole, espressioni, termini tecnici, ecc.) proprio di un ambito specialistico, in particolare (ma non soltanto) di natura tecnica o scientifica. In tal senso, il linguaggio settoriale ha delle affinità con i gerghi professionali e di mestiere, di cui rappresenta una evoluzione, anche se se ne distingue per la maggior precisione e in taluni casi (si pensi al linguaggio della matematica o della fisica) per la formalizzazione esplicita" (Rovere 2010).

Mentre Gaetano Berruto "definisce i sottocodici come varietà diafasiche caratterizzate da un lessico speciale, in relazione a particolari domini extralinguistici e alle corrispondenti aree di significato" (Berruto 1987 citato da Sobrero 1993: 237).

In merito all'argomento trattato non rimangono indifferenti i linguisti polacchi. Secondo *Dizionario enciclopedico della terminologia di lingue e sistemi informativi e di ricerca* [*Słownik encyklopedyczny terminologii języków i systemów informacyjno-wyszukiwawczych*] a cura di Bożenna Bojar il linguaggio specialistico è un "sottogruppo della lingua naturale che si differenzia dalla lingua comune soprattutto attraverso il vocabolario (1) – per esempio tramite la terminologia (1) scientifica, eventualmente attraverso alcune regole della semantica (1)"[43] (Bojar 1993: 65).

A sua volta Aleksander Szulc li definisce come "una variante della lingua generale usata da certi gruppi professionali e adattata a una descrizione possibilmente precisa di un dato ramo di scienza o tecnica"[44] (Szulc 1997: 102).

---

43 [T.O.] "Podzbiór języka naturalnego różniący się od języka potocznego głównie słownikiem (1) – np. terminologia (1) naukowa, ewentualnie także niektórymi regułami semantyki (1)".
44 [T.O.] "Wariant języka ogólnego używany przez określone grupy zawodowe i przystosowany do możliwie precyzyjnego opisu danej gałęzi wiedzy lub techniki".

Interessante anche l'approccio di Jerzy Lukszyn, che li vede come una "varietà funzionale della lingua nazionale che viene caratterizzata soprattutto da una distinguibilità lessico-fraseologica"[45] (Lukszyn 1998: 143). Mentre Franciszek Grucza nell'articolo *Lingue specialistiche – indicatori e/ oppure determinanti dello sviluppo umano* [*Języki specjalistyczne – indykatory i/ lub determinanty rozwoju cywilizacyjnego*] sostiene che "Le lingue specialistiche, in conformità al significato linguistico della parola «lingua» non costituiscono delle lingue integrali – nessuna di esse è una lingua completa né autonoma; ognuna è strettamente legata a una lingua «generale» o «principale» [...]"[46] (Grucza F. 2002: 15), e in seguito scrive:

> Le lingue speciali costituiscono soprattutto (ma non solo) certi insiemi (sistemi) delle espressioni (precisando: delle forme espressionali) e dei loro significati caratteristici per ogni gruppo di membri di una comunità che svolge un dato tipo di lavoro, che si occupa dello stesso tipo di creazione o produzione, specializzato in questo campo. Le lingue speciali sono certi insiemi di elementi linguistici che «articolano» il lavoro di queste persone, «descrivono» l'oggetto del loro lavoro, «esprimono» il loro rapporto con esso, «danno il nome» alle opere (esiti, prodotti) del loro lavoro – sono degli insiemi di espressioni che rispecchiano (rappresentano) la loro conoscenza specialistica[47] (Grucza F. 2002: 18).

Dalle definizioni e considerazioni sopracitate risulta che le lingue specialistiche vengono adoperate nelle situazioni particolari legate a un ambiente specifico (per le finalità della presente ricerca si tratta dell'ambiente riferito alla salute dell'uomo). Una delle loro caratteristiche è inoltre costituita dalla loro peculiare costruzione a livello morfosintattico e a livello lessicale, due punti focali per il caso analizzato. Ma quali sono nello specifico le caratteristiche del linguaggio speciale, prendendo in considerazione i due livelli soprammenzionati?

---

45 [T.O.] "Funkcjonalna odmiana języka narodowego charakteryzująca się przede wszystkim odrębnością leksykalno-frazeologiczną".

46 [T.O.] "Języki specjalistyczne nie są w lingwistycznym znaczeniu wyrazu «język» pełnymi językami – żaden z nich nie jest ani językiem kompletnym, ani samodzielnym; każdy jest ściśle związany z jakimś językiem «ogólnym» czy «podstawowym»".

47 [T.O.] "Języki specjalistyczne to przede wszystkim (ale nie tylko) pewne zbiory (systemy) wyrażeń (dokładniej: form wyrażeniowych) i ich znaczeń charakterystycznych dla różnych grup członków jakiejś wspólnoty wykonujących jakiś jeden rodzaj pracy, zajmujących się tym samym rodzajem twórczości lub produkcji, specjalizujących się w tym zakresie. Języki specjalistyczne to pewne zbiory elementów językowych «artykułujących» pracę tych ludzi, «opisujących» przedmiot ich pracy, «wyrażających» ich stosunek do niego, «nazywających» wytwory (wyniki, produkty) ich pracy – to zbiory wyrażeń odzwierciedlających (reprezentujących) ich specjalistyczną wiedzę".

1.4.2 Caratteristiche generali delle lingue specialistiche a livello morfosintattico e lessicale

Le lingue specialistiche si caratterizzano per diversi tratti a livello morfosintattico e lessicale, in più rispettano diversi criteri fondamentali che trovano la loro realizzazione su questi due livelli. Lothar Hoffmann (1984 citato da Sobrero 1993) enumera i seguenti principi: precisione, oggettività, astrattezza, generalizzazione, densità di informazione, sinteticità, neutralità emotiva, mancanza di ambiguità, impersonalità, coerenza logica, uso di termini tecnici definiti, di simboli e di figure (Sobrero 1993: 243). In queste caratteristiche viene inoltre rispecchiata la discrepanza fra il linguaggio specialistico e quello comune, basti pensare al principio della neutralità emotiva, il quale significa la esclusione di qualsiasi connotazione emotiva (Sobrero 1993: 243-244). Per fornire un esempio si può pensare a qualsiasi nome di malattia, che nel contesto scientifico vorrà presentare solo il suo fenomeno e in un testo prodotto nel linguaggio comune può essere affiancato da diverse emozioni, come paura, ansia, timore eccetera. Dal momento in cui una data parola viene "estratta" dal lessico comune le viene tolto tutto il suo bagaglio emotivo e viene impiegata in accezioni nuove, rivestita di un nuovo significato privo di connotazioni emotive, allusive ed evocative (Sobrero 1993: 245).

La caratteristica fondamentale del testo scientifico è presentata dalla sua monoreferenzialità (Sobrero 1993: 246), la quale rispecchia il principio di mancanza di ambiguità menzionato da Hoffmann (1984 citato da Sobrero 1993: 243) e vuol dire un'unica univocità e un solo significato di una data parola, in modo da non creare dei significati nascosti o delle incomprensioni (almeno dal punto di vista linguistico).

Le lingue specialistiche non implicano l'utilizzo o la creazione di una grammatica, una fonemica o una fonetica "specialistica", in quanto tutti questi elementi si sovrappongono con quelli della lingua comune. La loro grammatica è inclusa nella grammatica della lingua comune, viene però caratterizzata da un fattore molto importante – è selettiva, ossia comprende soltanto alcuni tratti della grammatica generale (Grucza F. 2002: 18) e dà una maggiore rilevanza a certe sue caratteristiche.

Così, a livello morfosintattico le lingue speciali sono caratterizzate da certi fenomeni che esistono anche nelle lingue comuni e sono:

- processo di nominalizzazione, che si manifesta attraverso la preferenza per lo stile nominale;
- perdita di importanza del verbo, presentata dall'uso frequente delle forme nominali del verbo (participio presente e passato);

- abolizione di ogni forma verbale;
- alta densità semantica (una grande percentuale di elementi lessicali);
- uso ridotto delle preposizioni, che vengono eliminate per esempio nell'accoppiamento di due sostantivi;
- uso del passivo e delle forme impersonali (Sobrero 1993: 249-250).

Come è stato possibile osservare già nella parte di questo libro che riguardava le definizioni che vengono adoperate per le lingue specialistiche (sez. 1.4.1), a queste ultime viene attribuito l'utilizzo del lessico specialistico. Su questo Cortelazzo scrive: "La morfosintassi ed anche, come si vedrà, il livello dell'organizzazione testuale sono essenziali a caratterizzare una lingua speciale. Resta però il fatto che è il lessico a fornire elementi distintivi che individuano una lingua speciale sia rispetto ad altre lingue speciali sia rispetto alla lingua comune, trattandosi, nel caso della morfosintassi, di ricorrenze statisticamente significative, ma non esclusive" (Cortelazzo 1990: 7).

Ovviamente il lessico non rappresenta l'intero contenuto scientifico di una data branca scientifica[48]. Come sostiene Franciszek Grucza, la terminologia di un dato campo scientifico non è costituita soltanto dai termini o da certe espressioni. Prende vita dall'intera scienza che viene di seguito rappresentata dalle parole. Rimanendo in questo contesto, il linguista polacco lascia le lingue speciali interamente a carico dei linguisti, togliendo loro la padronanza totale della terminologia, che viene parzialmente attribuita ai professionisti della data branca scientifica (Grucza F. 2002: 15). In merito a questo si potrebbe arrivare all'approccio di Sambor Grucza che nel suo studio riguardante il passaggio dalla linguistica del testo alla linguistica del testo specialistico cerca di determinare in base a quali criteri un dato testo può appartenere (o no) al gruppo dei testi specialistici. Nella ricerca stabilisce che il valore principale viene attribuito alla genesi del testo, in quanto un testo specialistico viene prodotto da uno specialista con lo scopo di esprimere un dato messaggio specialistico (Grucza S. 2013: 108).

Vale la pena inoltre dare uno sguardo all'impostazione riguardante l'identificazione della lingua speciale presentata da Serianni. Egli scrive: "Il lessico non esaurisce i tratti linguisticamente rilevanti di una lingua speciale e la sua specificità rispetto alla lingua corrente. Entrano o possono entrare in gioco fattori diversi e più profondamente strutturati, come l'organizzazione testuale e sintattica" (Serianni 2005: 114). Un approccio simile viene presentato da Hans-Rüdiger Fluck (1980 citato da Cortelazzo 1990) che sostiene che "le lingue speciali senza l'inclusione della sintassi non sarebbero delle lingue, ma solo un assemblaggio di

---

48 In questo caso la ridondanza delle parole risulta inevitabile.

termini" (Cortelazzo 1990: 6–7). Da queste frasi si può dedurre la complessità che viene attribuita da due studiosi alla questione dei linguaggi specialistici, che vogliono vederli come un insieme di fattori inseparabili.

Altre voci, invece, fra cui quella di Sambor Grucza, spostano l'importanza, o per lo più, l'esistenza dei linguaggi speciali, proprio sulla loro terminologia. Come viene esposto dal linguista polacco, l'interesse suscitato nei confronti dei linguaggi speciali è stato basato e alimentato dall'interesse verso la loro terminologia, anche se la parola stessa può riferirsi a diversi concetti. Con questo Grucza accenna al doppio approccio verso la terminologia, che da alcuni viene considerata come un sottosettore delle ricerche sui linguaggi specialistici e altri, proprio al contrario, la vedono come una branca che contiene i linguaggi specialistici (Grucza S. 2013: 11). Grucza parla inoltre del fenomeno della *tecnicità* [*fachowość*], la quale è responsabile per il carattere tecnico del dato testo e del suo aspetto graduale. Gli esponenti della tecnicità vengono inoltre definiti come linguistici identificatori dei testi specialistici (Grucza S. 2013: 84).

Non si può mettere in dubbio il fatto che le lingue speciali siano nate in base a delle lingue comuni e, in quanto possono divergere da esse con diverse caratteristiche proprie, a livello lessicale la loro autonomia non è del tutto assoluta nei confronti della lingua comune, il che vuol dire che una parte dei lessemi appartenenti alla lingua speciale proviene dalla lingua comune oppure da una *lingua specialistica secondaria* [*subjęzyk specjalistyczny*][49], come anche una loro parte può costituire diversi tipi di abbreviazioni dei lessemi, o dei collegamenti fra i lessemi propri di una lingua comune oppure di una lingua specialistica secondaria (Kornacka 2004: 93).

Le differenze fra una lingua speciale e una lingua comune si manifestano su diversi livelli, fra cui quello funzionale. Secondo Franciszek Grucza (1994) i tecnoletti costituiscono un sistema semiotico autonomo a cui viene associata sin dalle origini la funzione strumentale, cognitiva e comunicativa. Alla lingua comune vanno invece associate le altre funzioni, fra cui quella appellativa ed emotiva. Un'altra caratteristica appartenente alla lingua speciale è rappresentata dalla monosemia, la quale si presenta sotto forma di univocità dei segni a livello semantico. Le lingue speciali vengono caratterizzate inoltre dalla ipotassi e dalla semplificazione a livello morfologico (Pytel 2004: 104–105).

In precedenza è stato già fatto un accenno al rapporto che intercorre fra il lessico delle lingue speciali e quello delle lingue comuni. A questo proposito si

---

49 La *lingua specialistica secondaria* è una lingua non autonoma nei confronti della lingua comune, come per esempio il linguaggio polacco dell'astronomia (Kornacka 2004: 86).

può rilevare che nel primo caso vengono aggiunti alcuni elementi riguardanti il settore a cui fanno riferimento, allo stesso tempo lontano dalla vita quotidiana (come, per esempio, denominazioni di diverse malattie, per il linguaggio medico, o diversi nomi di crimini, per quanto riguarda il linguaggio giuridico) (Cortelazzo 1990: 7). Il lessico dei settori specialistici risulta, inoltre, molto sviluppato. Secondo gli studi svolti da Bruno Migliorini (1961) nonché da Rüdiger Porep e Wolf-Ingo Steudel (1974 citato da Cortelazzo 1990) i termini della medicina ammontano a 170.000, tenendo conto dei nomi dei medicinali, considerando quindi anche i termini della chimica (Cortelazzo 1990: 7–8).

Parlando del lessico di una data branca specialistica si fa diretto riferimento ai tecnicismi, ossia a quelle parole che in linguistica sono costituite da termini o locuzioni che indicano concetti propri di un determinato ambito settoriale. Nella lingua polacca vengono utilizzate due parole a descrivere tale concetto: *wyrazy specjalistyczne* e *terminy*. Seguendo però il pensiero di Hans-Jörg Schwenk (2009, 2010 citato da Jędrzejowski/Jędrzejowska 2014), bisogna ricordare che per esprimere il contenuto specialistico non ci si avvale di una sola parola, ma succede spesso che lo stesso contenuto venga ripartito in due diverse forme linguistiche. In virtù di ciò *la tecnicità informativa* [*fachowość informacyjna*] viene rispecchiata in due tipi di *tecnicità d'espressione* [*fachowość wyrażeniowa*]: *tecnicità d'espressione generale* [*ogólna fachowość wyrażeniowa*] e *tecnicità d'espressione speciale* [*specjalna fachowość wyrażeniowa*]. Questa bipolarità viene dimostrata da Schwenk attraverso il lessico appartenente alla medicina, in quanto esistono svariate parole riferite allo stesso contenuto specialistico. Esse vengono però espresse sotto diverse forme linguistiche, responsabili per la loro comprensione – si tratta delle parole utilizzate soltanto nell'ambiente degli esperti e delle parole meno specifiche riservate agli utenti. Di conseguenza vengono individuati termini generali, termini specialistici e semplicemente termini. I termini generali sono rappresentati da parole o espressioni corrispondenti a un termine specialistico. Esse però sono accessibili alla maggioranza degli utenti. I termini specialistici (oppure i termini degli esperti) sono quelle parole che trovano un loro corrispondente in un termine generale, ma sono limitate soltanto a un certo gruppo di persone che le utilizzano. I termini, a sua volta, non possiedono nessun corrispondente (Jędrzejowski/Jędrzejowska 2014: 84–85).

Le unità terminologiche possono essere inoltre suddivise in 4 tipi, quali: *i*) termini teorici; *ii*) termini empirici; *iii*) quasi-termini; *iv*) ipotermini. I lessici terminologici di specifiche scienze specialistiche si differenziano per la dominanza delle suddette unità. In base a questo il linguaggio della medicina, in ordine di importanza, è costituito da: termini empirici, termini teorici, ipotermini, quasi-termini (Woźnicka 2004: 79).

Le sottolingue specialistiche a livello lessicale costituiscono una specie di ampliamento del linguaggio comune, invece a livello grammaticale – la sua riduzione (Grucza F. 1994: 21–22). Le ricerche sulla lessicografia dei linguaggi specialistici rappresentano una lunga tradizione, mentre la grammaticografia, in passato, veniva sottoposta raramente ad analisi. Ciò probabilmente è dovuto, come sostiene Małgorzata Kornacka, al fatto della loro identificazione con il linguaggio comune e, a questo punto, alla mancata diversificazione da esso (Kornacka 2004: 86).

Il lessico dei linguaggi settoriali viene spesso identificato con la loro nomenclatura, che costituisce "un insieme di termini ciascuno dei quali ha una definizione concettuale esplicita all'interno di una tassonomia gerarchica. A sua volta la tassonomia è determinata da una classificazione scientifica (o tecnica) che dipende dalle strutture concettuali tipiche della disciplina" (Sobrero 1993: 238).

Alla luce di quanto detto sopra, ma prendendo in considerazione anche le limitazioni dovute allo spazio concesso, nella presente ricerca si è deciso di dare peso soprattutto alla questione lessicale, non rinunciando del tutto alla morfosintassi, i cui tratti verranno presentati in modo più conciso e generale. In merito a questo verrà dedicato uno dei seguenti sottocapitoli che vorrà presentare le tipiche caratteristiche, appena menzionate, dei linguaggi specialistici, presenti nei testi dei FI dei medicinali. Si è ritenuto inoltre opportuno trattare un'altra questione che rientra nell'ambito delle lingue specialistiche, ossia la ripartizione che è stata fatta da diversi studiosi, cercando di collocare all'interno di esse la posizione del linguaggio medico, e in modo più specifico, dei FI.

1.4.3 Particolarità del linguaggio medico in base al testo dei FI

Nelle sezioni precedenti sono state presentate le caratteristiche generali dei linguaggi specialistici, in questa parte invece, si passa all'analisi dei tratti del linguaggio medico riferito alle classificazioni e alle nozioni menzionate in precedenza, cercando inoltre di dare rilievo a quelle che sono le caratteristiche proprie del linguaggio della medicina (o della farmacologia). In tutti i casi si farà ricorso agli esempi provenienti dai testi dei FI, quali oggetto del presente libro.

Come è stato accennato precedentemente le particolarità di un dato linguaggio specialistico vengono rispecchiate da diversi elementi a livello morfosintattico e lessicale. Fra di essi esclusivo per una lingua speciale è il lessico, mentre per quanto riguarda i tratti di tipo morfologico e sintattico, essi possono manifestarsi con una maggiore o minore frequenza nel dato testo specialistico, dato che si basano sui costrutti delle lingue naturali e comuni (Gualdo/Telve 2011: 79). In precedenza, sono stati elencati certi fenomeni che a livello morfosintattico caratterizzano le lingue speciali. Essi possono trovare davvero il loro impiego all'interno dei testi dei FI? Nel rispondere a questa domanda si cercherà di individuarli presso i FI e di fornire degli esempi autentici illustrati nella Tabella 7.

Dalla Tabella 7 risulta che i fenomeni morfosintattici caratteristici per le lingue speciali trovano un ampio impiego all'interno dei FI. Fra di essi viene documentata un'alta incidenza di forme impersonali e del passivo. Infatti, secondo Anna Starzec (2007a) il ricorso alle forme impersonali e al contatto ufficiale fra il mittente e il destinatario è una strategia intenzionale che mira a tenere alto il livello di attenzione da parte dell'utente. In effetti il tono familiare potrebbe indebolire la forza comunicativa del testo. Si tratta di fatto di un comunicato che non è focalizzato a sviluppare delle emozioni positive ma che deve portare a un uso efficace del dato farmaco (Starzec 2007a: 172–173).

Un altro fenomeno che ricorre molto spesso è costituito dall'alta densità semantica, che nel caso dei FI si manifesta negli elenchi di diverso contenuto racchiusi nelle rubriche riguardanti le controindicazioni, gli effetti indesiderati e le interazioni con altri medicinali. Come è stato inoltre testimoniato dalla Tabella 7, nei FI sono presenti anche altri tratti morfosintattici, ma la loro frequenza rispecchia minore incidenza.

Per quanto riguarda i tratti lessicali, prendendo in considerazione il linguaggio medico, esso si caratterizza per la presenza di: tecnicismi specifici[50], denominazioni eponimiche, acronimi, tecnicismi collaterali, aggettivi di relazione, proliferazione terminologica, glosse, latinismi, grecismi (cfr. Gualdo/Telve 2011: 283–355; Giumelli 2013). La loro presenza viene riconfermata presso i FI? Nel rispondere a questo quesito di seguito si procede con un elenco dei tratti caratteristici del linguaggio medico arricchito con esempi provenienti dai FI. La specificazione avviene soltanto a titolo esemplificativo nonché di conferma della presenza delle caratteristiche citate, in quanto nella parte dedicata alla comprensibilità verrà sviluppata in modo dettagliato l'incidenza degli aspetti tipici per il linguaggio medico che influenzano ulteriormente la comprensibilità dei testi.

Iniziando dai tecnicismi specifici essi trovano alto impiego all'interno dei testi presi in esame. La loro funzione è quella di denotare in modo inequivocabile realtà specifiche (Bellina 2011) e nei FI si manifestano sotto forma di nomi di malattie e sintomi nonché sostanze chimiche. Basti pensare a: [IT] *stomatite, parestesia,*

---

50 I tecnicismi specifici possono essere presentati da diverse realizzazioni linguistiche, fra cui anche acronimi, denominazioni eponimiche, latinismi, grecismi eccetera, ma nella presente parte del libro si procede con la distinzione di tali elementi linguistici per garantire una massima precisione nella questione trattata.

FI e linguaggio medico 69

Tabella 7: Elenco dei fenomeni caratteristici per le lingue speciali presenti nelle lingue comuni, arricchito da esempi provenienti dai FI

Fenomeno caratteristico per le lingue speciali, presente nelle lingue comuni	Esempi provenienti dai testi dei FI
Processo di nominalizzazione[a]	IT: *L'inibizione* della sintesi di prostaglandine può interessare negativamente la gravidanza e/o lo sviluppo embrio/fetale. [*Vivin*]; Durante la *somministrazione* si può determinare un momentaneo aumento dell'acido urico, dovuto alla metabolizzazione della molecola, ma si ha sempre un ritorno ai valori normali con l'*interruzione* della terapia. [*Viruxan*]; Non sono disponibili dati specifici circa la *soppressione* delle infezioni da X [...]; In caso di *ingestione/assunzione* accidentale [*Aciclin*]; PL: *Zastosowanie* większej niż zalecana dawki leku AKSO-DERM [*Aksoderm*]; *Pominięcie* zastosowania leku Alerzina [*Alerzina*]; Lek X jest wskazany w [...] *łagodzeniu* objawów pokrzywki. [*Amertil*]; Brak danych dotyczących bezpieczeństwa *stosowania* amlodypiny w ciąży. [*Amlonor*]; *Prowadzenie* pojazdów i obsługiwanie maszyn [*Azimycin*].
Perdita di importanza del verbo, presentata dall'uso frequente delle forme nominali del verbo (participio presente e passato)	IT: medicinale *equivalente* [*Abioclav*]; l'altro *componente* [*Annister*]; farmaco *contenente* ergotamina [*Diidergot*]; effetto *indesiderato* [*Fenextra*]; infezioni *recidivanti* [*Aciclin*]; PL: *leczony* pacjent [*Heviran*]; działania *niepożądane* [*Devikap*]; tabletki *powlekane*; objawy *niepożądane* [*Cipronex*].
Abolizione di ogni forma verbale[b]	IT: Disturbi psichiatrici e patologie del sistema nervoso [...]; Molto raro: agitazione, stato confusionale, tremore, atassia, disartria, allucinazioni, sintomi psicotici, convulsioni, sonnolenza, encefalopatia, coma. [*Aciclin*]; Guida di veicoli e utilizzo di macchinari [*Acido Borico*]; Insufficienza renale nei bambini con un peso inferiore ai 40 kg [*Amoxina*];

(continued on next page)

Tabella 7: Continued

Fenomeno caratteristico per le lingue speciali, presente nelle lingue comuni	Esempi provenienti dai testi dei FI
Alta densità semantica (una grande percentuale di elementi lessicali)	PL: *Acenol forte z jedzeniem, piciem i alkoholem* [*Acenol Forte*]; *Stosowanie Aspar Espefa Premium u pacjentów z zaburzeniami czynności nerek i (lub) wątroby* [*Aspar Espefa*]; *Dawkowanie u pacjentów w podeszłym wieku.* [*Azathioprine Vis*]; *Ciężka, nagła reakcja alergiczna (reakcja anafilaktyczna lub wstrząs, obrzęk naczynioruchowy).* [*Cipronex*]; *Wysypka po ekspozycji na słońce.* [*Contix ZRD*]; *Leczenie objawowe w przypadku nasilenia dolegliwości związanych z żylakami odbytu (hemoroidy).* [*Diohespan max*]. IT: *[...] gonfiore (edema), pressione alta (ipertensione), insufficienza del cuore, trombi nelle arterie (che causano ad es. infarto del cuore o ictus).* [*Calmine*]; *Patologie gastrointestinali – Comuni: dolore addominale; sensazione spiacevole allo stomaco o eruttazione dopo i pasti; costipazione; sensazione di pienezza o gonfiore allo stomaco; diarrea, flatulenza; bruciore allo stomaco; difficoltà ad inghiottire; dolore nell'inghiottire; ulcere dell'esofago (il canale che connette la bocca allo stomaco) [...]* [*Neadrale*]; *Dopo somministrazione di VIVIN sono stati riportati: nausea, vomito, diarrea, flatulenza, costipazione, dispepsia, dolore addominale, melena, ematemesi, stomatiti ulcerative, esacerbazione di colite e morbo di Crohn.* [*Vivin*]; PL: *Zgłaszano następujące działania niepożądane: dezorientacja, biegunka, zawroty głowy, zmęczenie, bóle głowy, złe samopoczucie, rozszerzenie źrenic, świąd, niepokój ruchowy, uspokojenie, senność, osłupienie, przyspieszona czynność serca, drżenie i zatrzymanie moczu.* [*Amertil*]; *Inne działania niepożądane: omamy, podwyższenie ciśnienia wewnątrzgałkowego, utrata smaku, bóle głowy, nerwowość, senność, osłabienie, zmęczenie, zawroty głowy, zaczerwienienie twarzy, bezsenność, nudności, wymioty i wzdęcia.* [*Atropinum*]; *Jeśli lek jest stosowany na uszkodzoną skórę może wystąpić zaczerwienienie, wysypka, łuszczenie się naskórka, brak łaknienia, wymioty, biegunka, drgawki, gorączka, zapaść, uszkodzenie nerek, skąpomocz, senność, śpiączka.* [*Borasol*].

Tabella 7:   Continued

Fenomeno caratteristico per le lingue speciali, presente nelle lingue comuni	Esempi provenienti dai testi dei FI
Uso ridotto delle preposizioni	Nel *Corpus* non sono stati trovati degli esempi di parole in cui la preposizione viene omessa, come nel caso di *fine-corsa*. Bisogna però sottolineare la significativa preferenza per gli aggettivi di relazione, che sostituiscono l'uso delle preposizioni, si pensi per esempio a: *micosi cutanee* e non *della cute; turbecolosi polmonare* e non *dei polmoni*. Gli aggettivi di relazione sono frequenti anche nel caso dei FI polacchi, per dare qualche esempio: *rytm zatokowy* [*Atropinum*], *obrzęk naczynioruchowy* [*Atrozol*]; *dławica piersiowa* [*Amlonor*]; *kolka nerkowa* [*Apap*]; *kolka wątrobowa* [*Azathioprine*], anche se nel caso degli esempi in polacco, il ricorso all'aggettivo di relazione non sostituisce l'uso della preposizione ma del sostantivo (cfr. *kolka nerek, kolka wątroby*)[c].
Uso del passivo e delle forme impersonali	IT: *In caso di insorgenza di tali lesioni cutanee bisogna interrompere immediatamente l'assunzione del farmaco e consultare il medico* [Metamizolo sodico]; *Va evitato l'uso simultaneo degli antibiotici macrolidi* [Diidergot]; *È probabile che integratori di calcio, antiacidi, ed alcuni farmaci per via orale interferiscano con l'assorbimento di NEADRALE se presi allo stesso tempo* [Neadrale]; *Chiedere consiglio al medico o al farmacista prima di prendere qualsiasi medicinale* [Aciclin].; PL: *Zachować szczególną ostrożność stosując Acenol forte gdyż:* [. . .] [Acenol]; *Lek Amertil jest wskazany u dorosłych oraz dzieci w wieku 6 lat i starszych* [Amertil]; *Zaleca się stosowanie leku o tej samej porze każdego dnia, popijając wodą.* [Amlonor]; *Leku nie należy podawać w chorobach nowotworowych bez porozumienia z lekarzem.* [Aspar Espefa]; *Może dojść do zahamowania wydzielania mleka.* [Atropinum]; *Uważa się, że wpływ leku Budezonid LEK-AM na zdolność prowadzenia pojazdów i obsługiwania maszyn jest mało prawdopodobny.* [Budezonid]; *Ze względu na brak informacji o toksyczności leku w przypadkach ostrych schorzeń wątroby lub schorzeń o złym rokowaniu należy odstąpić od stosowania leku* [Acenol].

a Sulla nominalizzazione nei FI cfr. di Pace (2019: 52–55).
b Presente soprattutto negli elenchi, e nei titoli delle sezioni dei FI.
c Sugli aggettivi nei documenti medici in polacco e in italiano si veda Maniowska (2016: 55–67).

epatite, astenia, [PL] *małopłytkowość, dyskineza, dystonia*. Un loro maggior uso viene riscontrato nelle rubriche riguardanti gli effetti indesiderati.

Le denominazioni eponimiche, ossia i termini fondati, nella maggior parte, sul nome di uno scienziato in seguito a una sua scoperta o osservazione terapeutica, patologica o anatomica (Serianni 2005: 8), trovano la loro realizzazione in diverse rubriche dei FI, dove si parla di interazioni con altri medicinali, effetti indesiderati e precauzioni per l'uso. Sono per esempio: [IT] *morbo di Crohn, morbo di Parkinson, sindrome di Capgras, sindrome di Zollinger-Ellison*, [PL] *zespół Stevensa-Johnsona, plamica Henocha- Schönleina, zespół Raynauda*.

Per quanto riguarda gli acronimi, ossia quei nomi che sono formati da lettere iniziali o gruppi di lettere di più parole, bisogna notare che essi possono rappresentare dei termini specifici – in tal caso possiamo parlare di acronimi terminologici – rimandando ai termini scientifici (come per esempio *BPCO – broncopneumopatia cronica ostruttiva*) – nonché dei nomi comuni e propri – come nel caso dei nomi di enti o istituzioni, quali per esempio ASL (Azienda Sanitaria Locale) o SLI (Società Linguistica Italiana). Nei FI, gli acronimi, rappresentano soprattutto i termini specifici, quali per esempio: [IT] SNC (*Sistema nervoso centrale*); HIV (*Human Immunodeficiency Virus*); FANS (*Farmaci Antinfiammatori Non Steroidei*); [PL] HTZ (*hormonalna terapia zastępcza*); POChP (*przewlekła obturacyjna choroba płuc*).

I tecnicismi collaterali descritti per la prima volta da Luca Serianni nell'articolo del 1985 *Lingua medica e lessicografia specializzata nel primo Ottocento* in cui leggiamo "[...] notevole è comunque la frequenza di quelli che vorrei chiamare «tecnicismi collaterali», cioè di particolari espressioni stereotipiche, non necessarie, a rigore, alle esigenze della denotatività scientifica, ma preferite per la loro connotazione tecnica: un comune malato *prova, avverte, sente, dice di avere* un dolore ma, nel linguaggio dei medici, lo *accusa*; e allo stesso modo un magistrato, per l'uomo della strada *interroga* dei testi mentre, nel linguaggio giudiziario, *procede alla loro escussione*; e così via" (Serianni 1985: 270) vengono spesso impiegati nei FI dei farmaci italiani e sono, per esempio: *modesto, precoce, regredire, risposta*[51].

---

51 Al momento non vengono forniti esempi dei tecnicismi collaterali (d'ora in poi chiamati TC) in polacco, in quanto richiedono una introduzione e spiegazione teorica del concetto. In seguito alle analisi svolte, infatti, è stato possibile rintracciare solo un accenno diretto a questo fenomeno linguistico in lingua polacca che è stato menzionato all'interno dell'articolo di Katarzyna Maniowska dal titolo *Aggettivi italiani nei documenti medici* [*Włoskie przymiotniki w dokumentach medycznych*] (2016). Nello scritto l'autrice, riferendosi ai TC in italiano, parla di *terminy specjalistyczne oboczne*. Ella non tratta però il fenomeno dei TC nella lingua polacca, ma, in merito a quest'ultima,

Un successivo tratto lessicale caratteristico del linguaggio medico viene rappresentato da aggettivi di relazione. Essi costituiscono un particolare tipo di aggettivi denominali e la loro peculiarità sta nel fatto che non "denotano proprietà, ma indicano entità definite dai nomi a cui sono morfologicamente connessi" (Ramaglia 2011). Presso i FI che costituiscono il *Corpus* si possono trovare tanti esempi di realizzazione di questo tipo di aggettivi, fra cui: [IT] *renale, vescicale, epilettico, oculare, cardiaco, gengivale,* [PL] *jelitowy, krwionośny, tłuszczowy, dożylny* eccetera.

A caratterizzare il linguaggio della medicina è inoltre una forte proliferazione terminologica. Nel vocabolario medico si trovano sia termini comuni, sia vocaboli utilizzati esclusivamente dagli specialisti (Giumelli 2013: 161). L'elevato numero di termini medici è legato alla complessità e alla varietà dell'oggetto di studio che, a parte le sue sottodiscipline, fra cui anatomia, patologia e fisiologia, fa inoltre riferimento alla biologia, psicologia, o farmacologia. La sua stratificazione interna dà un grande contributo allo sviluppo della mole di termini medici. Bisogna inoltre ricordarsi della diafasia che viene fortemente articolata nella lingua medica. Infatti, un medico utilizza un linguaggio medico quando discute con i suoi colleghi di lavoro, mentre durante una visita medica, comunicando con il paziente adopera parole diverse. Per dare un esempio: nel contatto con i colleghi un medico parla di *rachide*, mentre rivolgendosi a un paziente, tratta della *colonna vertebrale* (Giumelli 2013: 161). Il fenomeno della proliferazione terminologica trova largo impiego anche all'interno dei FI, soprattutto nelle parti in cui i termini specialistici vengono accompagnati dalle spiegazioni, che mirano a migliorare il grado di comprensibilità nel paziente. Così, accanto all'espressione *infarto del miocardio*, si può trovare quella di *attacco cardiaco*, come anche in polacco, l'espressione *atak serca* viene alternata o accompagnata da quella di *zawał serca*.

Un altro fenomeno tipico della lingua medica sono le glosse[52], "ossia l'affiancamento al termine giudicato meritevole di commento di una parola o di un'espressione equivalente" (Serianni 2005: 243). La loro funzione consiste nel perfezionare "uno strumento che deve mantenere una piena funzionalità comunicativa, ma che d'altra parte sconta l'eccesso di terminologismo proprio della medicina" (Serianni 2005: 247).

---

riporta soltanto una traduzione della denominazione del concetto. Mentre, sulla questione dei TC in italiano si rimanda, fra tanti, a: Musacchio (2002), Cortelazzo (2008) e soprattutto al già citato Serianni (1985).
52 Delle glosse si parlerà ancora in modo più particolareggiato nella sez. 2.2.2.

Le glosse presentano una grande varietà formale, possono infatti essere introdotte, per esempio, da:

[IT]

- *cioè*:
  - terapia sintomatica, *cioè* dei sintomi [FI di *Diidergot*][53];
  - tossicità cardiopolmonare (con chiusura prematura del dotto arterioso e ipertensione polmonare, *cioè* l'aumento della pressione nel circolo polmonare); [FI di *Artrosilene*].

[PL]

- *czyli*:
  - stosowane w objawowym leczeniu nieżytu nosa, czyli kataru) [FI di *Apap Przeziębienie*];
  - Lek Citrolyt dzięki własnościom buforującym umożliwia doprowadzenie pH moczu w granicach od 6,4 do 6,8 (czyli bliskie obojętnego) [FI di *Citrolyt*].

Per quanto concerne la presenza dei latinismi e grecismi nonché dei composti plurimi e misti e caratteristici per i loro elementi morfologici, bisogna ricordare che le lingue classiche hanno influenzato in modo rilevante la formazione della terminologia medica, non solo in italiano, ma anche in tutte le altre lingue (Puato 2018: 68)[54]. La fortuna di queste due lingue nell'ambito trattato si spiega con i motivi di carattere linguistico, visto che i processi di formazione delle parole caratteristici per il greco risultano "funzionali a soddisfare i bisogni di descrittività, concisione e chiarezza" (Puato 2018: 68) tipici delle lingue speciali, nonché dai fattori storici: la medicina si è radicata e sviluppata proprio nella cultura greca e latina. Da qui la loro incisiva presenza all'interno di diversi documenti legati all'ambito sanitario. Nella lingua medica dal greco non provengono soltanto i singoli vocaboli, come per esempio *epigastrio*, *perone*, *alopecia* o *artrite*, ma anche il modello di formazione delle parole, per quanto riguarda la loro composizione e derivazione (Puato 2018: 65). Nel lessico medico domina anche

---

53 Interessante il caso di questo FI, in quanto contiene 20 presenze del vocabolo esplicativo *cioè*, invece negli altri FI si notano soltanto delle presenze sporadiche (da notare inoltre il fatto che esso è presente soltanto in 5 su 50 FI analizzati).

54 In Polonia, alcuni decenni fa le diagnosi mediche venivano redatte quasi esclusivamente in lingua latina con delle frasi più o meno complesse che rispettavano la sintassi e grammatica latina. Attualmente il ruolo del latino sta nella sistemazione concettuale nonché nella specificazione dei termini, di cui esistono i corrispettivi polacchi. (Doroszewski 1999: 36).

il latino, con diversi termini relativi agli organi interni (come *cuore, polmone*), all'anatomia esterna (*cute, occhio*), ad alcuni tipi di medicamenti e interventi chirurgici (Puato 2018: 65). L'influsso evidente delle lingue classiche è rintracciabile per lo più negli aggettivi di relazione, fra cui, per dare un esempio si riscontrano le forme tipo: *arresto cardiaco* (del cuore) o *perdita ematica* (di sangue) (Villanova 2014). Nella maggior parte dei casi, i termini provenienti dalle lingue classiche nel passaggio alla lingua d'arrivo hanno subito degli adattamenti, come per esempio i vocaboli *ernia* e *tendine* dal latino e *coma* e *rachide* dal greco per la lingua italiana nonché *hiperglikemia* o *eutyreoza* per la lingua polacca (Doroszewski 1999: 35). In alcuni casi, anche se molto limitati, il termine classico viene assorbito nella sua forma originaria. Per le due lingue d'interesse questo fenomeno si manifesta nei nomi dei batteri o in alcuni altri termini, come, per dare qualche esempio, *placebo* o fraseologismo *in vitro*.

Nei FI analizzati si riscontrano tanti esempi di vocaboli provenienti dalle lingue classiche. In ogni testo redatto in lingua polacca, in seguito alla forma farmaceutica del medicinale viene riportato in forma originale il nome latino del principio attivo presente nel farmaco, in questo modo nei testi si leggono diversi: *paracetamolum, acidum folicum, adrenalinum* e tanti altri, mentre nei FI italiani il principio attivo è riportato senza far ricorso alla sua denominazione latina. Un altro esempio di presenza diretta dei latinismi sia nei testi dei FI redatti in italiano, sia in quelli in polacco sono i nomi dei batteri inclusi soprattutto nella parte dedicata alle interazioni. Essi vengono infatti riportati nelle loro forme originali, come *Helicobacter pylori, Salmonella, Campylobacter, Shigella, Neisseria gonorrhoeae, Treponema pallidum, Acne vulgari, Serratia mercescens, Pseudomonas aeruginosa* e tante altre. Inoltre, nei FI redatti in entrambe le lingue si trova il fraseologismo *in vitro* e tante forme adattate dei vocaboli classici. Essi sono presenti nei nomi degli antibiotici[55] (da notare che la parola stessa *antibiotico* proviene dal greco), delle malattie o dei sintomi[56] e delle sostanze chimiche[57].

Il lessico medico può essere inoltre suddiviso in voci monorematiche e polirematiche. Le voci monorematiche sono costituite da una sola parola, ad esempio: [IT] *gastroresistente, ipocalorico, timo, epilessia*, [PL] *padaczka, omdlenia,*

---

55 Come: *penicylina/penicillina* (lat. penicillum), *polimyksyna/polimixina, streptomycyna, gentamycyna, tobramycyna, neomycyna.*
56 Come: *arytmia, hiperglikemia, bolerioza* (lat.), *kandydoza, tachicardia* (gr.).
57 Come: pl. *hypromeloza* (lat. Hypromellosum).

przeziębienie, mentre le voci polirematiche sono le espressioni formate da un determinato che viene seguito da uno (o più) determinanti. Nei casi tipici il determinato è un sostantivo e i determinanti sono costituiti da aggettivi o sintagmi (Gualdo/Telve 2011: 288). A questo punto si possono citare: [IT] *diabete insipido nefrogenico, raffreddore da fieno*, [PL] *marskość żółciowa wątroby, martwica toksyczno-rozpływna naskórka*. Presso i FI (in entrambe le lingue esaminate) le voci polirematiche vengono inoltre realizzate sotto forma di denominazioni eponimiche: [IT] *tendine di Achille, morbo di Parkinson, morbo di Crohn*, [PL] *ścięgno Achillesa, choroba Parkinsona, choroba Leśniowskiego-Crohna*.

Per completare il quadro generale delle caratteristiche del linguaggio medico bisogna ricorrere inevitabilmente a Serianni. Lo studioso, fra gli elementi che rendono i termini medici un ambito che suscita grande interesse, indica: stratificazione diacronica, ricchezza dei processi derivativi, varietà tipologica dei tecnicismi, carattere internazionale dei tecnicismi specifici nonché quelli collaterali e forte ricaduta nella lingua comune (Serianni 2007: 8-10). Alcuni di questi argomenti sono già stati presi in considerazione in precedenza, se non in modo diretto in modo allusivo, ad essi verrà quindi dedicato lo spazio soltanto a titolo rammentativo.

Con la stratificazione diacronica lo studioso si riferisce alla compresenza di termini recenti, come per esempio *AIDS, HIV, borderline* e i termini risalenti alla tradizione greco-latina, il cui impiego è stato già analizzato nella parte precedente. Tale fenomeno è dovuto al fatto che la medicina sia una scienza viva e in costante sviluppo. A questo punto al suo interno vengono mantenute le forme linguistiche trasmesse da epoche precedenti a cui vengono aggiunti i vocaboli nuovi legati alle nuove scoperte nell'ambito medico e biomedico.

Il fenomeno della ricchezza dei processi derivativi è direttamente collegato alla base greco-latina del linguaggio medico. Nella lingua medica trovano infatti la loro realizzazione numerosi suffissi e prefissi[58] nonché diversi meccanismi di composizione provenienti dalle lingue classiche. Lo stesso Serianni sostiene che "nel suo insieme la formazione delle parole risponde efficacemente alle esigenze comunicative del linguaggio medico. Spesso, sommando i significati delle varie componenti lessicali di un termine, è possibile risalire al significato dell'intera parola" (Serianni 2004: 586). Lo studioso parlando della ricchezza dei processi derivativi fa richiamo ancora a un fatto, ossia che i suffissi tipicamente medici possono trovare il loro impiego anche in altre discipline, dando l'esempio del

---

58 Per l'elenco delle radici di derivazione greca e latina utilizzate nella terminologia medica si rimanda a Puato (2018: 87-94).

suffisso -*ite*, indicante un processo infiammatorio in atto in un organo che viene adoperato nell'ambito giornalistico nelle diverse neoformazioni scherzose, come *poltronite* o *condonite* (Serianni 2005: 202).

La varietà tipologica dei tecnicismi fa richiamo all'esistenza di diversi tipi di parole specialistiche, fra cui si possono trovare sia i tradizionali termini monorematici sia le unità polirematiche, nonché diverse denominazioni eponimiche e acronimi. Tutte queste forme trovano le loro realizzazioni presso i testi dei FI – di cui si è già trattato in precedenza – e spesso si trovano all'interno della stessa sezione. Le denominazioni in esame fanno infatti richiamo ai nomi delle malattie o dei sintomi, perciò vengono contenute all'interno delle rubriche riguardanti le interazioni con altri medicinali, le controindicazioni o gli effetti collaterali.

Fra le caratteristiche del linguaggio medico Serianni individua anche la internazionalità dei tecnicismi, sia di quelli tradizionali che di quelli collaterali. A titolo d'esempio lo studioso indica il vocabolo latino *eczema* con la sua dispersione nelle lingue europee: in italiano *eczema*, in inglese *eczema* e in polacco *egzema* (Serianni 2007: 9–10). Il fenomeno della diffusione sovranazionale di questi termini si collega anche al dominio dell'inglese vista la sua funzione come lingua di riferimento della letteratura scientifica internazionale. Gli anglicismi nella lingua medica vengono rappresentati sia da singoli prestiti come *bypass* sia da locuzioni con rispettivi acronimi (*AIDS*, *TIA*); sia da calchi, spesso tratti dalla lingua comune, come *mad cow disease* (rispettivamente: *il morbo della mucca pazza* o *choroba szalonych krów*). Per quanto riguarda la diffusione sovranazionale dei tecnicismi collaterali essa è indubbiamente verificabile all'interno dell'ambito neolatino, come viene dettagliatamente specificato da Serianni (2007: 10–11).

Il forte impatto sulla lingua comune è legato al fatto del diffuso interesse per i problemi di salute. La medicina è inevitabilmente legata alla vita di ogni essere umano indipendentemente dalla sua istruzione. Per questo entra nel linguaggio comune, portando anche spesso a delle deformazioni dei termini specialistici.

Le analisi condotte confermano la presenza delle particolarità del linguaggio medico all'interno dei testi dei FI in tutte e due le lingue d'interesse. Si è verificata infatti la presenza di diversi elementi lessicali, quali: tecnicismi specifici, espressioni eponimiche e acronimi, tecnicismi collaterali, aggettivi di relazione, glosse, latinismi, grecismi, nonché la proliferazione terminologica, della maggior parte dei quali si parlerà ancora nel secondo capitolo della presente ricerca. Lo studio ha inoltre esemplificato il fenomeno della stratificazione diacronica, della ricchezza dei processi derivativi e della varietà tipologica dei tecnicismi. Il carattere internazionale dei tecnicismi specifici si rispecchia attraverso la presenza di termini in oggetto in tutte e due le lingue sottoposte all'esame. Mentre la forte ricaduta nella lingua comune nel caso dei FI non è verificabile in modo diretto. Si può però indubbiamente sostenere questa tesi ricollegandosi al carattere ipertrofico del linguaggio medico. Infatti, come afferma Serianni "più di un lemma su venti in un buon dizionario dell'uso ha la probabilità di appartenere alla medicina o ad ambiti connessi" (Serianni 2007: 7). A questo si possono aggiungere altre voci: infatti, secondo il GRADIT – il Grande dizionario italiano dell'Uso – il patrimonio linguistico tecnico specialistico del vocabolario italiano, pari al 52,50%, comprende una parte relativa al lessico medico pari al 13,70% (Gualdo/Telve 2011: 286).

1.5 Corpus

Il *Corpus* è costituito da un totale di 100 foglietti illustrativi, rispettivamente italiani e polacchi. Il materiale in lingua italiana conta 88.505 parole, 531.765 caratteri spazi esclusi e 620.238 caratteri con spazi inclusi, mentre quello polacco conta 82.652 parole, 549.875 caratteri spazi esclusi e 630.530 caratteri spazi inclusi[59]. Per procedere con l'esame dei testi è stato svolto un lavoro di ricerca dei campioni da analizzare in cui sono stati tenuti alcuni criteri che vengono descritti di seguito.

Al fine di garantire che i risultati dell'analisi non fossero condizionati da fattori legati all'eventuale traduzione di un FI da una lingua all'altra, sono stati presi in considerazione soltanto medicinali prodotti da case farmaceutiche rispettivamente italiane e polacche, si è quindi tenuto conto di scegliere tali FI in cui sia il produttore sia il Titolare dell'autorizzazione all'immissione in commercio, provenissero dai due paesi interessati. Sono stati quindi esclusi i FI in cui i farmaci venivano prodotti (interamente o parzialmente) al di fuori dell'Italia o della Polonia, anche se vendibili sul territorio dei rispettivi paesi[60]. Per gli stessi motivi inoltre non sono stati considerati i medicinali di importazione parallela, ossia i farmaci, registrati e regolarmente in commercio in uno Stato dell'Unione

---

59 Tale dimensione è raffrontabile con il corpus paragonabile MULTEXT-EAST che contiene circa 100 mila parole (Lewandowska-Tomaszczyk 2005: 54).
60 Si tiene a precisare che il presente libro è il risultato di ricerche svolte nell'arco di alcuni anni, dal 2016 al 2019, e per le case farmaceutiche italiane e polacche, si intendono tutte queste case di produzione che al tempo avevano il capitale interamente italiano o polacco, oppure, almeno la maggioranza del capitale era di quelle due nazionalità. La scrivente si ritiene esonerata da tutte le responsabilità legate ai trasferimenti di proprietà in seguito a tali date.

Europea presenti sul mercato italiano e polacco[61]. Nella ricerca dei campioni si è inoltre tenuto conto di scegliere i farmaci che erano attualmente commercializzati nei due paesi, escludendo i medicinali revocati[62].

Nella elaborazione del *Corpus* si è partito dall'elenco dei principi attivi presentato dall'AIFA[63], scegliendo fra i principi per i quali è stato possibile trovare i medicinali originariamente italiani e polacchi. La ricerca, a partire da un medicinale in una delle lingue in questione proseguiva con il rintracciamento del suo corrispettivo – in base al principio attivo e la sua forma farmaceutica – nell'altra lingua – vincolato dagli stessi ostacoli quali *i*) origine – rispettivamente italiana o polacca e *ii*) attualità.

Un ruolo fondamentale nella individuazione dei campioni è stato inoltre ricoperto dalla volontà di suddividerli in base alla loro diversità, obiettivo che si è potuto raggiungere attraverso la scelta del massimo numero di principi attivi nonché delle diverse case farmaceutiche. Nella ricerca dei medicinali contenenti diversi componenti ci si è basati, come precedentemente detto, sull'elenco dei principi attivi presentato dall'AIFA. La ricerca è stata ostacolata dalla difficoltà di rintracciare dei farmaci "corrispettivi", in quanto non di rado succedeva di trovare un farmaco e di non essere in grado di reperire il suo corrispondente italiano o viceversa. Per fornire qualche esempio, fra i medicinali prodotti in Polonia e con titolari dell'AIC polacchi, non è risultato possibile individuare quelli contenenti p. es: Acido pipemidico; Acido clodronico; Cimetidina, mentre per quelli italiani: Bicalutamide; Brimonidina; Bromocriptina.

La diversità del principio attivo ha permesso di analizzare i FI di medicinali appartenenti a diverse categorie farmacoterapeutiche[64]. Nel *Corpus* si trovano infatti i medicinali antidolorifici, antinfiammatori (inclusi FANS), antiasmatici, antibatterici, antiallergici, antibiotici, antiemicranici, antidiarroici, antipiretici, antireumatici, analgesici, vasodilatatori, antimicotici, antivirali, bifosfonati, antisettici,

---

61 Per maggiori informazioni sull'importazione parallela dei medicinali in Italia si rimanda a http://www.agenziafarmaco.gov.it/content/importazione-parallela-dei-medicinali, e in Polonia a http://www.importrownolegly.pl [consultati il 25.03.2018].
62 L'informazione sull'attuale status del farmaco viene pubblicata sul sito dell'AIFA. I farmaci che non sono attualmente vendibili vengono accompagnati dalla nota: "revocato".
63 Si rimanda a *Elenco confezioni per Principio Attivo* (2010) [reperibile online] http://www.aifa.gov.it/sites/default/files/lista_generici_x_principio_attivo.pdf [consultato il 17.03.2018].
64 Nella maggior parte dei casi si tratta soltanto di una ricorrenza allo stesso principio attivo. Soltanto in due casi si tratta di una ricorrenza doppia (diosmina e cetrizina dicloridrato) e nel caso di paracetamolo e ibuprofene di una ricorrenza tripla.

disinfettanti, adrenergici, antistaminici, antispastici, anilidi, dopaminergici, calcio-antagonisti, penicilline, immunosopressori, alcaloidi, antixeroftalmici, mucolitici, bioflavonoidi, vitamine, integratori di sali minerali e diversi inibitori e antagonisti.

Quanto alla diversità delle case farmaceutiche si è cercato di analizzare i FI dei medicinali provenienti possibilmente dal maggior numero di case farmaceutiche per non limitarsi ai modelli e agli stili prescelti da una sola casa farmaceutica[65]. In questo modo per i FI italiani si è fatto ricorso a 32 diversi titolari dell'autorizzazione all'immissione in commercio, mentre per i FI polacchi a 22 diverse case farmaceutiche.

L'ultimo criterio di cui si è tenuto conto era l'appartenenza del dato medicinale a un certo tipo di prescrizione. In Italia vengono contraddistinte due classi generali dei farmaci: farmaci con obbligo di prescrizione (*Op*) e farmaci senza obbligo di prescrizione. All'interno di queste due classi vengono ulteriormente distinte delle sottosezioni. Per quanto riguarda i farmaci con obbligo di prescrizione, la loro classificazione dipende dal tipo di ricetta. In questo modo ci sono i farmaci con ricetta ripetibile, non ripetibile, a ricalco e limitativa[66]. Per i farmaci senza obbligo di prescrizione vengono distinti due sottogruppi: farmaci senza obbligo di prescrizione propriamente detti (SOP), chiamati anche farmaci *su consiglio*, e farmaci da banco (OTC – dall'inglese *over the counter*) (Puato 2012: 93). La denominazione farmaci da banco o OTC fa espresso riferimento al fatto che questi medicinali possono essere esposti sopra il bancone del farmacista per la libera vendita, mentre i farmaci SOP non possono essere tenuti sopra il bancone, ma devono essere consigliati dal farmacista (Puato 2012: 93).

In Polonia, in base alla Ustawa 6.09.2001 si distinguono invece cinque categorie di disponibilità dei medicinali. In conformità all'art. 23a della citata direttiva i

---

[65] Per dimostrare la validità di questa chiave di selezione viene riportato – come esempio che vuole rappresentare il concetto nel suo insieme – che in tutti i FI dei farmaci prodotti dalla casa farmaceutica POLPHARMA è presente la dizione: "ULOTKA DOŁĄCZONA DO OPAKOWANIA: INFORMACJA DLA PACJENTA. Należy uważnie zapoznać się z treścią ulotki przed zastosowaniem leku, ponieważ zawiera ona informacje ważne dla pacjenta", mentre presso il FI del farmaco *Ostolek*, prodotto da LEK-AM, leggiamo: „ULOTKA DLA PACJENTA: INFORMACJA DLA UŻYTKOWNIKA. Należy zapoznać się z treścią ulotki przed zażyciem leku". I frammenti riportati, che si trovano nelle prime frasi dei FI, confermano la loro relazione con i modelli delle relative case farmaceutiche e attestano la loro variabilità riscontrata in tutte le parti del FI.

[66] Cfr. *Regime di fornitura dei farmaci* [reperibile online] http://www.aifa.gov.it/regime-di-fornitura-dei-farmaci [consultato il 17.03.2019].

farmaci vengono distinti tra: farmaci senza prescrizione medica (OTC), farmaci vendibili dietro prescrizione medica (Rp), farmaci vendibili dietro prescrizione medica per uso riservato (Rpz), farmaci vendibili dietro prescrizione medica a base di sostanze stupefacenti e psicotrope (Rpw) nonché farmaci ospedalieri (Lz) (Zimmermann/Michalski 2009: 453).

A livello dell'Unione Europea la classificazione dei medicinali viene regolata dalla Direttiva 2001/83/CE. Alla classificazione dei medicinali è dedicato il Titolo VI e secondo le sue disposizioni i medicinali vengono distinti tra medicinali soggetti a prescrizione medica e medicinali non soggetti a prescrizione. Ulteriormente "le autorità competenti possono fissare sottocategorie per i medicinali che possono essere forniti soltanto su prescrizione medica" (Direttiva 2001/83/CE, art. 70, punto 2).

Ai fini della presente ricerca si fa ricorso alla distinzione generale, considerando come un'unica classe i farmaci non soggetti a prescrizione medica, che verranno successivamente accompagnati dalla sigla SOP/OTC, nonché tutti i tipi di ricette per quanto riguarda i farmaci su prescrizione medica, contrassegnati in seguito dalla sigla *Op*. Dalla divisione in categorie dei farmaci risulta ancora un fatto importante. Vista la particolarità del *Corpus* non è stato possibile, rispettando tutti gli altri criteri adoperati nella sua strutturazione, identificare lo stesso numero di farmaci SOP/OTC e *Op* per entrambe le lingue. Nonostante i medesimi principi attivi nella stessa dose, alcuni farmaci senza obbligo di prescrizione in un paese sono invece vendibili nell'altro dietro il rilascio della ricetta. Ciò è dovuto in base alle decisioni intraprese dalle autorità competenti[67]. Per dare un esempio di questa discrepanza si può evocare il caso dell'antiallergico contenente cetrizina dicloridrato. Mentre in Italia il farmaco richiede la ricetta, in Polonia è sottoposto a vendita libera. Tenendo conto di questi fattori non si è riusciti a formulare un corpus con lo stesso numero dei farmaci SOP/OTC e *Op* per tutte e due le lingue e di conseguenza il materiale si presenta nelle seguenti proporzioni: per la lingua italiana: 20 farmaci SOP/OTC e 30 farmaci *Op*, mentre per la lingua polacca: 25 farmaci SOP/OTC e 25 farmaci *Op*. Questo fatto non pregiudica tuttavia i risultati della ricerca ma sottolinea ulteriormente la particolarità del tema trattato.

Per quanto concerne il materiale sottoposto all'analisi, i FI esaminati sono costituiti da testi estratti direttamente dalle confezioni dei medicinali oppure reperiti in versione elettronica. Nel caso dei foglietti cartacei si è proceduto alla loro digitalizzazione tramite scansione, mentre per le versioni digitali si è fatto

---

67 Per approfondire si rimanda al titolo VI della Direttiva 2001/83/CE.

ricorso ai dati disponibili presso il sito dell'AIFA[68] per i medicinali italiani e al Registro dei Medicinali[69] nonché ai siti ufficiali delle rispettive case farmaceutiche polacche che mettono a disposizione le versioni digitali dei FI per i medicinali polacchi.

Per rappresentare al meglio il *Corpus*, di seguito viene riportata la Tabella 8 in cui vengono illustrati i FI presi in esame, sistemati alfabeticamente, partendo dai corrispettivi principi attivi. La tabella contiene le informazioni legate alla denominazione del farmaco, al principio attivo, alla sua forma, nonché al titolare AIC o al produttore (se diverso dal titolare AIC) – dati indispensabili per l'identificazione del medicinale che rispecchiano inoltre la diversità del materiale analizzato. Nelle parti successive non verranno più riportate informazioni riguardanti i titolari AIC e le forme farmaceutiche.

---

[68] Il sito dell'AIFA (http://www.agenziafarmaco.gov.it) è stato consultato diverse volte durante lo svolgimento della ricerca, la maggior parte dei FI è stata reperita dal sito nel periodo dal 2016 al 2018. Non sono state apportate modifiche riguardanti le nuove versioni dei testi dei farmaci presi in esame.

[69] Sito del Registro dei Medicinali: http://pub.rejestrymedyczne.csioz.gov.pl

Tabella 8: Tabella comparativo-rappresentativa con tutti i FI italiani e polacchi del *Corpus*

Principio attivo	Farmaco italiano				Farmaco polacco			
	Denominazione	Forma farmaceutica	Titolare A.I.C./ Produttore (se diverso)		Denominazione	Forma farmaceutica	Titolare A.I.C./Produttore (se diverso)	
Aciclovir	Aciclin	compresse	Fidia Farmaceutici S.p.A.		Heviran	tabletki powlekane	Zakłady Farmaceutyczne POLPHARMA SA	
Acido acetilsalicilico	Vivin	compresse	A. Menarini Industrie Farmaceutiche Riunite S.r.l. Produttore: S.I.I.T. S.r.l.		Polopiryna	tabletki dojelitowe	Zakłady Farmaceutyczne POLPHARMA SA	
Acido alendronico	Neadrale	compresse	Neapharma S.r.l. Produttore: DOPPEL FARMACEUTICI r.r.l.		Ostolek	tabletki powlekane	Przedsiębiorstwo Farmaceutyczne LEK-AM Sp. z o.o.	
Acido borico	Acido Borico Sella	soluzione cutanea	Laboratorio Chimico Farmaceutico A. Sella s.r.l		Borasol	roztwór na skórę	Przedsiębiorstwo Farmaceutyczne „PROLAB" Sp. z o.o.	
Acido folico	Folidex 400	compresse	ITALFARMACO S.p.A.		Actifolik	tabletki	Przedsiębiorstwo Produkcji Farmaceutycznej HASCO-LEK S.A	
Acido ursodesossicolico	Ursobil	capsule rigide	ABC FARMACEUTICI S.P.A.		Ursocam	tabletki	POLFARMEX S.A.	
Adrenalina	Adrenalina Monico	soluzione iniettabile	Monico SPA		Adrenalina WZF	roztwór do wstrzykiwań	Warszawskie Zakłady Farmaceutyczne Polfa S.A.	

(continued on next page)

Tabella 8: Continued

Principio attivo	Farmaco italiano			Farmaco polacco		
	Denominazione	Forma farmaceutica	Titolare A.I.C./ Produttore (se diverso)	Denominazione	Forma farmaceutica	Titolare A.I.C./Produttore (se diverso)
Amikacina	Likacin	soluzione iniettabile	Lab. It. Biochim. Farm.co LISAPHARMA S.p.A.	Biodacyna	roztwór do wstrzykiwań i infuzji	Zakłady Farmaceutyczne POLPHARMA SA
Amlodipina	Krudipin	compresse	Farto Srl – Farmaco Biochimico Toscano Produttore: Doppel Farmaceutici s.r.l.	Amlonor	tabletki	Pabianickie Zakłady Farmaceutyczne Polfa S.A.
Amoxicillina+ acido clavulanico	Abioclav	compresse	Aesculapius Farmaceutici S.r.l. Produttore: Mitim S.r.l.	Taromentin	tabletki powlekane	Tarchomińskie Zakłady Farmaceutyczne „Polfa" Spółka Akcyjna
Amoxicillina triidrata	Amoxina	compresse	AESCULAPIUS FARMACEUTICI S.r.l. Produttore: MITIM S.r.l.	Amotaks	tabletki	Tarchomińskie Zakłady Farmaceutyczne „Polfa" Spółka Akcyjna
Anastrozolo	Renazole	compresse rivestite con film	Laboratorio Italiano Biochimico Farmaceutico LISAPHARMA S.p.A.	Atrozol	tabletki powlekane	Vipharm SA
Aspartato di magnesio; aspartato di potassio	Briovitase	polvere per sospensione orale	MONTEFARMACO OTC S.p.A. Produttore: SIGMAR Italia S.p.a	Aspar Espefa Premium	tabletki	Chemiczno-Farmaceutyczna Spółdzielnia Pracy ESPEFA
Atropina	Atropina Solfato Monico	soluzione iniettabile	MONICO SPA	Atropinum Sulfuricum WZF	roztwór do wstrzykiwań	Polfa Warszawa

Azatioprina	Azafor	compresse rivestite con film	SOFAR S.p.A.	Azathioprine VIS	tabletki	„VIS" Sp z o.o.
Azitromicina	Macrozit	compresse rivestite con film	S.F. GROUP S.r.l. Produttore: Special Product's line S.p.A.	Azimycin	tabletki powlekane	Polfa Tarchomin
Benzidamina Cloridrato	Verax Blu		Farmakopea S.p.A. Produttore: Francia Farmaceutici s.r.l.	Uniben	aerozol do stosowania w jamie ustnej	Zakłady Farmaceutyczne „UNIA" Spółdzielnia Pracy
Benzilpenicillina	Benzilpenicillina Potassica K24 Pharmaceuticals	Polvere e solvente per soluzione iniettabile	K24 Pharmaceuticals S.r.l Produttore: Biopharma S.r.l.	Penicillinum Crystallisatum TZF	proszek do sporządzania roztworu do wstrzykiwań	Polfa Tarchomin
Bromexina	Flutoxil	sciroppo	Aesculapius Farmaceutici S.r.l. Produttore: ABC farmaceutici SPA	Flegatussin neoForte	syrop	Medana Pharma S.A.
Budesonide	Budineb	sospensione da nebulizzare	I.B.N. Savio S.r.l. – via del Mare, 36 – Pomezia (RM) Produttore: Genetic S.p.A., Contrada Canfora, 84084 Fisciano (SA)	Budezonid LEK-AM	proszek do inhalacji	Przedsiębiorstwo Farmaceutyczne LEK-AM Sp. z o.o

(continued on next page)

Tabella 8: Continued

Principio attivo	Farmaco italiano			Farmaco polacco		
	Denominazione	Forma farmaceutica	Titolare A.I.C./ Produttore (se diverso)	Denominazione	Forma farmaceutica	Titolare A.I.C./Produttore (se diverso)
Cefotaxima	Cefotaxima ABC	polvere e solvente per soluzione iniettabile per uso intramuscolare	ABC FARMACEUTICI SPA. Produttore e controllore finale L.A.FA.RE. srl – via Sac. Benedetto Cozzolino 77 – Ercolano – Napoli Essetti Farmaceutici S.p.A. – Via Campobello 15 – Pomezia (RM)	Tarcefoksym	proszek do sporządzania roztworu do wstrzykiwań	Tarchomińskie Zakłady Farmaceutyczne „Polfa" Spółka Akcyjna
Cetrizina dicloridrato	Cerchio	compresse	MEDIOLANUM farmaceutici S.p.A., Produttore: ABC Farmaceutici S.p.A.; DOPPEL Farmaceutici S.r.l.	Amertil	tabletki powlekane	Biofarm Sp. z o.o.
Cetrizina dicloridrato	Cetirizina ABC	compresse	ABC Farmaceutici S.p.A	Alerzina	tabletki powlekane	Przedsiębiorstwo Farmaceutyczne LEK-AM Sp. z o.o.
Ciprofloxacina	Cuspis	compresse film – rivestite	Farto S.r.l. – Farmaco Biochimico Toscano	Cipronex	tabletki powlekane	Zakłady Farmaceutyczne POLPHARMA SA
Colecalciferolo	Annister	gocce orali, soluzione	I.B.N. Savio srl	Devikap	płyn doustny	Medana Pharma SA

Dexibuprofene	Fenextra	compresse	Bruno Farmaceutici S.p.A.; Produttore: Doppel Farmaceutici S.r.l.	Seractil	tabletki powlekane	Biofarm Sp. z o.o.
Diidroergotamina mesilato	Diidergot	soluzione orale	Teofarma S.r.l.	Dihydroergotaminum Filofarm	roztwór doustny	Farmaceutyczna Spółdzielnia Pracy FILOFARM
Dimeticone	Meteosim	compresse masticabili	Istituto Biochimico Italiano Giovanni Lorenzini S.p.A	Esputicon	kapsułki miękkie	Przedsiębiorstwo Farmaceutyczno-Chemiczne „Synteza" Sp. z o.o
Diosmina	Doven	compresse	So.Se.PHARM S.r.l Produttore: Special Product's Line S.p.A.	DIH	tabletki powlekane	Przedsiębiorstwo Produkcji Farmaceutycznej HASCO-LEK S.A
Diosmina	Resmina	compresse	PHARMEG s.r.l. Produttore: Istituto Biochimico Italiano Giovanni Lorenzini	Diohespan max	tabletki	Aflofarm Farmacja Polska Sp. z o. o.
Ibuprofene	Algofen	compresse rivestite	Laboratorio Farmaceutico SIT s.r.l.	Ibupar	tabletki drażowane	Pabianickie Zakłady Farmaceutyczne Polfa S.A.

(continued on next page)

Tabella 8: Continued

Principio attivo	Farmaco italiano			Farmaco polacco		
	Denominazione	Forma farmaceutica	Titolare A.I.C./ Produttore (se diverso)	Denominazione	Forma farmaceutica	Titolare A.I.C./Produttore (se diverso)
Ibuprofene	Calmine	compresse rivestite	S.p.A. It. Laboratri BOUTY Produttore: Fine Foods&Pharmaceuticals N.T.M. S.P.A.	Metafen	tabletki powlekane	Zakłady Farmaceutyczne POLPHARMA SA Wytwórca: Polfarmex S.A.
Ibuprofen lisina	Arfen	compresse	lab.It.Biochim.Farm.co LISAPHARMA P.p.A.	Lizymax	tabletki powlekane	Przedsiębiorstwo Produkcji Farmaceutycznej HASCO-LEK S.A
Inosina pranobex	Viruxan	compresse	ALFASIGMA S.p.A. Produttore: SIGMA-TAU Industrie Farmaceutiche Riunite S.p.A.	Neosine Forte	tabletki	Aflofarm Farmacja Polska Sp. z o.o.
Ketoprofene (per Artrosilene: ketoprofene sale di lisina)	Artrosilene	capsule rigide a rilascio prolungato	Dompé farmaceutici S.p.A. Produttore: Istituto De Angeli s.r.l. – Officina Farmaceutica di Reggello	Refastin	tabletki powlekane	Medana Pharma SA
Ketotifene	Ketoftil	soluzione	OFTAGEST S.R.L. Produttore: Farmigea S.p.A.	Ketotifen Hasco syrop		Przedsiębiorstwo Produkcji Farmaceutycznej HASCO-LEK S.A
Loperamide cloridrato	Diarstop	capsule rigide	GIULIANI S.p.A. Produttore: COSMO S.p. A.	Stoperan	kapsułki twarde	US Pharmacia Sp. z o.o

Metamizolo sodico	Metamizolo sodico ABC	gocce orali	ABC Farmaceutici S.p.A.	Scopolan R compositum	tabletki drażowane	Wrocławskie Zakłady Zielarskie „Herbapol" SA.
Naproxene	Naprius 10%gel	gel	AESCULAPIUS FARMACEUTICI S.r.l; Produttore: MITIM S.r.l	Naproxen Hasco	żel	Przedsiębiorstwo Produkcji Farmaceutycznej HASCO-LEK S.A
Omeprazolo	Kruxagon	capsule rigide gastroresistenti	Farto Srl – Farmaco Biochimico Toscano. Produttore: Special Product's Line S.p.A	Biprazol Bio	kapsułki twarde	Biofarm Sp. z o.o.
Pantoprazolo	Inipant	compresse gastroresistenti	So.Se.PHARM S.r.l. Produttore: Special Product's Line S.p.A.	Contix ZRD	tabletki dojelitowe	Przedsiębiorstwo Farmaceutyczne LEK-AM Sp. z o.o
Paracetamolo	Paracetamolo Farmakopea	compresse	Farmakopea S.p.A. Produttore: Francia Farmaceutici S.r.l.	Acenol	tabletki	Farmaceutyczna Spółdzielnia Pracy Galena
Paracetamolo	Piros	compresse	A. Menarini Industrie Farmaceutiche Riunite s.r.l, via Sette Santi n. 3, Firenze. Produttore E-Pharma Trento S.p.A.- Via Provina, 2-Ravina (TN).	Paracetamol Filofarm	tabletki	Farmaceutyczna Spółdzielnia Pracy FILOFARM

(continued on next page)

Tabella 8: Continued

Principio attivo	Farmaco italiano				Farmaco polacco		
	Denominazione	Forma farmaceutica	Titolare A.I.C./ Produttore (se diverso)		Denominazione	Forma farmaceutica	Titolare A.I.C./Produttore (se diverso)
Paracetamolo; fenilefrina cloridrato; acido ascorbico	Solflu	polvere per soluzione orale	S.p.A. Italiana Laboratori Bouty Produttore: Doppel Farmaceutici Srl		Apap Przeziębienie	roztwór doustny	US Pharmacia Sp. z o.o.
Pentaeritritile tetranitrato	Peritrate	compresse a rilascio modificato	TEOFARMA S.r.l.		Galpent	tabletki	Farmaceutyczna Spółdzielnia Pracy Galena
Ranitidina	Isaprandil	compresse effervescenti	FARMAKOPEA S.p.A. Produttore: E-Pharma Trento S.p.A.		Ranigast PRO	tabletki powlekane	Zakłady Farmaceutyczne POLPHARMA SA
Resorcina; fenolo; acido borico	Fucsina Fenica Nova Argentia	soluzione cutanea	Industria Farmaceutica NOVA ARGENTIA S.p.A.		Pigmentum Castellani	płyn	CHEMA – ELEKTROMET
Retinolo	VIT A N	unguento oftalmico	FARMIGEA ITALIA S.R.L. Produttore: FARMIGEA SpA		Aksoderm	maść	Przedsiębiorstwo Produkcji Farmaceutycznej „GEMI" Grzegorz Nowakowski
Sodio citrato; acido citrico; potassio citrato	Biochetasi	granulato effervescente	SIGMA-TAU Industrie Farmaceutiche Riunite S.p.A		Citrolyt	granulat do sporządzania doustnego	Farmaceutyczna Spółdzielnia Pracy FILOFARM
Ubidecarenone	Ubicor	capsule rigide	Magis Farmaceutici S.r.l. Produttore: MITIM S.r.l.		Koenzym Q10 forte	kaspułki miękkie	Przedsiębiorstwo Produkcji Farmaceutycznej HASCO-LEK S.A

Parte seconda. Sezione analitica

Capitolo II. Leggibilità e comprensibilità – concetti e formulazione della terminologia impiegata nella presente ricerca

Il titolo del presente libro "Leggibilità e comprensibilità del linguaggio medico attraverso i testi dei foglietti illustrativi in italiano e in polacco" impone di soffermarsi sulla questione della leggibilità e comprensibilità di un dato tipo di testi. A questo punto sembra necessario rispondere ad alcune domande riguardanti i concetti evocati nel titolo. Che cosa sono la leggibilità e la comprensibilità di un linguaggio? Che cosa si racchiude sotto queste espressioni? In che cosa consistono la difficoltà o la facilità di un testo? Cercando delle risposte a questi quesiti di seguito viene sistemata la terminologia usata nel presente libro, partendo dalle definizioni riportate nei dizionari, passando per quelle racchiuse nei testi specialistici e arrivando alla specificazione nonché alla spiegazione del loro significato assegnatogli all'interno della presente ricerca. In un passo successivo, invece, vengono determinati i fattori che rispondono per la (il)leggibilità e la (in)comprensibilità all'interno del testo interessato quale FI.

Si ritiene opportuno iniziare da due vocaboli che sembrano essenziali nel tema presentato: *leggibilità* e *comprensibilità*.

Sotto la voce *leggibilità* nei dizionari consultati si trovano le seguenti definizioni:

Leggibilità:

- "l'essere leggibile" (Garzanti 1981: 939);
- "l'essere leggibile (con gusto, con diletto); chiarezza, perspicuità". (Battaglia 1973: 918);
- "condizione di ciò che è leggibile". (Zingarelli 1996: 963).

Visto che tutti e tre i dizionari nella loro definizione rimandano alla qualità di essere leggibile, si ritiene opportuno riportare inoltre le definizioni dell'aggettivo in merito. A questo proposito i presenti dizionari riferiscono:

Leggibile:

- "che si può leggere: [...]; che non ha un grande valore, ma che val la pena di leggere. CONTR. illeggibile". (Garzanti 1981: 939);
- "Che si può leggere; che si può decifrare facilmente. [...] 2. Che si può comprendere facilmente; che si legge senza fatica, con gusto e con diletto; che

merita di essere letto (anche senza distinguersi per pregi o qualità particolari). [...] 3. Per estens. Manifesto, chiaro, perspicuo. [...] 4. Di cui è consentita la lettura; non riservato. [...] 5. Locuz. Leggere il leggibile o tutto il leggibile: impegnarsi nella lettura di un gran numero di libri o di autori (con valore iperbolico). – Anche: leggere tutto ciò che si è in grado di comprendere. [...]". (Battaglia 1973: 918);
- "che si può leggere; che, pur essendo privo di grandi pregi, merita di essere letto. (Fig) evidente, facilmente decifrabile". (Zingarelli 1996: 963).

In tutte e tre le definizioni riportate vengono sottolineate due qualità dell'aggettivo *leggibile*, che di conseguenza portano alla spiegazione del significato della parola *leggibilità*: quella che si riferisce a una scrittura facilmente decifrabile dal punto di vista piuttosto materiale e l'altra intesa come lettura priva di difficoltà.

Per quanto riguarda invece la *comprensibilità*, ossia la seconda denominazione che si trova al centro della presente ricerca, si possono citare le seguenti definizioni:

Comprensibilità:

- "l'essere comprensibile. SIN. intelligibilità". (Garzanti 1981: 410);
- "l'essere comprensibile" (Battaglia 1971: 429);
- "caratteristica di ciò che è comprensibile" (Zingarelli 1996: 399).

Similmente a quanto accade con la parola *leggibilità*, anche in questo caso le definizioni rimandano al significato dell'aggettivo. Nella ricerca della spiegazione precisa si è fatto ricorso alle definizioni a riguardo:

Comprensibile:

- "che può essere compreso, facile a capirsi: [...] SIN. intelligibile". (Garzanti 1981: 410);
- "Che si può comprendere, afferrare con la mente (o con i sensi), capire. [...]. 2. Giustificabile, scusabile. [...]". (Battaglia 1971: 429);
- "che si può comprendere". (Zingarelli 1996: 399).

Sembra che nel caso del vocabolo *comprensibilità* la situazione sia ancor più ridondante in quanto si viene a creare la situazione di un "dominio" in cui dalla parola *comprensibilità* il lettore viene rimandato all'aggettivo *comprensibile* e da esso al verbo *comprendere*. Alla luce delle presenti definizioni si può comunque affermare che la comprensibilità sia una caratteristica di qualcosa che si può capire, penetrare con la mente. In più viene riportato anche il suo significato relativo a qualcosa di giustificabile, di cui però la presente ricerca non entra nel merito.

In base alle definizioni sopracitate, si potrebbe osar dire che le parole *leggibilità* e *comprensibilità* siano dei tipici sinonimi, il cui significato porta sempre al fatto di una lettura facile, chiara e trasparente. Perché allora già nel titolo del presente libro queste due denominazioni sono state messe in opposizione?

Esistono infatti delle situazioni in cui sembra necessario tenere ben distinti questi due vocaboli, o, per meglio dire, dargli una definizione molto precisa. In ambito linguistico-pedagogico, quando si parla di *leggibilità*, si ricorre ad almeno quattro diversi sensi. Il primo fa riferimento alla *decifrabilità materiale* dei segni linguistici che può cambiare al variare di alcuni fattori: corpo tipografico, caratteristiche calligrafiche, qualità della grafica e impaginazione del testo, uso del colore, scansione in paragrafi. Il secondo significato della parola *leggibilità* si riferisce al tipo e al grado di *interesse del lettore* per il contenuto specifico del testo. Il terzo riguarda le *caratteristiche formali* che rendono un testo più o meno scorrevole. Il quarto senso si riferisce all'*organizzazione logico-concettuale* del testo, cioè al grado di pianificazione e franchezza del piano del testo. In realtà non si tratta di fenomeni uguali, perciò, per le prime tre accezioni si usa il termine *leggibilità*, invece per la quarta, si ricorre al termine *comprensibilità*. La diversificazione del significato di questi concetti si nota anche nella lingua inglese, dove vengono contrapposti i termini *legibility* e *readability, ease of reading* e *ease of understanding* (Lucisano 1992 citato da Piemontese 1996: 105).

Vale la pena soffermarsi su due dei vocaboli citati della lingua inglese: *readability* e *legibility*. Essi corrispondono a due fenomeni ben distinti nella tipografia, mentre nella lingua polacca vengono racchiusi in una sola parola, quale *czytelność*. Non rappresentano però gli stessi concetti. *Readability* significa il livello di facilità della lettura di un testo complesso, la sua comprensione e il messaggio portato in una data situazione. Questa caratteristica dipende da fattori come la lunghezza del verso, interlinea eccetera. Mentre *legibility* significa distintività del singolo segno dello scritto e la facilità con la quale viene identificato (Mrowczyk 2008: 53). La problematica che riguarda la terminologia polacca è legata alla mancata univocità. Su questo argomento si sono scontrati gli autori del libro *Jasnopis, ossia il calcolo della leggibilità dei testi d'uso polacchi* [*Jasnopis, czyli mierzenie zrozumiałości polskich tekstów użytkowych*], che accanto alla parola *czytelność* (per definire il termine inglese *readability*), ne citano tante altre, fra cui: *jasność, klarowność, prostota, łatwość, zrozumiałość* e i loro antonimi, quali *trudność* e *niezrozumiałość*. Secondo loro però *czytelność* si riferisce più alla *legibility* che alla *readability*, visto il suo ricorrente uso per le questioni delle caratteristiche materiali del testo (Gruszczyński et al. 2015: 8–9).

Nella letteratura polacca si può trovare inoltre una discordanza fra il significato della comprensibilità e difficoltà di un testo. "Comprensibilità è una proprietà che viene attribuita in modo soggettivo dal lettore, in base all'individuale processo della percezione. La difficoltà invece può essere calcolata, in quanto costituisce una caratteristica del testo stesso. È una proprietà che fa sì che soltanto le persone con determinate competenze siano in grado di decifrare il comunicato, perché risulta per loro leggibile"[70] (Gębka-Wolak 2015).

Un'interessante sintesi della definizione della leggibilità si trova inoltre nel libro di Giuseppe Strappa, dal titolo: *Unità dell'organismo architettonico. Note sulla formazione e trasformazione dei caratteri degli edifici*. Vi si legge: "Un testo è considerato tanto più leggibile quanto più un lettore considerato omogeneo (lettore invariante), è capace di restituire le parti soppresse in maniera corretta: tanto più queste sono ricostruibili, tanto più il testo possiede una struttura interna riconoscibile, rapporti tra parole necessari" (Strappa 1995: 176).

Nonostante tutte le definizioni riportate, sembra che il confine fra i significati della comprensibilità e della leggibilità sia molto sottile in entrambe le lingue. Avendo però come finalità quella della massima precisione, si è deciso di trattarli in maniera ben distinta. Così, nel presente libro, con la parola *leggibilità*, ci si riferisce a una caratteristica del testo che riporta le informazioni sul livello della sua complessità dipendente da fattori puramente calcolabili, come, per esempio, la quantità delle parole in una frase o le sillabe in un certo numero di parole. La leggibilità, in quanto ricondotta a fattori numerici, può essere definita in base a degli algoritmi matematici[71]. Con la parola *comprensibilità* nel presente libro si fa invece riferimento a una certa sensibilità da parte dello scrivente nelle decisioni riguardanti scelte linguistiche intraprese riguardo a un dato testo. Questa sensibilità concerne il ricorso alle parti del discorso e ai vocaboli appartenenti a una lingua comune, oppure ai determinati linguaggi specialistici, ossia l'utilizzo di strutture e lessico di alto uso, oppure quello caratteristico per le lingue speciali. Essendo una scelta dello scrivente, si ricollega inevitabilmente alla capacità di decifrare le informazioni da parte del ricevente e pregiudica la chiarezza del testo

---

70 [T.O.] "Zrozumiałość to własność przypisywana przez czytelnika subiektywnie, na podstawie indywidualnego procesu percepcji. Trudność można natomiast zmierzyć, bo to cecha samego tekstu. To właściwość, która sprawia, że tylko osoby o określonych kompetencjach są w stanie dany komunikat dekodować, bo jest on dla nich czytelny".
71 In questa sede si vuole inoltre sottolineare che nel presente libro non verranno presi in considerazione gli elementi grafici presenti in alcuni FI che indubbiamente ricoprono un ruolo rilevante nell'accessibilità del testo, ma che a sua volta oltrepassano il confine dell'analisi di carattere puramente linguistico.

alla cui lettura lo stesso viene esposto o, in altre parole, il livello di accessibilità per un comune lettore.

Tenendo distinti questi due concetti viene sottolineata anche la loro connessione, considerati insieme, possono infatti creare un quadro completo del livello di complessità del testo, sia dal punto di vista sintattico che lessicale.

Alle questioni di leggibilità e comprensibilità (anche nei significati predefiniti nel presente libro) si ricollega ulteriormente il fenomeno degli ostacoli superficiali e profondi, che sono stati delineati da Emanuela Piemontese (1996). Citando l'autrice del testo:

> Gli ostacoli che possono presentarsi a chi legge un testo possono essere legati, infatti, sia alla decifrazione materiale del testo, e in tal caso parliamo di *ostacoli superficiali*, sia alla comprensione profonda del testo, e in tal caso parleremo di *ostacoli profondi*. [...]. Chiamiamo *superficiali* gli ostacoli che nascondono, mascherano, ma non necessariamente coincidono con (o creano) i secondi [ostacoli profondi]. Infatti, anche se e quando si riesce a eliminare i primi, non perciò risultano automaticamente eliminati anche i secondi. Invece, quasi sempre vale il contrario: non è possibile eliminare gli ostacoli profondi senza aver eliminato o ridotto gli ostacoli di tipo superficiale (Piemontese 1996: 104).

Tenendo conto di quanto detto sopra, per misurare la leggibilità, cioè per valutare gli *ostacoli superficiali*, vengono adoperati dei criteri quantitativi. Per valutare, invece la comprensibilità, e quindi per individuare gli *ostacoli profondi*, vengono utilizzati dei criteri di tipo qualitativo (Piemontese 1996: 105). Questa spartizione – in base al tipo di ostacolo presente nel testo – trova la sua realizzazione molto ben accentuata nella presente ricerca, dividendo infatti, la sua parte analitica in due sezioni: quella in cui l'attenzione viene concentrata sulla *superficie* del testo, ossia sulla sua leggibilità, misurata in base agli appositi indici (sez. 2.1), e quella in cui, entrando nella *profondità* del materiale linguistico, si va a esaminare la sua comprensibilità attraverso lo spoglio lessicale (sez. 2.2.).

Nella sezione dedicata alla *superficie* del testo vengono adoperati i criteri quantitativi all'interno dei quali rientrano tutti i metodi analitici che portano ai calcoli dei cosiddetti indici di leggibilità. Questa parte dello studio, viene – a sua volta – suddivisa in diverse sottosezioni in cui vengono considerati, dopo una breve premessa di tipo storico riguardante la questione dei calcoli di leggibilità, gli indici tarati appositamente per la lingua italiana e quelli creati per la lingua polacca. Oltre a questi – visto il possibile adattamento per le lingue in esame – viene fatto riferimento all'indice di Gunning. La ricerca procede con gli esami analitici eseguiti in base ai testi dei FI introdotti dalla descrizione della preparazione del materiale linguistico per l'esecuzione dei calcoli. Nella prima parte dell'analisi ci si sofferma sull'indice Fog, tramite il quale viene effettuato il calcolo di leggibilità per tutti i FI italiani e polacchi, procedendo con gli ulteriori esami che vedono adoperata una suddivisione degli esiti in base al tipo dei farmaci che vengono accompagnati dai FI, facendoli suddividere in quelli vendibili con e senza prescrizione – questa spartizione viene inoltre impiegata per tutti gli esami successivi eseguiti con il ricorso agli indici di leggibilità. Dopo l'analisi effettuata in base al tipo del farmaco e a seconda delle lingue, questa parte dello studio viene conclusa con una valutazione di carattere contrastivo dell'indice Fog per i FI italiani e polacchi. Nella successiva parte analitica vengono presentati gli esiti dell'indice *Gulpease* grazie al quale è stato possibile valutare la leggibilità dei FI dei farmaci italiani – considerati complessivamente nonché facendo la suddivisione in FI Op e SOP/OTC. La sezione seguente si sofferma invece sui risultati ottenuti tramite l'indice creato da Pisarek per la lingua polacca, vedendo quindi il suo impiego e il calcolo per i FI dei farmaci polacchi, anche questi valutati tenendo conto della necessità (o meno) della presentazione della relativa ricetta. La parte analitica dedicata alla leggibilità viene completata con delle conclusioni sui risultati ottenuti tramite gli indici di leggibilità nonché con delle considerazioni riguardanti le limitazioni dei metodi analitici.

Passando alla questione degli *ostacoli profondi*, ai fini della presente ricerca, si è deciso di esaminare la questione della presenza delle strutture e del lessico caratteristico per il linguaggio medico, in quanto linguaggio specialistico, presenti nei testi dei FI. Nel primo caso l'analisi viene eseguita basandosi sui tecnicismi specifici che vengono suddivisi in tre sottocategorie: tecnicismi specifici veri e propri, acronimi ed espressioni eponimiche. Nell'approccio al primo gruppo l'attenzione si sofferma sul criterio semantico delineato da Serianni (2005) attraverso cui viene effettuata la ricerca di diversi tipi di tecnicismi specifici presenti all'interno dei FI italiani e polacchi. Il tema degli acronimi viene affrontato partendo inizialmente dall'esplicitazione dei concetti e dei contenuti in essi racchiusi, sia nella lingua italiana che nella lingua polacca. Si passa successivamente all'analisi della presenza delle forme acronimiche nei testi dei FI, per procedere con la definizione del campo di interesse e con l'individuazione delle modalità di realizzazione delle forme acronimiche nei FI. Per completare, vengono fornite delle considerazioni in merito alla relazione fra la presenza degli acronimi e la comprensione delle informazioni presentate nei FI. La questione delle espressioni eponimiche viene trattata in modo analogo a quello utilizzato per le forme acronimiche. Si parte quindi da uno sguardo sulle definizioni del fenomeno considerato, per passare all'analisi della presenza delle forme eponimiche all'interno dei FI. A questo punto vengono identificati i modi di realizzazione di questo tipo di tecnicismi nei bugiardini, arricchiti dagli esempi provenienti dal *Corpus*. Nel riassumere questa parte vengono fatte delle conclusioni in relazione alla comprensibilità e alla presenza di questi elementi linguistici.

Nella parte successiva l'attenzione viene spostata sugli elementi funzionali alla facilitazione della comprensibilità del testo. Si parte ponendo uno sguardo generale sulle tecniche idonee alla semplificazione dei testi, passando successivamente alle tecniche di facilitazione individuate all'interno dei FI. Questa parte viene inoltre suddivisa in due sottocapitoli: nel primo vengono analizzati gli elementi individuati presso i bugiardini italiani, nel secondo invece, quelli documentati nei FI polacchi. Per entrambe le lingue l'analisi procede in modo analogo. Si parte dall'esame dell'elemento semplificante e successivamente lo si correda di esempi provenienti dal *Corpus*. Si prosegue quindi con l'individuazione delle spiegazioni e delle definizioni presenti, ricorrendo successivamente a delle esemplificazioni. Nel proseguo del lavoro, il ricorso al linguaggio comune e alla sinonimia, rappresenta un ulteriore punto su cui soffermarsi. La ricerca si conclude infine con un'analisi sull'utilizzo dei tecnicismi nel quadro delle tecniche predisposte per semplificarli.

2.1 Leggibilità

2.1.1 Indici di leggibilità

I primi tentativi di misurazione della leggibilità dei testi risalgono agli inizi del Medioevo, quando, a partire dal conteggio delle parole presenti nel testo, si cercava di rappresentare un livello approssimativo di difficoltà dello scritto. I metodi scientifici sono invece datati intorno alla seconda metà del XIX secolo, quando venne notata la relazione tra la lunghezza della frase e la difficoltà del testo (Gruszczyński et al. 2015: 11). D'altro canto le ricerche contemporanee sulla leggibilità degli scritti e sulla produzione dei testi leggibili e comprensibili sono state avviate negli anni Venti e Trenta del XX secolo (Piemontese 1996: 34). Un classico in questo campo costituiscono le ricerche di Mabel Vogel e Carleton Washburne e la messa a punto di liste delle parole più comuni delle lingue come per esempio il *The Teacher's Word Book* e il *French word book*. Accanto agli studi e alle ricerche che hanno prodotto le prime liste di frequenza, si collocano gli studi di statistica linguistica di George Kingsley Zipf e le sue importanti leggi (Piemontese 1996: 34).

Sulla base delle ricerche sulla leggibilità e del campo della statistica linguistica, sono stati definiti, da parte di Rudolph Flesch, indici di leggibilità, ossia formule matematiche che, in base ai fattori calcolabili di un testo, determinano la facilità della sua lettura. In questo modo, l'indice di leggibilità di Flesch, prende in considerazione le caratteristiche formali di un testo e cioè la lunghezza media delle parole misurate in sillabe e la lunghezza media delle frasi misurata in parole. La sua scelta viene confermata dalla constatazione di Zipf, che aveva mostrato l'esistenza di una correlazione positiva tra l'alta frequenza delle parole e la loro brevità fonologica (Piemontese 1996: 34). Alla questione si ricollega inoltre George Armitage Miller, che sostiene che "Le parole frequenti sono quelle familiari, e le parole frequenti e familiari sono brevi, e le parole frequenti, familiari e brevi, hanno pochi affissi. [...] Un secondo fattore che risalta costantemente è la lunghezza della frase. [...]. Un terzo fattore che risulta in rapporto con la leggibilità è il numero di pronomi personali, o riferimenti personali" (Miller 1972: 190–191, citato da Piemontese 1996: 34).

Partendo da questi presupposti sono nati diversi indicatori di leggibilità, fra cui l'indice di Flesch, già precedentemente citato, ma anche tanti altri, tra cui: l'indice di Kincaid, la formula di Dale-Chall, l'indice di Gunning, l'indice *Gulpease*, l'indice di Pisarek eccetera. In tutti i casi si tratta di metodi analitici, ossia quelli che forniscono una valutazione della leggibilità del testo partendo da un calcolo matematico di alcune sue caratteristiche. Queste ultime possono essere molto facili da stabilire, come per esempio la percentuale di parole che rientrano nel gruppo delle 100 parole più frequenti in una data lingua (Gruszczyński/Ogrodniczuk 2015: 6), la lunghezza media delle frasi, delle parole, il numero delle sillabe eccetera. Partendo da questi dati, che vengono configurati in svariati modi e sotto forma di diversi algoritmi, si arriva a un risultato numerico che indica il grado di leggibilità di un dato scritto.

Nella ricerca sulla leggibilità dei testi, un grande e interessante contributo è stato dato – fra gli altri – da parte di Wilson L. Taylor, che negli anni Cinquanta ha promosso la sua "cloze procedure", che consisteva nella riproduzione di una parte cancellata da un qualunque messaggio, attraverso la valutazione del contesto rimanente. L'obiettivo era che maggiore fosse la capacità delle persone sottoposte all'esame di ricostruire il testo incompleto, maggiore sarebbe stata la leggibilità del testo (Chiari 2002: 466).

Ovviamente gli indici in materia non si sono sviluppati contemporaneamente in tutto il mondo e per tutte le lingue. La formulazione di questi calcoli ha interessato soprattutto le aree della lingua anglo-americana e visto che ogni sistema linguistico è diverso e nasconde delle peculiarità uniche, non potevano esser adoperati per altre lingue. D'altro canto, non essendo totalmente adattabili agli altri sistemi linguistici, costituirono un forte stimolo per i linguisti provenienti da altre parti del mondo, fra cui le aree che interessano la presente ricerca.

In Italia, la formula di Flesch è arrivata all'inizio degli anni Settanta ed essendo tarata sulla lingua anglo-americana ha dovuto subire l'indispensabile adattamento alla lingua italiana. Del lavoro si è occupato Roberto Vacca. Dall'attenta osservazione dell'indice sono inoltre nate nuove formule per il calcolo della leggibilità, tarate direttamente sulla lingua italiana, come per esempio l'indice di *Gulpease* (Piemontese 1996: 35) che risale alla fine degli anni Ottanta. Per quanto riguarda la lingua polacca, anche qui si può notare un forte influsso delle ricerche straniere che hanno portato alla formulazione di diversi indici, fra cui quello di Walery Pisarek. Entrambi gli indici appena elencati svolgono un ruolo rilevante nella valutazione della leggibilità dei testi rispettivamente italiani e polacchi, si ritiene pertanto opportuno descriverli in modo più dettagliato, facendo inoltre riferimento alla situazione generale degli indici di leggibilità che vige nei due paesi.

2.1.1.1 Indici di leggibilità tarati per la lingua italiana

Sul territorio italiano sono stati eseguiti dei rilevanti studi in materia di leggibilità dei testi. Già nel 1972 è stata adattata alla lingua italiana la già citata formula di Flesch. L'adattamento è avvenuto grazie a Roberto Vacca e da quel momento l'indice ha preso il nome di Flesch-Vacca.

La formula di Flesch per la lingua italiana adattata da Vacca si presenta sotto il presente algoritmo:
Facilità di Lettura = 206 – 0,65 S – W,
dove:
S = sillabe di 100 parole,
W = media di parole per frase
Il risultato è compreso tra 0 a 100. La leggibilità risulta alta se F è superiore a 60, media se fra 50 e 60, bassa sotto 50.

Della formula esiste anche un secondo adattamento, realizzato sempre da Vacca nel 1986, secondo il quale:
Facilità di lettura = 217 – 1,3 W – 0,6 S.

L'indice di Flesch-Vacca, diffuso grazie alla sua semplicità, rappresentava però un inconveniente che consisteva nel fatto del conteggio delle sillabe – nell'ambito della lingua italiana questa questione risulta infatti particolarmente complessa.

Dall'attenta analisi della formula di Flesch e dall'esame dei problemi legati alla sua applicazione, fra cui quello riguardante il calcolo del numero delle sillabe per valutare la lunghezza delle parole, nel 1982 è stato sviluppato l'indice *Gulpease*. Esso prende il nome dal *GULP*, cioè dal Gruppo Universitario Linguistico e Pedagogico, presso l'Istituto di Filosofia dell'Università degli studi di Roma «La Sapienza» (Lucisano/Piemontese 1988) che ha elaborato questa formula di leggibilità. Per ovviare alla prima difficoltà che la formula di Flesch presenta nelle sue applicazioni legata al conteggio del numero delle sillabe, la formula *Gulpease* prevede di calcolare la lunghezza delle parole in base al numero delle lettere da cui sono composte. (Piemontese 1996: 100).

La formula *Gulpease* per il calcolo della leggibilità è la seguente[72]:

Indice *Gulpease* = 89 − (Lp: 10) + (3 x Fr)

dove

Lp sta per: (il totale delle *lettere* del campione x 100): il totale delle *parole* del campione;

Fr sta per: (il totale delle *frasi* del campione x 100): il totale delle *parole* del campione. (Piemontese 1996: 101).

Per quanto riguarda la ampiezza del campione, i testi devono avere almeno 100 parole e in più vengono preferiti interi paragrafi (Piemontese 1996: 101). La formula di *Gulpease* (in analogia alla formula di Flesch) prevede una scala di valori della leggibilità, che è compresa fra "0" (leggibilità minima) e "100" (leggibilità massima). La particolarità del *Gulpease* sta però nella possibilità di leggere i valori della leggibilità di un testo prendendo in considerazione tre livelli di scolarizzazione, ossia licenza elementare, media e superiore. In questo modo il valore della leggibilità di un testo è associato al livello d'istruzione del lettore. Per rappresentare meglio il concetto dell'indice in materia in seguito viene riprodotta la scala di leggibilità dei testi (Figura 1), tarata sulle tre fasce di popolazione (*E*: con istruzione elementare; *M*: con istruzione media; *S*: con istruzione superiore).

La presente scala consente di valutare la leggibilità del testo in relazione alla popolazione di riferimento (Piemontese 1996: 101). Per esempio, un testo la cui leggibilità risulti 45 sarà quasi incomprensibile per la popolazione *E*, molto difficile per la popolazione *M* e facile per la popolazione *S*. Da questo emerge che un testo risulta difficile se ha un valore uguale o inferiore a 80 per la popolazione *E*, 60 per la popolazione *M* e 40 per la popolazione *S*. D'altro canto risulta facile se ha un valore uguale o superiore a 80 per la popolazione *E*, 60 per la popolazione *M* e 40 per la popolazione *S*. Analizzando invece gli effetti sul lettore, i valori al di sotto di 65 corrispondono per la popolazione *E* a livelli di difficoltà frustrante, per la popolazione *M* a livelli di lettura scolastica, per la popolazione *S* a livelli di lettura indipendente.

---

72 Per ulteriori informazioni sul calcolo dell'indice *Gulpease* si rimanda alle pubblicazioni di Maria Emanuela Piemontese, una delle ideatrici dell'indice, per esempio a Piemontese (1996).

Leggibilità 103

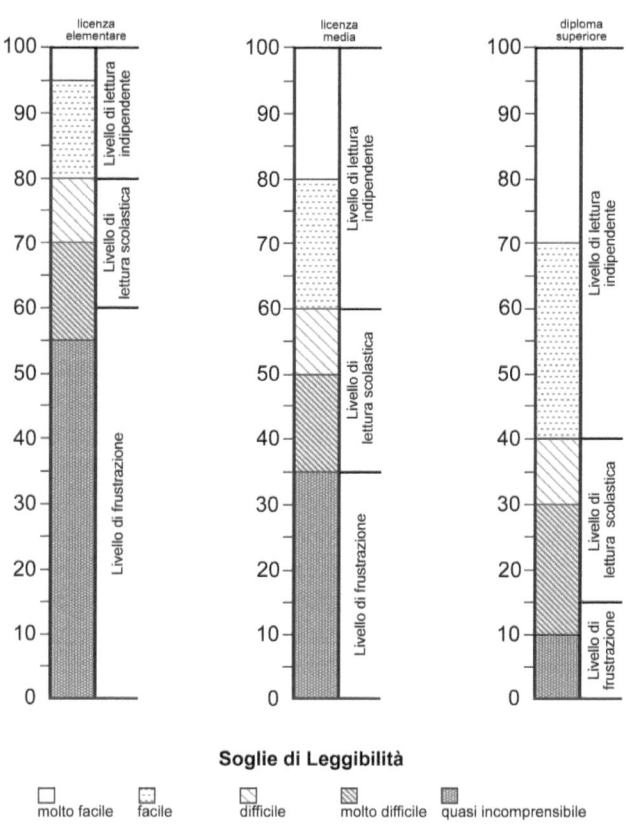

Figura 1: Scala dei valori dell'Indice Gulpease. Fonte: http://www.corrige.it/leggibilita/lindice-gulpease/#Lucisano-Piemontese1988

Uno dei vantaggi della formula *Gulpease* è determinato dal fatto che sia il primo nonché l'unico indice tarato appositamente sulla lingua italiana. Di grande importanza risulta inoltre il modo di conteggiare la lunghezza delle parole, essendo calcolata in lettere e non in sillabe (come succede nel caso di tanti altri indici, fra cui quello di Flesch e di Gunning) è possibile arrivare agli esiti senza rilevanti problemi. Questa caratteristica ha permesso inoltre di creare una versione informatizzata della formula, dal nome *Eulogos CENSOR*[73]. Grazie a questo strumento si possono ricevere i risultati riguardanti il testo analizzato nella sua totalità (il testo riceve un punteggio generale) ma è anche possibile esaminare le singole frasi, in modo da capire quali siano meno e quali siano più leggibili.

L'applicazione è inoltre dotata di un'opzione aggiuntiva che la rende ancora più efficace dal punto di vista della valutazione della leggibilità del testo. Si tratta del confronto delle parole del testo con il *Vocabolario di base della lingua italiana* (VdB) di De Mauro. Esso costituisce un altro strumento per valutare la complessità lessicale di un testo redatto in lingua italiana comprendendo oltre 7000 parole, suddivise in *vocabolario fondamentale, vocabolario di alto uso* e *vocabolario di alta disponibilità*. Se vengono utilizzate le parole più comuni, ossia quelle comprese nel VdB, si hanno buone probabilità, come sostiene De Mauro: "di essere capiti da chi ha fatto almeno la terza media. Se usiamo solo le parole del vocabolario fondamentale, possiamo sperare di essere capiti dal 66% della popolazione italiana, cioè da quelle persone che hanno almeno la licenza elementare o titoli superiori, specie se le frasi non superino le 20 parole estranee al vocabolario di base più si restringe il numero di persone che, oggi, in Italia, sono in grado di capirlo" (De Mauro 1980, citato da Baldini 2004: 42).

2.1.1.2 Indici di leggibilità tarati per la lingua polacca

Anche nella storia della linguistica polacca il problema della difficoltà dei testi è stato trattato da diversi studiosi, ma il numero di pubblicazioni in materia è abbastanza scarso. Nel secolo scorso il tema è stato oggetto di studi da parte di vari specialisti, fra i quali spiccano i nomi di Mieczysław Kreutz (1968), Włodzimierz Szewczuk (1960) e Danuta Buttler (1969), ma le loro ricerche non hanno portato alla formulazione di alcun metodo per calcolare la leggibilità dei testi in polacco. Bisogna però ricordare che sebbene la lingua polacca non contemplasse

---

[73] *Eulogos CENSOR* è un servizio che analizza la leggibilità del testo secondo l'indice *Gulpease* disponibile sul sito: http://www.corrige.it.

l'esistenza di un proprio indice di leggibilità, ne esisteva invece uno per la lingua slovacca, appartenente alla stessa famiglia linguistica. In questo modo il merito della formulazione del primo indice tarato per la lingua slava, va al linguista slovacco József Mistrík. Questo risultato assume una rilevante importanza per i testi polacchi in quanto nel periodo antecedente non si riusciva a ottenere dei risultati verosimili sulla base dei metodi tarati per la lingua inglese, viste le differenze strutturali fra le lingue[74]. Mistrík porta inoltre un'altra innovazione nelle ricerche sulla leggibilità dei testi, sottolineando il ruolo della ricchezza del lessico, ossia della ripetibilità delle parole in un dato tipo di testo[75].

Nonostante la possibilità di applicazione del metodo di Mistrík per i testi polacchi, i linguisti non potevano rimanere indifferenti davanti a questa lacuna nell'ambito della linguistica. Una grande rivoluzione in materia è stata operata negli anni Sessanta da Walery Pisarek, che è stato l'autore del primo indice tarato appositamente per la lingua polacca. Il linguista polacco, nella formulazione del metodo, si è basato sulle ricerche di Flesch e Mistrík, precedentemente menzionati, e ha descritto il proprio metodo in diversi articoli, fra cui: Pisarek W. (1969), *Come misurare la leggibilità del testo* [*Jak mierzyć zrozumiałość tekstu*]. L'indice di Pisarek è rappresentato dal seguente algoritmo:

$$T = \frac{\sqrt{T_S^2 + T_W^2}}{2}$$

dove:

T – difficoltà;
Ts – percentuale di parole complesse (4 sillabe e più);
Tw – lunghezza media della frase contata in base al numero di parole.

---

[74] Si può pensare all'indice di Flesch, che prendeva in considerazione la lunghezza di una parola in base al numero delle sillabe. In inglese, nella maggior parte dei casi, non cambia il numero di sillabe fra la forma nominale e la forma testuale, mentre in polacco, per via delle declinazioni, esistono a volte grandi differenze fra la parola al nominativo e la stessa parola declinata in altri casi.
[75] Per la descrizione dettagliata del metodo di Mistrík si rimanda a Pisarek (1969: 38–41).

Tabella 9: Livello di difficoltà del testo proposto da Pisarek (1969: 45) in base agli intervalli numerici

Intervallo numerico	Difficoltà del testo
4–7	testi molto facili
7,1–10	testi facili
10,1–13	testi di difficoltà media
13,1–16	testi difficili
16,1–20	testi molto difficili

Il risultato viene espresso attraverso delle forbici con numeri compresi tra 4 e 20, ai quali corrispondono 5 tipi di scritti diversificati in base alla loro difficoltà, come illustrato nella Tabella 9.

L'indice di Pisarek fino a poco tempo fa veniva calcolato a mano, ciò costituiva una grande limitazione nel suo uso. Nonostante l'autore avesse confermato che si trattava di calcoli semplici, lui stesso creò una specie di supporto nell'esecuzione del conteggio sotto forma di una scala graduata, che facilitava la lettura dei risultati. In alcuni casi però l'applicazione della scala porta a un differente esito finale se confrontato con quello calcolato attraverso la formula originale; come confermato dall'autore stesso, si tratta però di una differenza insignificante. Per quanto riguarda la diversificazione nella terminologia fra questi due metodi di calcolo, l'indice, conteggiato attraverso la scala graduata, viene denominato *indice lineare*, invece, quello calcolato attraverso la formula, viene definito *indice non lineare*. Per procedere con il conteggio tramite la scala graduata (Pisarek 1969: 46–48) bisogna estrarre dal testo analizzato un frammento di 100 parole e calcolare la quantità di frasi presenti nel frammento analizzato. Successivamente bisogna dividere la quantità di parole, ossia 100, per il numero delle frasi. In questo modo si arriva alla lunghezza media di una frase. Per arrivare alla quantità di parole complesse (quelle che alla forma di base[76] sono composte da quattro o più sillabe) bisogna individuarle attraverso l'analisi del frammento preso in considerazione. Dopo aver calcolato questi due parametri, bisogna ritrovarli nella scala graduata designata da Pisarek e riproposta nella Figura 2, dove la lunghezza media della frase viene segnalata nella parte sinistra e la percentuale delle parole complesse nella parte destra. L'utilizzo di un righello appoggiato sui numeri corrispondenti a sinistra e a destra, segnala il risultato in mezzo. Così come viene

---

76 Per i sostantivi la forma di base è identica al nominativo singolare, mentre per i verbi corrisponde all'infinito.

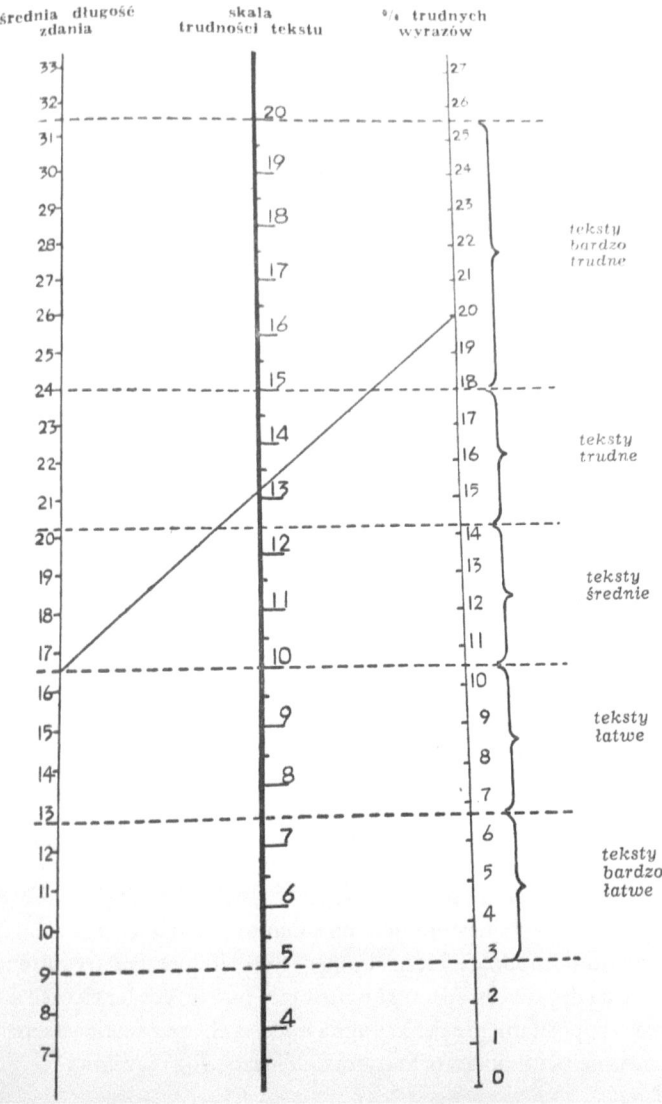

Figura 2: Scala graduata rappresentante l'indice lineare, creata da Pisarek (1969: 47) e riportata in forma originale. Traduzione dei valori presenti nella scala: *średnia długość zdania* – lunghezza media della frase; *skala trudności tekstu* – scala del livello della difficoltà del testo; *% trudnych wyrazów* – % di parole difficili; *teksty bardzo trudne* – testi molto difficili; *teksty trudne* – testi difficili; *teksty średnie* – testi di difficoltà media; *teksty łatwe* – testi facili; *teksty bardzo łatwe* – testi molto facili.

presentato nella scala, se per un testo la lunghezza media della frase corrispondeva a 16,5 e la percentuale delle frasi complesse ammontava a 20, il risultato è leggermente superiore a 13.

Attualmente, il conteggio dell'indice è ancor più facile grazie all'applicazione *Jasnopis*[77], che è in grado di fornire i risultati riguardanti tutte e due le varianti dell'indice (sia nella prospettiva lineare che in quella non lineare), fornisce inoltre i dati concernenti le parole sia in forma testuale che nella forma al nominativo per i sostantivi e all'infinito per i verbi[78].

Negli anni Settanta, nell'ambito della linguistica polacca, sono stati eseguiti ulteriori studi in materia come per esempio quelli di Jerzy Woronczak basati sulle analisi statistiche (Gruszczyński et al. 2015: 10). Successivamente del problema della leggibilità e comprensibilità dei testi redatti in polacco si sono occupati, fra gli altri: Zofia Cygal-Krupa (1986), Janusz Imiołczyk (1987), Andrzej Markowski (1990), Marek Ruszkowski (2004), Stanisław Gajda (1990), Andrzej Malinowski (2006), Włodzimierz Gruszczyński, Bartosz Broda, Bartłomiej Nitoń, Maciej Ogrodniczuk (2015).

2.1.1.3 Indici di leggibilità – alla ricerca della comparabilità

Fra gli indici di cui si è parlato sopra ve ne sono due che interessano particolarmente le lingue in questione e sono: l'indice *Gulpease* e l'indice di Pisarek. Queste formule sono state create appositamente una per la lingua italiana e l'altra per la lingua polacca. Sarebbe molto interessante ricorrere a questi indici e poter confrontare i loro esiti riguardo ai testi dei FI. Purtroppo questi indicatori conducono a risultati diversi, in quanto l'indice di Pisarek fornisce un numero che indica la difficoltà del testo, invece l'indice *Gulpease* permette di valutare la leggibilità di un testo rispetto al livello di scolarizzazione del destinatario (licenza elementare, licenza media, diploma di scuola superiore). Vista questa divergenza sul tipo di esito, si può ricorrere a questi indici, ma soltanto per analizzare la leggibilità dei FI proseguendo in modo differenziato per le due lingue. Per eseguire un esame contrastivo fra i due diversi sistemi linguistici si può invece far ricorso a un unico indice, creato appositamente per la lingua inglese, che può anche essere tarato sia per l'italiano che per il polacco. Si tratta dell'indice Fog Gunning.

---

77 Sito ufficiale dell'applicazione *Jasnopis*: http://www.jasnopis.pl
78 Tramite *Jasnopis* si ricevono, inoltre, i risultati riguardanti l'indice creato appositamente dagli ideatori di *Jasnopis*, di cui però non si tratterà nel presente libro.

2.1.1.3.1 Indice Fog di Gunning

È un indice che è stato creato da Robert Gunning nel 1952 per misurare la facilità di leggibilità di un testo, che viene calcolato in base al seguente algoritmo:

$$0.4 \left(\left(\frac{n°parole}{n°frasi} \right) + 100 \left(\frac{n°parole\ complesse}{n°parole} \right) \right)$$

Il presente indice è stato formulato per la lingua inglese (cfr. Gunning 1952), ma, come precedentemente anticipato, può essere adoperato per entrambe le lingue in questione (sia l'italiano sia il polacco). Per quanto riguarda la lingua italiana, per parole complesse si intendono tutte le parole che hanno 3 o più sillabe, invece per la lingua polacca – vista la complessità della flessione del polacco – si prendono in considerazione le parole che hanno 4 o più sillabe, però nella loro forma in nominativo per quanto riguarda i sostantivi, e in infinito per i verbi.

Il risultato dell'algoritmo di Gunning indica il numero di anni di istruzione formale necessaria per riuscire a leggere il testo con facilità, vuol dire che se un determinato testo ha un indice Fog pari a 12, per comprenderlo sono necessari dodici anni di istruzione formale. L'indice di Robert Gunning viene chiamato anche l'*indice della nebbia* o l'*indice Fog* (dall'inglese)[79]. Per fare un esempio più pratico della lettura dei risultati dell'indice, si riporta un'immagine (Figura 3) creata per l'articolo sul linguaggio dei testi per i finanziamenti europei[80]. Quest'immagine rappresenta le montagne (nel testo originale: i monti Tatra) e la presenza della nebbia nelle loro parti più alte. Quindi, più si è in alto, più nebbia c'è. Più nebbia c'è, meno si vede, così avviene anche con la leggibilità dei testi. Le direttive e normative varie si trovano dietro una nebbia foltissima, scendendo più a valle invece, passando cioè per i testi universitari, le riviste scientifiche, la Bibbia, Harry Potter, le guide dei programmi televisivi fino ad arrivare ai manuali delle prime elementari, la nebbia diventa sempre meno densa, fino a risultare quasi impercepibile.

---

[79] Nel presente libro vengono utilizzati in modo sinonimico tutte le espressioni legate all'indice in questione, ossia l'indice della nebbia, l'indice Fog e l'indice di (Robert) Gunning.

[80] L'immagine riportata è un estratto parziale dal testo di Miodek et al. (2010: 24) successivamente tradotto.

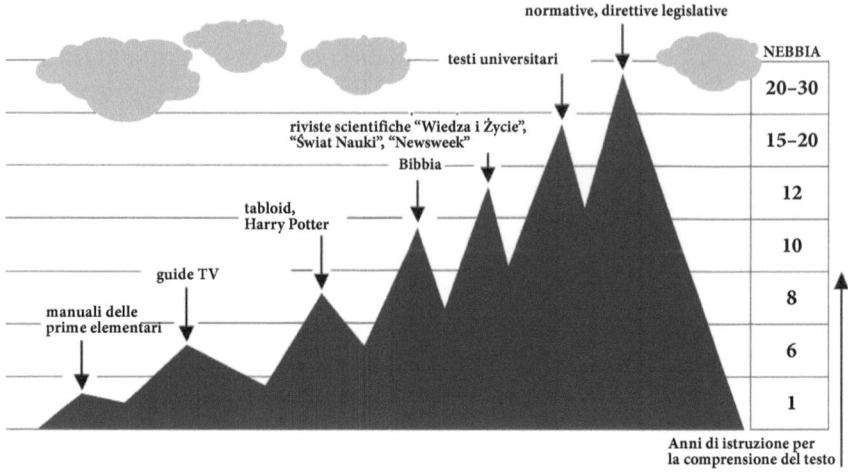

Figura 3: Indice della nebbia – rappresentazione grafica (cfr. Miodek et al. 2010: 24)

L'indice Fog può essere calcolato a mano, ma esistono anche diverse applicazioni che lo fanno automaticamente. Per quanto riguarda la lingua italiana si può far ricorso a MS WORD[81], per quella polacca invece al già citato *Jasnopis*. Quest'ultimo è stato creato da linguisti, psicolinguisti e informatici riunitisi presso la SWPS, l'Università Umanistico-Sociale di Varsavia. È uno strumento informatico che serve per misurare il livello di difficoltà di un testo, stabilendo non solo l'indice Fog, ma anche quello di Pisarek nelle loro rispettive sfumature. Unitamente ai dati riguardanti indici calcolati in base al nominativo per i sostantivi, e all'infinito per i verbi, esso riporta anche il calcolo sulle forme usate direttamente nel testo, declinate e coniugate. *Jasnopis* fornisce inoltre le informazioni riguardo il numero delle parole, delle frasi, la lunghezza media delle parole e delle frasi, la percentuale dei vocaboli complessi e ricercati eccetera.

---

81 Per eseguire il calcolo attraverso MS WORD bisogna inserire il testo completo, selezionare gli strumenti di correzione e tra le *Impostazioni per la correzione dell'ortografia e della grammatica* attivare il *Controllo grammaticale e ortografico*. In seguito scegliere l'opzione: *Mostra le statistiche di leggibilità*. Dopo aver attivato questa preferenza, aprire un file per il quale si desidera controllare l'ortografia. Al termine del controllo ortografico e grammaticale di Word, vengono visualizzate le informazioni sul livello di leggibilità del documento.

Disponendo di questi strumenti si potrebbe analizzare la leggibilità dei testi dei FI partendo dagli indici appena menzionati. Come è stato detto in precedenza, per procedere verso un raffronto interlinguistico è impossibile usufruire degli indici proposti da Pisarek e il *GULP*, che tuttavia possono costituire un valido strumento per l'analisi intralinguistica. A questo punto, con lo scopo di analizzare la leggibilità di entrambe le lingue in questione, si potrebbe svolgere un'analisi parallela e confrontare l'indice della nebbia fra le due lingue con un ulteriore esame degli indici all'interno delle rispettive lingue, ossia paragonare, per la lingua italiana, gli esiti dell'indice Fog e *Gulpease*, mentre per la lingua polacca, gli esiti dell'indice Fog con l'indice di Pisarek – il che verrà eseguito e dettagliatamente descritto nelle sezioni successive di questo libro.

2.1.2 Esami analitici dei testi dei FI

2.1.2.1 Preparazione dei testi per il calcolo degli indici di leggibilità in formato elettronico

Gli strumenti digitali aiutano molto nel lavoro di ricerca, soprattutto se si tratta dell'esecuzione di diversi calcoli piuttosto complicati su un vasto numero di documenti. Le misure ricoprono un ruolo importante nei processi della valutazione di svariati fenomeni e in diverse scienze viene registrato un continuo aumento delle persone che fanno uso degli strumenti digitali. Come si può supporre, i calcolatori digitali risultano molto utili nel proseguimento del lavoro con i metodi analitici. Per portare a esiti il più possibilmente verosimili, i documenti trattati devono però essere preparati e "somministrati" ai programmi in una data forma, in modo da fornire delle istruzioni chiare al calcolatore. Ciò significa che il testo da analizzare deve rispettare alcune caratteristiche, fra cui la presenza di paragrafi, di spazi e di punti. Per questo motivo è stato necessario preparare in modo appropriato il corpus sottoposto all'analisi. Prima di tutto si è proceduto al passaggio alla forma digitale di tutti i testi presenti nella forma cartacea, per i testi già in tale formato, compresi quelli estratti dal sito dell'AIFA e dai siti di case farmaceutiche, si è proseguito invece con il loro trasferimento al formato Word. Il lavoro di elaborazione di una versione pronta per l'analisi consisteva nella cancellazione di tutte le distorsioni tecniche del testo, che avrebbero potuto interferire con il riconoscimento dei punti di inizio e di fine frase. Le modifiche sono state apportate attraverso il controllo della presenza di un paragrafo (prontamente inserito se mancante), con l'eliminazione dal testo delle tabelle (che potevano oscurare il processo di individualizzazione delle frasi) nonché con la cancellazione delle immagini. Nell'elaborazione non è stata effettuata la correzione dei segni italiani[82], anche se in un primo momento, è stata valutata questa opportunità. Non si è nemmeno proceduto alla correzione dell'ortografia o di errori di battitura, in quanto presenti nelle versioni originali dei FI.

Per quanto riguarda i testi dei FI scaricati dal sito dell'AIFA, l'ingerenza dell'autrice è consistita nella cancellazione di tutte le parti presenti nei file che erano state aggiunte da parte dell'Istituzione, ossia la dicitura: *Documento reso disponibile da AIFA il . . .* (qui seguiva la data). Dai testi sono state inoltre cancellate le parti espressamente dedicate al personale medico, lasciando però l'intitolazione introduttiva, ritenendo infatti di notevole importanza la sua comprensione da parte degli utenti. Si tratta delle frasi di tipo: [IT] *Le informazioni seguenti sono destinate esclusivamente agli operatori sanitari*; *Le informazioni seguenti sono destinate esclusivamente ai medici e agli operatori sanitari*; [PL] *Informacje przeznaczone wyłącznie dla fachowego personelu medycznego*. Il testo che seguiva dopo le frasi appena citate veniva cancellato dal materiale della ricerca in quanto destinato al personale medico quindi non alla lettura dell'utente principale del FI (ossia paziente).

I testi preparati in questo modo sono stati dunque passati all'esame degli indici di leggibilità descritti in precedenza.

2.1.2.2 Indice Fog di Robert Gunning per tutti i FI italiani e polacchi

Nella Tabella 10 vengono riportati i risultati dell'analisi effettuata tramite l'indice Fog di Robert Gunning sul *Corpus*[83]. Gli esiti sono stati presentati in sequenza alfabetica partendo dalla denominazione del farmaco italiano (colonna a sinistra) accompagnato dal suo corrispettivo polacco (colonna a destra), ossia dal farmaco contenente lo stesso principio attivo.

Dall'analisi dei dati contenuti nella Tabella 10 risulta che la media dell'indice Fog per i FI dei farmaci italiani è pari a 9,62, con una forbice che si estende tra l'indice minimo di 7,00 (nel caso dei FI di *Briovitase*, *Doven* e *Resmina*)

---

82 Per esempio, *e'* con l'apostrofo, inteso come terza persona del verbo essere, non veniva sostituito con *è*.
83 Il tema della leggibilità dei FI in base all'indice Fog è stato già affrontato dall'autrice nell'articolo "I foglietti illustrativi dei medicinali polacchi e italiani – indice di leggibilità di Robert Gunning" pubblicato presso *Annales Universitatis Paedagogicae Cracoviensis. Studia de Cultura*. Nell'articolo in questione è stata eseguita l'analisi di 42 FI di cui 21 italiani e 21 polacchi.

Tabella 10: Tabella comparativa dell'indice Fog di tutti i FI italiani e polacchi

Farmaco italiano		Farmaco polacco	
Denominazione d farmaco	FOG	Denominazione del farmaco	FOG
Abioclav	8	Taromentin	9,98
Aciclin	10	Heviran	8,64
Acido Borico Sella	8	Borasol	8,81
Adrenalina Monico	12	Adrenalina WZF	10,65
Algofen	10	Ibupar	10,23
Amoxina	10	Amotaks	8,14
Annister	8	Devikap	9,24
Arfen	13	Lizymax	10,38
Artrosilene	12	Refastin	11,47
Atropina Solfato Monico	10	Atropinum Sulfuricum WZF	10,74
Azafor	9	Azathioprine VIS	11,98
Benzilpenicillina Potassica K24 Pharmaceuticals	13	Penicillinum Crystallisatum TZF	11,75
Biochetasi	9	Citrolyt	10,05
Briovitase	7	Aspar Espefa Premium	10,22
Budineb	13	Budezonid LEK-AM	10,00
Calmine	9	Metafen	11,63
Cefotaxima ABC	11	Tarcefoksym	11,3
Cerchio	8	Amertil	9,03
Cetrizina ABC	9	Alerzina	9,91
Cuspis	9	Cipronex	9,55
Diarstop	9	Stoperan	9,62
Diidergot	11	Dihydroergotaminum Filofarm	11,22
Doven	7	DIH	8,42
Fenextra	10	Seractil	9,72
Flutoxil	9	Flegatussin neoForte	10,35
Folidex 400	8	Acifolik	9,45
Fucsina Fenica Nova Argentia	9	Pigmentum Castellani	9,32
Inipant	8	Contix ZRD	9,49
Isaprandil	10	Ranigast PRO	11,38
Ketoftil	8	Ketotifen Hasco	10,32
Krudipin	8	Amlonor	9,31
Kruxagon	8	Bioprazol Bio	8,9
Likacin	13	Biodacyna	11,33

(continued on next page)

Tabella 10: Continued

Farmaco italiano		Farmaco polacco	
Macrozit	12	Azimycin	11,53
Metamizolo sodico ABC	13	Scopolan R compositum	11,32
Meteosim	8	Esputicon	8,4
Naprius 10% gel	9	Naproxen Hasco	10,33
Neadrale	9	Ostolek	7,94
Paracetamolo Farmakopea	14	Acenol Forte	10,91
Peritrate	9	Galpent	10,24
Piros	10	Paracetamol Filofarm	10,25
Renazole	8	Atrozol	8,96
Resmina	7	Diohespan max	7,95
Solflu	9	Apap Przeziębienie	10,39
Ubicor	8	Koenzym Q10 forte	10,27
Ursobil	10	Ursocam	8,81
Verax Blu	10	Uniben	8,65
Viruxan	9	Neosine Forte	8,8
VIT A N	8	Aksoderm	9,34
Vivin	12	Polopiryna	12,0
Media dell'indice per i farmaci italiani	**9,62**	**Media dell'indice per i farmaci polacchi**	**9,9724**

al risultato massimo di 14,00 (per *Paracetamolo Farmakopea*). Si tratterebbe quindi di una differenza di 7 anni di formazione all'interno della parte italiana del *Corpus*. 13 testi su 50 FI vengono caratterizzati da un indice che corrisponde a 8 anni di istruzione. Lo stesso numero di campioni riceve il punteggio 9, mentre è necessario un anno in più per 9 FI, ossia per il 18% del materiale esaminato. L'indice pari al numero 11 caratterizza i testi di 2 FI, mentre il 12 corrisponde a 4 FI. Dei sei rimanenti testi dei FI cinque hanno ricevuto il punteggio 13 e uno 14. Da questi dati risulta che per una lettura senza difficoltà della maggior parte dei testi dei FI italiani (13 FI su 50, ossia il 26%) sono necessari 8 e 9 anni di formazione.

Per completare lo studio della presente ricerca e creare un quadro completo dei risultati a cui porta l'indice Fog si sostiene che sia opportuno paragonarli alle informazioni riguardanti il livello di istruzione vigente in Italia. In questo modo,

Tabella 11: Percentuale di cittadini italiani per livello di istruzione secondo il censimento del 2011 in relazione all'indice Fog

Valore Fog	% di italiani che riesce a capire il testo
0	100%
5	90,83%
8	70,74%
10–13	40,98%
15–16	10,79%
18	8,35%

sulla base dei dati del censimento del 2011[84] è stato creato un grafico (Tabella 11)[85], che rappresenta la percentuale di persone per livelli di istruzione.

Proseguendo con l'analisi dei FI italiani non si è trovato alcun esemplare con un indice pari o inferiore a 5. Mentre nella soglia sotto gli 8 anni di istruzione se ne trovano 3 su 50 foglietti italiani analizzati, significa che questo campione esaminato sarebbe capito senza difficoltà da una percentuale compresa tra il 90,83% e il 70,74% degli italiani. A 8 anni di istruzione corrispondono tredici testi (che sarebbero compresi dal 70,74% della popolazione italiana). Nel gruppo che va oltre gli 8 e fino ai 10 anni si trovano 13 testi. Non si dispone però di informazioni precise riguardo il livello di istruzione in Italia relativo a questi anni di studio. Si tratta comunque di un gruppo che si estende tra il 40,98% e il 70,74% degli italiani. La forbice comprendente la durata degli studi tra i 10 e i 13 anni, nel caso del campione esaminato, racchiude 20 su 50 FI, che è uguale al 40%. Questi testi potrebbero essere capiti senza difficoltà dal 40,98% degli italiani. L'indice 14 assegnato a un FI e relativo a 14 anni di formazione, non ha una posizione definita presso i dati ISTAT. Il suo valore corrispondente alla percentuale di persone che hanno terminato questi anni di studio, non è perciò preciso ma racchiuso nell'arco fra il 40,98% e il 10,79%. Dai risultati di queste analisi si evince che i testi dei FI sono caratterizzati da un elevato livello di complessità; ne deriva che la loro lettura risulti difficoltosa per tutti i cittadini italiani.

Per quanto riguarda la quota polacca del *Corpus*, analizzato attraverso il campione presentato nella Tabella 10, risulta che la media dell'indice Fog per i FI dei farmaci polacchi è pari a 9,97, con una forbice che si estende dall'esito

---

84 Si tratta dell'ultimo censimento effettuato in Italia. Il prossimo verrà svolto nel 2021.
85 Tabella stilata in base ai dati ISTAT sul censimento 2011. Fonte di riferimento: http://dati-censimentopopolazione.istat.it/Index.aspx [consultato il 20.03.2017].

Tabella 12: Percentuale di cittadini polacchi per livelli di istruzione secondo il censimento del 2011 in relazione all'indice Fog

Valore Fog	% di polacchi che riesce a capire il testo
0–6	100%
6–9	76,2%
12	54,7%
12–15	23,3%
17	16,8%

minimo di 7,94 (nel caso del FI di *Ostolek*) al risultato massimo di 12,00 (per FI di *Polopiryna*). Si tratterebbe quindi di una differenza di 4 anni di formazione. Confrontando i risultati dell'indice Fog per i FI polacchi con i dati riguardanti il livello d'istruzione in Polonia (Tabella 12)[86] si ottiene il quadro completo della leggibilità dei FI esaminati.

Fra i campioni analizzati non si trovano i FI con un indice compreso tra 0 e 6. L'indice più basso arriva infatti a 7,94 rientrando nel gruppo corrispondente ai testi che sarebbero capiti dal 76,2% dei polacchi. In questo gruppo vengono racchiusi i FI dei farmaci con un indice da 6 a 9 e ne fanno parte 12 su 50 foglietti analizzati, ossia il 24%. I testi rimanenti (76%), superano la soglia dei 9 anni. Nel gruppo di testi compresi senza difficoltà dalle persone con una formazione scolastica della durata da 9 a 12 anni (escluso il risultato pari a 12 precisi) rientrano 37 su 50 foglietti, uguale al 74% del materiale esaminato. Non si dispone però di informazioni precise riguardo il livello di istruzione in Polonia rientrante in questi anni di studio. Si tratta comunque di un gruppo che si estende tra il 54,7% e il 76,2%. L'indice pari a 12 anni di studio è stato assegnato a un solo FI. Nel *Corpus* analizzato non ci sono dei testi che oltrepassano la soglia dei 12 anni di istruzione.

---

86 Tabella elaborata in base alle informazioni dell'Istituto di statistica polacco sul censimento del 2011. Cfr. *Risultati del censimento nazionale della popolazione e dell'edilizia abitativa del 2011. Informazioni di base sulla situazione demografica e sociale della popolazione polacca e sulle risorse abitative.* [Wyniki Narodowego Spisu Powszechnego Ludności i Mieszkań 2011. Podstawowe informacje o sytuacji demograficzno-społecznej ludności Polski oraz zasobach mieszkaniowych]. (2012) [reperibile online] http://stat.gov.pl/cps/rde/xbcr/gus/lu_nps2011_wyniki_nsp2011_22032012.pdf [consultato il 20.03.2017].

Il materiale linguistico impiegato permette di proseguire con degli esami approfonditi in base al tipo di prescrizione del farmaco per tutte e due le lingue. Gli esiti in merito vengono presentati e commentati nei sottocapitoli successivi.

2.1.2.2.1 Indice Fog – medicinali italiani vendibili con e senza prescrizione

I FI redatti in lingua italiana analizzati congiuntamente – quindi senza distinzione in base al tipo di farmaco che accompagnano – hanno ottenuto una media dell'indice Fog pari a 9,62. Gli esiti che sono stati appena presentati possono dipendere o variare in base al tipo di prescrizione del farmaco? Nel rispondere a questa domanda in seguito vengono presentati i risultati riguardanti, in primo luogo, i testi dei FI dei medicinali vendibili dietro la prescrizione medica (Tabella 13), e nel secondo tempo dei farmaci SOP/OTC (Tabella 14).

Dal campione presentato nella Tabella 13 risulta che la media dell'indice Fog per i FI dei farmaci italiani vendibili dietro la prescrizione medica corrisponde a 9,97, con delle forbici che si estendono dall'esito minimo di 8,00 al risultato massimo di 13,00, si tratterebbe quindi di una differenza di 5 anni di formazione. A 8 anni di istruzione corrispondono 9 su 30 FI esaminati. Questo esito porta ad affermare che il 30% del materiale analizzato sarebbe capito dal 70,74% dei cittadini italiani, il rimanente 70% dei testi sarebbe invece risultato troppo difficile. Fra i FI vendibili dietro la prescrizione si trovano inoltre dei testi che hanno ottenuto il risultato 9. Essi corrispondono a 6 su 30 FI. Come già affermato in precedenza, non si è in grado di stabilire con precisione il numero di italiani in possesso di 9 anni di istruzione. Si tratta perciò di una quantità racchiusa nelle forbici dal 70,74% al 40,98%. L'ultimo gruppo in cui rientrano i FI italiani considerati comprende da 10 a 13 anni di formazione. In questa sezione rientrano 15 su 30 FI, ossia il 50% del materiale esaminato. Questi testi sarebbero capiti senza difficoltà dal 40,98 % degli italiani.

Passando, invece all'analisi dei FI dei farmaci italiani vendibili senza prescrizione, i loro risultati si stabiliscono come illustrato nella Tabella 14.

La Tabella 14 mostra che la media dell'indice Fog per i FI dei farmaci italiani vendibili senza prescrizione è pari a 9,1, con una forbice che si estende tra l'indice minimo di 7,00 e il risultato massimo di 14,00. Si tratterebbe quindi di una differenza di 7 anni di formazione. Bisogna notare che questa forbice è più estesa di quella dei FI dei farmaci italiani vendibili dietro la prescrizione. 7 anni di formazione corrispondono a 3 su 20 FI, ossia al 15% del materiale esaminato. Questi testi sarebbero capiti senza difficoltà da un numero di italiani compreso tra il 90,83% e il 70,74%. Per 4 testi di FI inclusi nel *Corpus* ci vogliono 8 anni di formazione per una loro chiara lettura. Dai risultati dell'ISTAT si evince che

Tabella 13: Risultati dell'indice Fog per i medicinali italiani *Op*

Farmaco italiano	FOG
Abioclav	8
Aciclin	10
Adrenalina Monico	12
Amoxina	10
Annister	8
Arfen	13
Artrosilene	12
Atropina Solfato Monico	10
Azafor	9
Benzilpenicillina Potassica K24 Pharmaceuticals	13
Budineb	13
Cefotaxima ABC	11
Cerchio	8
Cetrizina ABC	9
Cuspis	9
Diidergot	11
Fenextra	10
Folidex 400	8
Inipant	8
Krudipin	8
Kruxagon	8
Likacin	13
Macrozit	12
Metamizolo sodico ABC	13
Neadrale	9
Peritrate	9
Renazole	8
Ursobil	10
Viruxan	9
VIT A N	8
Media	9,96666666666667

il 70,74% degli italiani è in possesso di istruzione di questo livello. A superare 8 anni di formazione sono 13 FI, ossia il 65% del materiale sottoposto all'analisi. Di questi 13 testi 7 corrispondono a 9 anni di formazione, mentre i rimanenti sono caratterizzati dall'indice più alto. Nel gruppo dei testi capiti senza difficoltà

Tabella 14: Risultati dell'indice Fog per i medicinali italiani SOP/OTC

Farmaco italiano	FOG
Acido Borico Sella	8
Algofen	10
Biochetasi	9
Briovitase	7
Calmine	9
Diarstop	9
Doven	7
Flutoxil	9
Fucsina Fenica Nova Argentia	9
Isaprandil	10
Ketoftil	8
Meteosim	8
Naprius 10% gel	9
Paracetamolo Farmakopea	14
Piros	10
Resmina	7
Solflu	9
Ubicor	8
Verax Blu	10
Vivin	12
Media	9,1

dal 40,98% dei cittadini italiani, ossia i testi con l'indice compreso nella forbice da 10 a 13 anni di formazione, rientrano 5 campioni. L'ultimo dei testi che fa parte dei FI dei farmaci vendibili senza prescrizione, oltrepassa questa soglia, con un indice pari a 14. Questo risultato indica che il suddetto testo potrebbe esser inteso senza difficoltà da un gruppo di italiani che si estende dal 40,98% al 10,79%.

Da queste analisi risulta inoltre che non esiste una vera e propria correlazione fra il tipo di prescrizione e il livello di leggibilità del determinato testo. Vista infatti la differenza fra le medie dei FI vendibili senza e con prescrizione, corrispondente allo 0,87, non si può considerarla come un dato indicativo, in quanto non rappresenta nemmeno un anno di differenza. Interessante è invece il fatto che il testo con l'indice più alto, pari a 14, rientra nel gruppo dei FI vendibili senza prescrizione ed è proprio quel gruppo di FI che dovrebbe caratterizzarsi per la massima leggibilità.

2.1.2.2.2 Indice Fog – medicinali polacchi vendibili con e senza prescrizione
Per quanto riguarda i FI polacchi, anche nel loro caso si è voluto proseguire con un'analisi basata sulla classificazione in relazione al tipo di prescrizione del corrispondente farmaco.

Partendo dall'analisi dei testi dei FI dei farmaci vendibili dietro la prescrizione si ottengono i risultati presentati nella Tabella 15.

La Tabella 15 illustra che la media dell'indice Fog per i FI dei farmaci polacchi vendibili dietro la prescrizione medica è pari a 10,09, con delle forbici che si estendono da un minimo di 7,94 (nel caso del FI di *Ostolek*) a un risultato massimo di 11,98 per il FI di *Azathioprine VIS*. Si tratterebbe quindi di una differenza di oltre 4 anni di formazione. Nel gruppo dei testi con un esito dell'indice Fog compreso tra 6 e 9 rientrano 6 dei 25 FI, ossia il 24%. Questi FI sarebbero capiti senza difficoltà dal 76,2% dei polacchi. I testi rimanenti (19), superano la soglia dei 9 anni. Nel gruppo di testi recepiti senza difficoltà dalle persone che hanno ottenuto una formazione dalla durata di 9–10 anni rientrano cinque FI, mentre per una formazione di 10–11 anni ci sono 6 testi. La forbice che comprende la durata più elevata degli studi nel caso del campione esaminato, ossia fra gli 11 e 12 anni, è rappresentata da 8 su 25 FI, ossia dal gruppo più numeroso dei testi presi in esame. Non si dispone però di dati precisi riguardanti l'effettivo numero di polacchi con un'istruzione compresa tra 9 e 12 anni. Essa viene infatti attribuita al gruppo di cittadini polacchi che si estende dal 76,2% al 54,7%.

L'esame dei FI polacchi vendibili senza prescrizione porta ulteriori dati. In base all'indice Fog calcolato per questo tipo di FI, che viene presentato nella Tabella 16, si ottiene una media dei testi pari a 9,85. Essa è quindi leggermente più bassa rispetto alla media dei FI vendibili dietro la prescrizione. Le forbici dei risultati si estendono tra un esito minimo di 7,95 (nel caso del FI di *Diohespan max*) e il risultato massimo di 12,00 per il FI di *Polopiryna*, si tratterebbe quindi di una differenza di oltre 4 anni di formazione. Nel gruppo dei testi che sarebbero capiti senza difficoltà dal 76,2% dei polacchi, ossia quelli che hanno ottenuto l'indice Fog compreso tra 6 e 9, rientrano 6 dei 25 FI presi in esame. I rimanenti 19 testi superano la soglia dei 9 anni. A ricevere l'indice compreso tra 9 e 10 anni sono 7 FI, mentre tra 10 e 11 sono 9. 2 testi hanno ottenuto l'esito compreso nel gruppo di 11–12 (escluso 12). A questi risultati non corrisponde un numero preciso di polacchi che sarebbero riusciti a capirlo senza problemi. Si tratta comunque di una quantità che si estende tra il 76,2% e il 54,7%. L'ultimo

Tabella 15: Risultati dell'indice Fog per i medicinali polacchi *Op*

Farmaco polacco	FOG
Adrenalina WZF	10,65
Amertil	9,03
Amlonor	9,31
Amotaks	8,14
Atropinum Sulfuricum WZF	10,74
Atrozol	8,96
Azathioprine VIS	11,98
Azimycin	11,53
Biodacyna	11,33
Budezonid LEK-AM	10,00
Cipronex	9,55
Citrolyt	10,05
Devikap	9,24
Dihydroergotaminum Filofarm	11,22
Galpent	10,24
Heviran	8,64
Ketotifen Hasco	10,32
Neosine Forte	8,8
Ostolek	7,94
Penicillinum Crystallisatum TZF	11,75
Refastin	11,47
Scopolan R compositum	11,32
Tarcefoksym	11,3
Taromentin	9,98
Ursocam	8,81
Media	10,092

da valutare è l'esito ricevuto dal FI di *Polopirina*, ossia 12 anni di formazione. Da questo risultato emerge che il FI in questione sarebbe capito senza difficoltà dal 54,7% dei polacchi, vuol dire inoltre che il 45,3% dei cittadini polacchi non sarebbe capace di decifrarlo senza difficoltà.

Paragonando i risultati dei singoli gruppi di FI dei farmaci polacchi si nota che, come nel caso dei FI italiani, non esiste una correlazione riguardante il livello di leggibilità e il tipo di prescrizione. In base ai dati presentati non si arriva alla ipotizzata conclusione che sostiene una maggiore leggibilità per i farmaci di

Tabella 16: Risultati dell'indice Fog per i medicinali polacchi SOP/OTC

Farmaco polacco	FOG
Acenol Forte	10,91
Acifolik	9,45
Aksoderm	9,34
Alerzina	9,91
Apap Przeziębienie	10,39
Aspar Espefa Premium	10,22
Bioprazol Bio	8,9
Borasol	8,81
Contix ZRD	9,49
DIH	8,42
Diohespan max	7,95
Esputicon	8,4
Flegatussin neoForte	10,35
Ibupar	10,23
Koenzym Q10 forte	10,27
Lizymax	10,38
Metafen	11,63
Naproxen Hasco	10,33
Paracetamol Filofarm	10,25
Pigmentum Castellani	9,32
Polopiryna	12,0
Ranigast PRO	11,38
Seractil	9,72
Stoperan	9,62
Uniben	8,65
Media	9,8528

automedicazione, in quanto assunti dai pazienti senza aver consultato il medico. Anche se esiste una piccola differenza a favore dei farmaci di automedicazione essa è talmente leggera (ammonta a 0,24 anni di formazione) da non poter essere considerata significativa.

2.1.2.2.3 Analisi contrastiva dell'indice Fog per i FI italiani e polacchi

Dal campione presentato di 100 FI, 50 dei quali redatti in lingua italiana e 50 in lingua polacca, si possono notare alcune somiglianze e differenze in riferimento alla loro leggibilità, calcolata in base all'indice di Gunning. La prima analogia negli esiti riguarda le medie degli indici nelle due lingue: 9,62 per i FI italiani e 9,97 per i FI polacchi. Da questi risultati la leggibilità dei FI in entrambe le lingue sembra paragonabile, con una leggera differenza determinata da una minore leggibilità dei FI polacchi. Per tutte e due le lingue la media implica comunque una formazione di 10 anni. Le analogie sono visibili inoltre a livello di suddivisione dei testi in base al tipo di prescrizione. Per i FI vendibili dietro la prescrizione la media dei farmaci italiani è pari a 9,96, per farmaci polacchi è invece uguale a 10,09. Per i farmaci senza l'obbligo di prescrizione, i testi italiani hanno una media di 9,1, mentre quelli polacchi di 9,85. Da questo risulta inoltre che per entrambe le lingue la media più bassa riguarda i FI dei farmaci di automedicazione, anche se non si tratta di una differenza significativa. Nonostante le corrispettive medie risultino essere simili, l'esame ravvicinato dimostra che le forbici sono molto più estese per i FI italiani (7 anni di differenza fra i testi dei FI osservando gli indici estremi, mentre 4 anni per quelli polacchi). Un altro dato importante riguarda la disposizione dei risultati. La soglia minima tra i FI del campione esaminato è di 7 anni (è il caso di un FI italiano). Per i FI polacchi il testo più leggibile richiede 7,94 anni, la differenza ammonta allora a 0,94. Il testo più impegnativo all'interno del campione analizzato richiede 14 anni di formazione e rientra nel gruppo dei FI italiani. Il testo considerato si distingue dal FI polacco in quanto caratterizzato da un indice superiore di 2 anni. Per capire meglio la distribuzione dei diversi risultati si potrebbe inoltre stabilire una soglia di misura, segnata, per esempio dall'esito di 10 anni di formazione. Al di sotto di questo numero rientrano 29 testi italiani e 24 testi polacchi, al di sopra invece (con 10 anni compresi) rientrano 21 testi italiani e 26 testi polacchi.

Come verrà classificata la leggibilità di questi testi in base agli indici tarati appositamente per le corrispettive lingue, ossia il *Gulpease* per l'italiano e l'indice di Pisarek per il polacco?

2.1.2.3 Indice Gulpease *per i farmaci italiani*

Sottoponendo i testi dei FI italiani all'analisi di *Eulogos CENSOR*[87], che permette di calcolare l'indice *Gulpease*, si ottengono i risultati presentati nella Tabella 17[88].

---

87 Cfr. nota 73.
88 L'autrice, in uno dei suoi lavori precedenti, si era già occupata della questione della leggibilità dei FI italiani in base all'indice *Gulpease*. Nell'analisi descritta sulle pagine dell'articolo "Leggibilità dei foglietti illustrativi dei farmaci italiani: analisi attraverso l'indice Gulpease", pubblicato presso *Atti del XV Convegno Internazionale della SILFI* (Genova 28–30 maggio 2018), sono stati esaminati 40 FI dei farmaci italiani.

Tabella 17: Risultati dell'indice *Gulpease* per tutti i farmaci italiani

Farmaco italiano	Tipo di prescrizione	Gulpease
Abioclav	Op	56
Aciclin	Op	52
Acido Borico Sella	SOP/OTC	54
Adrenalina Monico	Op	49
Algofen	SOP/OTC	52
Amoxina	Op	55
Annister	Op	56
Arfen	Op	45
Artrosilene	Op	43
Atropina Solfato Monico	Op	46
Azafor	Op	46
Benzilpenicillina Potassica K24 Pharmaceuticals	Op	47
Biochetasi	SOP/OTC	58
Briovitase	SOP/OTC	57
Budineb	Op	49
Calmine	SOP/OTC	51
Cefotaxima ABC	Op	51
Cerchio	Op	58
Cetrizina ABC	Op	55
Cuspis	Op	47
Diarstop	SOP/OTC	58
Diidergot	Op	46
Doven	SOP/OTC	63
Fenextra	Op	42
Flutoxil	SOP/OTC	56
Folidex 400	Op	57
Fucsina Fenica Nova Argentia	SOP/OTC	62
Inipant	Op	51
Isaprandil	SOP/OTC	51
Ketoftil	SOP/OTC	57
Krudipin	Op	58
Kruxagon	Op	57
Likacin	Op	50
Macrozit	Op	55
Metamizolo sodico ABC	Op	47
Meteosim	SOP/OTC	63

Tabella 17: Continued

Farmaco italiano	Tipo di prescrizione	Gulpease
Naprius 10% gel	SOP/OTC	54
Neadrale	*Op*	54
Paracetamolo Farmakopea	SOP/OTC	50
Peritrate	*Op*	55
Piros	SOP/OTC	53
Renazole	*Op*	59
Resmina	SOP/OTC	61
Solflu	SOP/OTC	53
Ubicor	SOP/OTC	60
Ursobil	*Op*	53
Verax Blu	SOP/OTC	57
Viruxan	*Op*	59
VIT A N	*Op*	70
Vivin	SOP/OTC	48
Media		53,72

La Tabella 17 mostra che la media dell'indice *Gulpease* per tutti i FI italiani sottoposti all'analisi corrisponde a 53,72. Prendendo in considerazione questo risultato, il livello di complessità sintattica dei bugiardini esaminati risulta abbastanza elevato: bisogna infatti ricordare che per risultare facilmente leggibile per i lettori con licenza elementare, dovrebbe essere superiore a 80, mentre per un pubblico con licenza media dovrebbe ricevere un valore superiore a 60. Il valore 53,72 lo posiziona come testo facile soltanto per i lettori in possesso di diploma superiore. L'analisi mostra inoltre che per i singoli testi dei FI i valori oscillano tra 42 (per il FI di *Fenextra*) e 70 (per il FI di *VIT A N*). Esaminando questi casi estremi, il livello di leggibilità del FI di *Fenextra* è molto basso; esso rientra infatti nel gruppo dei testi quasi incomprensibili per il pubblico con la sola licenza elementare, molto difficili per i lettori con la licenza media e facile, anche se molto vicino al limite con i testi difficili, per gli utenti con il diploma di scuola superiore. D'altra parte il FI di *VIT A N*, si trova al limite fra i testi molto difficili e quelli difficili per un pubblico con licenza elementare, risulta invece facile per gli utenti che hanno terminato le scuole medie. Per un pubblico con istruzione superiore tocca la soglia tra i testi facili e i testi molto facili. Da questa analisi risulta che nessun esempio, all'interno dei FI riportati, rappresenta un livello di lettura indipendente per i lettori con la licenza elementare: nessuno infatti ha oltrepassato un valore superiore a 80. Dall'esame della Tabella 17 si evincono ulteriori informazioni. Nel gruppo di testi facili per la popolazione con la licenza media, ossia in quello che racchiude i testi che hanno ottenuto un valore uguale o superiore a 60, rientrano 6 testi, mentre per la popolazione in possesso della licenza superiore, ossia quelli con il valore uguale o superiore a 40, rientra l'intero *Corpus* dei FI analizzati. Come si presenta questa situazione con la suddivisione in base al tipo di prescrizione dei farmaci?

Nel rispondere a questo quesito nella Tabella 18 vengono presentati, in primo luogo, i farmaci italiani vendibili dietro prescrizione medica con i corrispettivi risultati dell'indice *Gulpease*.

La media dell'indice *Gulpease* per i FI dei farmaci vendibili dietro prescrizione medica equivale a 52,27[89], risultando quindi leggermente inferiore alla media dell'intero *Corpus*, dunque leggermente meno leggibile rispetto allo stesso. In base alle soglie di leggibilità indicate da Piemontese (1996)[90] il valore 52,27 rientra nel livello di frustrazione per il pubblico in possesso della licenza elementare, nel livello della lettura scolastica per la licenza media nonché nel livello della lettura indipendente per il pubblico con il diploma superiore. Le forbici dei risultati per i FI vendibili dietro la prescrizione medica si estendono da 42 e 70, il che porta a 28 punti di differenza. Il valore più alto, pari a 70, viene assegnato al FI di *VIT A N*, questo foglio risulta quindi di maggiore leggibilità, anche se rimane comunque difficile per il pubblico con licenza elementare. Il FI che ottiene il valore più basso è quello che accompagna il farmaco *Fenextra*, con un indice pari a 42, che lo posiziona nel gruppo dei testi quasi incomprensibili per gli utenti con il minor grado di istruzione, nei testi molto difficili per il pubblico con la licenza media e nei testi facili per gli utenti con il grado più alto dell'istruzione.

Come si presenta la situazione della leggibilità per i farmaci SOP/OTC? Sono più o meno leggibili nei confronti di quelli accessibili soltanto previa prescrizione medica? La risposta a questa domanda si trova nella Tabella 19.

La media dell'indice *Gulpease* per i FI dei farmaci vendibili senza prescrizione medica corrisponde a 55,9, rendendola leggermente superiore rispetto alla media dell'intero *Corpus*, nonché alla media dei farmaci vendibili dietro la prescrizione medica. Il presente risultato indica inoltre che questo gruppo del *Corpus* risulta essere più leggibile dell'altro, anche se si tratta di un vantaggio appena marcato. Il valore 55,9 risulta essere comunque molto difficile per il pubblico con la licenza elementare, difficile per gli utenti in possesso della licenza media e facile per i

---

89 Arrotondato al secondo decimale.
90 Si rimanda alla Figura 1.

Tabella 18: Risultati dell'indice *Gulpease* per i farmaci italiani *Op*

Farmaco italiano	*Gulpease*
Abioclav	56
Aciclin	52
Adrenalina Monico	49
Amoxina	55
Annister	56
Arfen	45
Artrosilene	43
Atropina Solfato Monico	46
Azafor	46
Benzilpenicillina Potassica K24 Pharmaceuticals	47
Budineb	49
Cefotaxima ABC	51
Cerchio	58
Cetrizina ABC	55
Cuspis	47
Diidergot	46
Fenextra	42
Folidex 400	57
Inipant	51
Krudipin	58
Kruxagon	57
Likacin	50
Macrozit	55
Metamizolo sodico ABC	47
Neadrale	54
Peritrate	55
Renazole	59
Ursobil	53
Viruxan	59
VIT A N	70
Media	52,2666666666667

Tabella 19: Risultati dell'indice *Gulpease* per i farmaci italiani SOP/OTC

Farmaco italiano	*Gulpease*
Acido Borico Sella	54
Algofen	52
Biochetasi	58
Briovitase	57
Calmine	51
Diarstop	58
Doven	63
Flutoxil	56
Fucsina Fenica Nova Argentia	62
Isaprandil	51
Ketoftil	57
Meteosim	63
Naprius 10% gel	54
Paracetamolo Farmakopea	50
Piros	53
Resmina	61
Solflu	53
Ubicor	60
Verax Blu	57
Vivin	48
Media	55,9

lettori con il diploma superiore. Nel gruppo dei medicinali senza prescrizione medica, i valori si estendono da 48 a 63, si tratta quindi di 15 punti di differenza. L'indice più basso, corrispondente al minor grado di leggibilità, viene assegnato al FI di *Vivin*. Questo risultato lo porta a essere facilmente leggibile soltanto per il pubblico con il diploma superiore[91], mentre il valore più alto in questo gruppo

---

91 Il caso di *Vivin* è altrettanto interessante, in quanto è uno dei medicinali di automedicazione più venduti in Italia. La presente constatazione è stata già espressa nella nota 12 del presente libro, ma si ritiene opportuno riportarla anche in questa sede. Infatti, nell'elenco dei 50 medicinali senza obbligo di prescrizione più venduti alle farmacie aperte al pubblico e agli esercizi commerciali per il primo semestre del 2016, risulta essere al venticinquesimo posto con 801588 confezioni fornite alle farmacie e agli esercizi commerciali. Fonte: http://www.salute.gov.it/imgs/C_17_bancheDati_14_allegati_iitemAllegati_14_fileAllegati_itemFile_0_file.pdf [consultato il 30.05.2018].

si può trovare in due FI del *Corpus*, ossia quelli di *Meteosim* e *Doven*. Questo risultato li posiziona nel gruppo dei testi molto difficili per gli utenti con il minor grado di istruzione e nei testi facili per il pubblico con la licenza media e con il diploma superiore.

Le analisi dell'indice *Gulpease*, svolte su un campione di 50 testi dei FI dei farmaci italiani mostrano che il livello di complessità sintattica di tutti i bugiardini analizzati sia comunque abbastanza elevato: nessun testo infatti è riuscito a ottenere un valore superiore a 80 in modo da poter essere in questo modo leggibile per un pubblico con minore grado di istruzione. Confrontando i risultati dell'indice *Gulpease* si nota una somiglianza delle medie ottenute sia per tutti i FI italiani del *Corpus* (la media ammonta a 53,72) che per i testi da distinguere in base al tipo di prescrizione: la media dei FI vendibili dietro la prescrizione è uguale a 52,27, mentre quella per i farmaci di automedicazione è pari a 55,9. Dal confronto delle medie si potrebbe parlare di una leggera prevalenza nell'esito per i farmaci SOP/OTC che equivale a 3,63 rispetto ai testi dei farmaci *Op*, e a 2,18, confrontandola con la media dell'intero *Corpus*. Questo risultato identifica i testi dei farmaci SOP/OTC come leggermente più facili rispetto agli altri, anche se si tratta di una differenza poco rilevante e, in base ad essa, non si può confermare l'esistenza di una correlazione tra il livello di leggibilità e il tipo di prescrizione del farmaco. Per avvalorare questa tesi si ritiene opportuno ricordare che il testo con il maggior livello di leggibilità, incluso nel *Corpus*, appartiene al farmaco vendibile dietro prescrizione medica.

2.1.2.4 Indice di Walery Pisarek per i farmaci polacchi

Passando all'analisi dei FI dei farmaci polacchi si è deciso di esaminare la loro leggibilità tramite l'indice proposto da Pisarek, con il quale sono stati ottenuti i risultati illustrati nella Tabella 20.

Vista l'opportunità di ottenere, grazie all'applicazione *Jasnopis*, entrambe le varianti dell'indice di Pisarek, ossia i risultati riguardanti sia l'indice lineare che quello non lineare, si procede con l'analisi attraverso queste due modalità, dando comunque più importanza all'algoritmo originale, ossia quello non lineare. Sottoponendo all'esame tutti i testi dei FI raggruppati nel *Corpus*, è possibile arrivare a un elevato numero di esiti molto interessanti. Prima di tutto, per l'indice lineare la media dei testi è 9,10[92], mentre per quello non lineare 8,67[93]. Per facilitare la lettura dei risultati, si ritiene opportuno far nuovamente riferimento ai

---

92 Arrotondato al secondo decimale.
93 Arrotondato al secondo decimale.

Tabella 20: Risultati dell'indice di Walery Pisarek per tutti i farmaci polacchi

Farmaco polacco	Tipo di prescrizione	Indice di Pisarek	
		L-Pisarek (lineare)	NL-Pisarek (non lineare)
Acenol Forte	SOP/OTC	9,94	9,48
Acifolik	SOP/OTC	8,69	8,27
Adrenalina WZF	Op	9,41	9,0
Aksoderm	SOP/OTC	8,51	8,01
Alerzina	SOP/OTC	9,25	8,9
Amertil	Op	8,44	8,04
Amlonor	Op	8,59	8,11
Amotaks	Op	7,82	7,48
Apap Przeziębienie	SOP/OTC	9,54	9,23
Aspar Espefa Premium	SOP/OTC	9,4	8,96
Atropinum Sulfuricum WZF	Op	9,84	9,44
Atrozol	Op	8,36	7,85
Azathioprine VIS	Op	10,76	10,4
Azimycin	Op	10,57	10,26
Biodacyna	Op	9,87	9,54
Bioprazol Bio	SOP/OTC	8,42	7,95
Borasol	SOP/OTC	8,06	7,54
Budezonid LEK-AM	Op	8,56	8,03
Cipronex	Op	8,91	8,43
Citrolyt	Op	9,31	8,84
Contix ZRD	SOP/OTC	8,74	8,21
Devikap	Op	8,67	8,51
DIH	SOP/OTC	8,01	7,44
Dihydroergotaminum Filofarm	Op	9,71	9,29
Diohespan max	SOP/OTC	7,63	7,03
Esputicon	SOP/OTC	7,68	7,14
Flegatussin neoForte	SOP/OTC	9,0	8,51
Galpent	Op	9,45	9,03
Heviran	Op	8,05	7,49
Ibupar	SOP/OTC	9,41	8,898
Ketotifen Hasco	Op	9,02	8,51
Koenzym Q10 forte	SOP/OTC	9,38	9,01
Lizymax	SOP/OTC	9,55	9,08
Metafen	SOP/OTC	10,63	10,21
Naproxen Hasco	SOP/OTC	9,38	8,94

Tabella 20: Continued

Farmaco polacco	Tipo di pre-scrizione	Indice di Pisarek	
		L-Pisarek (lineare)	NL-Pisarek (non lineare)
Neosine Forte	Op	8,11	7,65
Ostolek	Op	7,59	6,99
Paracetamol Filofarm	SOP/OTC	9,23	8,83
Penicillinum Crystallisatum TZF	Op	10,18	9,77
Pigmentum Castellani	SOP/OTC	7,99	7,42
Polopiryna	SOP/OTC	10,88	10,58
Ranigast PRO	SOP/OTC	10,37	9,96
Refastin	Op	10,49	10,21
Scopolan R compositum	Op	10,52	10,69
Seractil	SOP/OTC	9,05	8,55
Stoperan	SOP/OTC	8,81	8,31
Tarcefoksym	Op	10,04	9,67
Taromentin	Op	8,77	8,32
Uniben	SOP/OTC	8,06	7,49
Ursocam	Op	8,38	7,92
Media		9,1006	8,66836

Tabella 21: Livello di difficoltà del testo secondo gli indici (non lineare e lineare) basati sulla scala di Pisarek (1969)

Indice di Pisarek			
L-PISAREK (lineare)		**NL-PISAREK (non lineare)**	
Intervallo numerico	Difficoltà del testo	Intervallo numerico	Difficoltà del testo
5–7,5	testi molto facili	4–7	testi molto facili
7,51–10	testi facili	7,1–10	testi facili
10,01–12,5	testi di difficoltà media	10,1–13	testi di difficoltà media
12,51–15	testi difficili	13,1–16	testi difficili
15,1–20	testi molto difficili	16,1–20	testi molto difficili

dati precedentemente presentati nella Tabella 9, e proporre un'ulteriore tabella, in cui vengono inclusi anche i dati riguardanti gli esiti dell'indice lineare, stilati in base alla relativa scala di Pisarek (1969: 47).

Confrontando le medie (Tabella 20) con gli intervalli numerici (Tabella 21), risulta che i testi dei FI polacchi vengono classificati nel gruppo dei testi facili. La forbice dell'indice lineare si estende da 7,59 (FI del farmaco *Ostolek*) a 10,88 (FI del farmaco *Polopiryna*), mentre per quello non lineare da 6,99 (FI del farmaco *Ostolek*) a 10,69 (FI del farmaco *Scopolan R compositum*). Si nota che il minor indice viene assegnato allo stesso farmaco sia attraverso il metodo lineare che quello non lineare. I suoi risultati lo fanno tuttavia rientrare in diverse classi di difficoltà. Iniziando dall'indice lineare, il FI di *Ostolek* si posiziona nel gruppo dei testi facili, mentre, seguendo l'indice non lineare, risulterebbe un testo molto facile. Per quanto concerne l'indice lineare, nella classificazione dei testi molto facili rientrano tutti i testi con l'indice compreso in un intervallo tra 5 e 7,5, ma nel *Corpus* non si nota neanche una presenza di testi con l'indice richiesto. Nel secondo gruppo, ossia nella classe dei testi facili, rientrano già 41 FI, pari all'80,39% del campione esaminato. Nell'intervallo che racchiude i testi con i valori da 10,01 a 12,5, e che corrisponde al livello di testi con difficoltà media, si trovano i testi dei rimanenti FI, ossia il 19,61%, corrispondente a 9 scritti. Come è stato detto precedentemente il valore più alto nell'ambito dell'indice lineare è pari a 10,88, si evince pertanto che nel *Corpus* non sono presenti esempi di testi difficili o molto difficili.

Per quanto riguarda l'indice non lineare, prima di passare alla classificazione dei testi in base ai loro intervalli numerici, bisogna stabilire una procedura da applicare ai casi che non rientrano nei margini proposti. Dato che Pisarek non considera nella classificazione dei risultati dei testi le seconde cifre decimali, e precisamente, quelli che ricevono il valore da 0,01 a 0,09 e, per esempio, da 7 si passa subito a 7,1, si è deciso di classificare i casi che oltrepassano il numero ma non ottengono il primo decimale con il gruppo sottostante. Adottati questi provvedimenti si può passare alla classificazione dei testi in esame secondo l'indice non lineare. Nel gruppo dei testi molto facili rientrano 2 FI, mentre i testi rimanenti si caratterizzano per un livello di difficoltà maggiore. Nel gruppo dei testi facili, ossia quelli che hanno un indice compreso nell'intervallo tra 7,1 e 10 rientrano 42 FI, corrispondenti all'84% del *Corpus*, mentre i rimanenti 6 FI ricevono un indice che oltrepassa 10,1, classificandosi in questo modo nel gruppo dei testi di difficoltà media.

Dall'analisi di questi risultati si evincono piccole divergenze fra gli esiti ottenuti secondo l'indice lineare e quello non lineare, ma si tratta di piccole differenze che non pregiudicano lo stato della presente ricerca, in quanto i risultati

Tabella 22: Risultati dell'indice di Walery Pisarek nella variante lineare e non lineare per i farmaci polacchi *Op*

Denominazione del farmaco	Indice di Pisarek	
	L-Pisarek (lineare)	NL-Pisarek (non lineare)
Adrenalina WZF	9,41	9,0
Amertil	8,44	8,04
Amlonor	8,59	8,11
Amotaks	7,82	7,48
Atropinum Sulfuricum WZF	9,84	9,44
Atrozol	8,36	7,85
Azathioprine VIS	10,76	10,4
Azimycin	10,57	10,26
Biodacyna	9,87	9,54
Budezonid LEK-AM	8,56	8,03
Cipronex	8,91	8,43
Citrolyt	9,31	8,84
Devikap	8,67	8,51
Dihydroergotaminum Filofarm	9,71	9,29
Galpent	9,45	9,03
Heviran	8,05	7,49
Ketotifen Hasco	9,02	8,51
Neosine Forte	8,11	7,65
Ostolek	7,59	6,99
Penicillinum Crystallisatum TZF	10,18	9,77
Refastin	10,49	10,21
Scopolan R compositum	10,52	10,69
Tarcefoksym	10,04	9,67
Taromentin	8,77	8,32
Ursocam	8,38	7,92
Medie	**9,1768**	**8,7788**

più significativi sono stati riconfermati in entrambi i casi. Come si stabiliscono i presenti risultati in base al tipo di prescrizione dei medicinali rientranti nel *Corpus*?

Partendo dai FI vendibili dietro la prescrizione medica emergono i dati mostrati nella Tabella 22, secondo i quali la media dei FI dei farmaci polacchi *Op* ammonta a 9,18 per l'indice lineare e a 8,78 per l'indice non lineare, risultando in questo modo più alta rispetto alla media generale. Questa differenza non influisce sul risultato generale dei testi, infatti anche i testi dei FI vendibili dietro la prescrizione, in base alle loro medie, vengono classificati nel gruppo dei testi facili. Per quanto riguarda l'indice lineare, i suoi risultati si estendono da 7,59 a 10,76, che porta a 3,17 punti di differenza. Nessun testo ha ricevuto gli esiti relativi ai testi molto facili, mentre i valori da 7,51 a 10 sono stati ottenuti da 19 su 25 FI, ossia dal 76% del campione. Il rimanente 24%, ossia i testi di 6 FI, rientra nel gruppo dei testi di difficoltà media.

Gli esiti dell'indice non lineare vengono distribuiti con diversa frequenza. L'indice più basso corrisponde a 6,99, mentre quello più alto equivale a 10,69, creando un divario di 3,7 punti. Nel gruppo dei testi molto facili, ossia quelli con il valore da 4 a 7, rientra solamente un testo, mentre nella classe di testi facili si contano già 20 presenze. I rimanenti 4 testi, cioè il 16%, hanno un indice che supera il valore di 10,1 e in base a questo risultato vengono identificati come testi di difficoltà media.

Come, a questo punto, si presentano gli esiti per i FI dei farmaci vendibili senza prescrizione medica?

Come evidenziato dalla Tabella 23, le rispettive medie dei FI dei farmaci SOP/OTC equivalgono a 9,02 per l'indice lineare e a 8,56 per l'indice non lineare, risultando in questo modo più basse nei confronti della media generale di tutti i FI del *Corpus*, ma anche delle medie relative agli indici dei FI dei farmaci vendibili con prescrizione medica. Nonostante il risultato più basso, la media di questi testi non cambia la loro posizione nella classificazione della difficoltà dei testi, anche gli stessi, inoltre, presi nel complesso, rientrano nel gruppo dei testi facili. Nel caso presente le forbici dell'indice lineare si estendono da un risultato minimo di 7,63 a un massimo di 10,88, ciò porta a 3,25 punti di differenza. Prendendo in considerazione il valore minimo, si nota subito che nessuno dei testi presi in esame rientra nel gruppo di testi molto facili, mentre nell'intervallo numerico, compreso tra 7,51 e 10, corrispondente ai testi facili, rientrano 22 testi, ossia l'88% del campione analizzato. I rimanenti tre testi, che hanno ottenuto dei risultati superiori a 10,1 rientrano nel gruppo dei testi di difficoltà media.

L'intervallo dell'indice non lineare per i testi dei FI vendibili senza prescrizione medica si estende a sua volta partendo da un risultato minimo di 7,03 fino a un massimo di 10,58: dunque 3,55 punti di differenza. Il testo con l'indice più basso rientra nel gruppo dei testi molto facili ed è l'unico testo che può essere classificato come tale. Nell'intervallo numerico tra 7,1 e 10[94], corrispondente a testi facili, rientrano 22 testi, ossia l'88% di tutti i FI polacchi vendibili senza

---

94 Come già stabilito in precedenza, in realtà vengono presi in considerazione i testi con un valore che ammonta fino a 10,09.

Tabella 23: Risultati dell'indice di Walery Pisarek per i farmaci polacchi SOP/OTC

Denominazione del farmaco	Indice di Pisarek	
	L-Pisarek: (lineare)	NL-Pisarek: (non lineare)
Acenol Forte	9,94	9,48
Acifolik	8,69	8,27
Aksoderm	8,51	8,01
Alerzina	9,25	8,9
Apap Przeziębienie	9,54	9,23
Aspar Espefa Premium	9,4	8,96
Bioprazol Bio	8,42	7,95
Borasol	8,06	7,54
Contix ZRD	8,74	8,21
DIH	8,01	7,44
Diohespan max	7,63	7,03
Esputicon	7,68	7,14
Flegatussin neoForte	9,0	8,51
Ibupar	9,41	8,898
Koenzym Q10 forte	9,38	9,01
Lizymax	9,55	9,08
Metafen	10,63	10,21
Naproxen Hasco	9,38	8,94
Paracetamol Filofarm	9,23	8,83
Pigmentum Castellani	7,99	7,42
Polopiryna	10,88	10,58
Ranigast PRO	10,37	9,96
Seractil	9,05	8,55
Stoperan	8,81	8,31
Uniben	8,06	7,49
Medie	9,0244	8,55792

prescrizione medica analizzati. I rimanenti due testi, che hanno ottenuto dei risultati superiori a 10,1 rientrano nel gruppo dei testi di difficoltà media.

Da un'analisi dei risultati dell'indice di Pisarek, emerge che la maggior parte dei testi dei FI sottoposti all'esame rientra nel gruppo dei testi facili, inoltre si notano rare presenze di testi molto facili ed è un po' meno sporadica la frequenza dei testi di difficoltà media. Questi risultati sono stati riconfermati da entrambe le modalità dell'indice di Pisarek, nonché dalle medie che hanno appunto collocato i testi dei FI nel gruppo dei testi facili. Dall'analisi risultano inoltre due dati molto interessanti, ossia il fatto che l'indice minore, corrispondente a una maggiore facilità, viene ottenuto dal farmaco appartenente al gruppo dei testi vendibili dietro la prescrizione medica, mentre l'indice maggiore, equivalente a una minore facilità, viene ottenuto da un farmaco vendibile senza la prescrizione medica. Da una valutazione puramente ipotetica ci si aspetterebbero invece dei risultati inversi, in quanto proprio i farmaci di automedicazione, assunti dal paziente senza la mediazione del medico, dovrebbero caratterizzarsi per una maggiore leggibilità. I risultati attesi sono tuttavia confermati dalle medie, infatti la media dei testi dei FI vendibili dietro la prescrizione è più alta di quella relativa ai farmaci vendibili senza la ricetta.

2.1.2.5 Conclusioni sui risultati ottenuti tramite gli indici di leggibilità

Gli indici di leggibilità costituiscono uno strumento che permette di analizzare, in un modo relativamente veloce, la leggibilità dei testi sottoposti all'esame, ma come già detto in precedenza, è difficile usufruirne per procedere a un'analisi contrastiva di tipo interlinguistico, in quanto ogni lingua ha un proprio tipo di organizzazione, e in più, ogni indice prende in considerazione valori diversi. Le difficoltà di comparazione sorgono inoltre a livello intralinguistico, sempre a causa della divergenza tra gli elementi presi in esame. Il paragone all'interno di una lingua sembra però molto più fondato in quanto gli indici, anche se diversi, fanno riferimento allo stesso sistema linguistico, portando a un quadro generale della lingua sottoposta all'esame. In questo modo, per la lingua italiana, si è proceduto con un'analisi dei risultati relativi all'indice *Gulpease* e all'indice Fog, mentre per la lingua polacca è stato preso in considerazione l'indice di Walery Pisarek e anche l'indice proposto da Robert Gunning.

I testi dei FI redatti in lingua italiana, secondo l'indice *Gulpease*, si classificano come testi di difficoltà abbastanza elevata, infatti nessun testo analizzato è riuscito a ottenere un valore corrispondente a una leggibilità adatta per un pubblico con minore grado di istruzione. Anche la media ottenuta da tutti i testi analizzati, ammontante a 53,72, conferma la loro complessità. Questo risultato infatti presenta i FI come dei testi quasi incomprensibili per le persone con licenza elementare, difficili per quelli con la licenza media e facili soltanto per le persone in possesso di diploma superiore. Come si presentano questi risultati in relazione a quelli ottenuti tramite l'indice Fog? In base agli esami svolti in precedenza è stato stabilito che la media dell'indice Fog per i FI dei farmaci italiani ammonta a 9,62, il che corrisponde a 9,62 anni di studio necessari per garantire una lettura priva di difficoltà. Secondo i dati dell'ISTAT questi anni d'istruzione sono inclusi in una percentuale compresa tra il 70,74% e il 40,98% degli italiani, anche se l'obbligo scolastico in Italia è attualmente di 10 anni[95]. Questo risultato attesta che tanti cittadini italiani possono riscontrare delle difficoltà durante la lettura dei FI, riconfermando quindi l'elevato livello di complessità di testi, che, al contrario, dovrebbero essere capiti dal maggior numero di destinatari.

Come si è però potuto osservare nel caso della lingua italiana, nonostante l'indice Fog e l'indice *Gulpease* non siano del tutto corrispondenti e non possano essere esplicitamente paragonati, entrambi fanno ricorso, anche se in modo differente, al livello di istruzione. Ricorrono a elementi linguistici simili che vengono configurati in maniera diversa: quantità di lettere, di parole e di frasi del campione per l'indice *Gulpease*, nonché numero di parole, di frasi e di parole complesse per l'indice di Gunning. Per quanto concerne invece la leggibilità della lingua polacca, con le analisi svolte attraverso due indici, ossia quello proposto da Gunning e quello di Pisarek, la possibilità di paragonarli si abbassa ulteriormente. Questi indici infatti portano a diversi tipi di risultati; in più prendono in considerazione elementi differenti, in quanto l'indice di Pisarek si basa sulla configurazione della percentuale di parole complesse e sulla lunghezza media della frase in base al numero delle parole, mentre quello di Gunning valuta il numero di parole, frasi e parole complesse. La differenza fra questi due indici sta inoltre nel risultato. Quello di Gunning, come è stato detto più volte, porta a esiti riguardanti gli anni di studio necessari per capire senza difficoltà il testo preso in esame, mentre l'indice di Pisarek indica in modo numerico la difficoltà del testo che viene racchiusa in un arco compreso tra 4 e 20. Nonostante queste differenze, tutti e due si riferiscono alla lingua polacca e stabiliscono il livello della sua leggibilità. Secondo quanto ottenuto attraverso l'indice di Gunning, la media dei testi dei FI equivale a 9,97 anni di istruzione. Secondo i dati dell'Istituto di statistica polacco i polacchi in possesso di tale livello di istruzione sono dal 76,2% al 54,7%. Ricordando l'immagine che rappresentava i livelli di difficoltà in

---

95 L'adempimento dell'obbligo scolastico è disciplinato dalle seguenti leggi:
   - Circ. Ministeriale 30.12.2010, n. 101, che, all'art. 1 dispone che "nell'attuale ordinamento l'obbligo di istruzione riguarda la fascia di età compresa tra i 6 e i 16 anni".
   - Decreto Ministeriale 22.08.2007 , n. 139, art. 1: "L'istruzione obbligatoria è impartita per almeno 10 anni e si realizza secondo le disposizioni indicate all'articolo 1, comma 622, della legge 27 dicembre 2006 , n. 296".
   – Legge 27.12.2006, n. 296, articolo 1, comma 622: "L'istruzione impartita per almeno dieci anni è obbligatoria ed è finalizzata a consentire il conseguimento di un titolo di studio di scuola secondaria superiore o di una qualifica professionale di durata almeno triennale entro il diciottesimo anno d'età".

base all'altezza delle montagne (Figura 3), questo risultato corrisponde inoltre a una difficoltà che è stata attribuita al testo della Bibbia. Da tutti questi indizi si potrebbe allora presumere che i testi dei FI polacchi rientrano nel gruppo dei testi difficili. In base all'indice di Pisarek la maggior parte dei testi dei FI analizzati rappresenta invece il livello dei testi facili, in alcuni casi con testi di difficoltà media e pochi che rientrano nel gruppo dei testi molto facili. Queste divergenze sottolineano le particolarità degli indici di leggibilità, che non possono essere direttamente paragonati, nonché accennano alla problematica legata alle limitazioni dei metodi analitici e alle critiche che sono state sollevate a tale proposito.

2.1.2.6 Limitazioni dei metodi analitici

Gli indici Fog, *Gulpease* e di Pisarek, presi in esame, costituiscono dei veloci metodi per calcolare la leggibilità dei testi. Fra i loro vantaggi si possono citare il mancato coinvolgimento delle persone e il ridotto tempo di esecuzione delle analisi. Utilizzando i presenti indici, bisogna però tener conto del fatto che, facendo essi parte dei metodi analitici, prendono in considerazione soltanto le caratteristiche del testo che possono essere calcolabili. Gli indici in questione non entrano perciò nel merito delle peculiarità del linguaggio specialistico, in questo caso di quello medico, non si occupano pertanto, per esempio, di tecnicismi, di eponimi, di acronimi e così via, in più non analizzano le particolarità extralinguistiche. La leggibilità totale di un testo dipende invece da moltissimi fattori, non solo di natura linguistica, ma anche psicolinguistica, come per esempio le caratteristiche e l'esperienza del lettore. Il fatto di riuscire a calcolare la leggibilità di un testo, in modo veloce e senza coinvolgimento da parte dei fruitori, costituisce uno dei punti forti degli indici in materia, ma per via dello stesso vantaggio questi metodi vengono spesso criticati (cfr. Balain/Grafstein 2001).

La maggior parte degli indici di leggibilità parte dal presupposto che le parole sono più leggibili se sono più corte e lo stesso vale per le frasi. In realtà le frasi corte, ma distaccate, possono risultare d'altra parte più difficili rispetto alle frasi più lunghe, unite dalle dovute congiunzioni. Può anche succedere che una parola più lunga possa risultare più facile da comprendere rispetto a una parola corta. Fra le voci critiche ci sono anche quelle che rilevano quanto i processi di nominalizzazione, le trasformazioni passivanti o le negazioni incidano maggiormente sull'abbassamento del livello della leggibilità di una frase piuttosto che la quantità di parole di cui è composta (Seretny 2006: 90). Le critiche degli indici di leggibilità, sollevate a tal proposito, sono tante, ma gli stessi hanno ottenuto anche numerose voci favorevoli. Si pensi infatti che, per quanto riguarda l'indice di Gunning, quando *International Reading Association* e l'americano *National*

Council of Teachers of English hanno pubblicato un rapporto in cui si vietava l'utilizzo dell'indice di Gunning per la valutazione dei testi scolastici, sono stati stilati altri due rapporti a favore della sua applicazione (Seretny 2006: 90).

Nonostante le critiche e nonostante il fatto che la leggibilità non significhi comprensibilità, questi due termini sono fra loro intrinsecamente legati. Non ci sono infatti dubbi sul fatto che i testi più leggibili debbano essere anche più comprensibili. Il ricorso a una sintassi semplice e la facile decifrabilità a livello di superficie dovrebbero infatti semplificare l'accessibilità al testo. Sarebbe inoltre opportuno trattare gli indici di leggibilità con una certa precauzione, ricordandosi che essi non possono essere considerati come gli unici ed efficaci strumenti per misurare la leggibilità in generale di un testo, ma che, per giungere a degli esiti concreti e fondati, necessitano di essere completati da altre analisi approfondite che entrino nel merito delle questioni profonde del testo e delle particolarità extralinguistiche in cui è immerso il lettore. A titolo di conclusioni si può quindi ripetere insieme ad Anna Seretny che gli indici di leggibilità costituiscono una sorta di cartello indicatore e non un indicatore assoluto (Seretny 2006: 90).

2.2 Comprensibilità

Nell'approccio al testo dei FI gli utenti riscontrano tante difficoltà, ma la maggiore è rappresentata dalla comprensibilità delle informazioni. Secondo un'indagine condotta nel 2010 dall'ADICO, l'Associazione difesa consumatori, in collaborazione con Federfarma Venezia, la comprensione dei FI è resa difficile dall'astrusità della terminologia tecnica per il 25% dei cittadini[96].

Nel sottocapitolo precedente è stata svolta un'analisi riguardante la leggibilità dei testi dei FI. All'interno del presente lavoro, sin dall'inizio si è voluto tenere ben distinti i concetti di leggibilità e comprensibilità tenendo conto dei diversi elementi linguistici a cui attingono. La leggibilità viene ricondotta alla complessità sintattica del testo e riguarda gli ostacoli superficiali che portano alle analisi e ai risultati di tipo quantitativo. La comprensibilità, invece, entra nel merito degli ostacoli profondi, della complessità e ricchezza semantica, nonché della sensibilità dello scrivente nelle sue scelte linguistiche. Essa riconduce agli esami

---

96 L'indagine condotta su un campione di 900 residenti nel territorio provinciale di Venezia con la finalità di valutare il livello di conoscenza e soddisfazione del servizio farmaceutico, fa parte del progetto regionale *Il traduttore farmaceutico*, che dà il nome a una guida per la comprensione dei FI distribuita nelle farmacie della stessa provincia. Del progetto si dà notizia in un comunicato stampa del 23 giugno 2010 nel sito dell'ADICO. (Gualdo/Telve 2011: 314).

di tipo qualitativo. Come viene affermato da Regina Pawłowska "la comprensibilità può possedere diversi livelli di profondità, in quanto, durante la lettura, deriva dal raggiungimento di una vasta e profonda conoscenza, dall'esperienza personale nonché dall'abilità del ragionamento"[97] (Pawłowska 2002: 13). Da questa complessità, nonché profondità dell'argomento trattato, nascono innumerevoli metodi per la sua valutazione che si concentrano sugli esami svolti sia sugli utenti dei FI che sul testo[98]. In merito all'aspetto della comprensibilità dei testi dei FI si è deciso di procedere con un'analisi dei fattori linguistici. Vengono considerati pertanto sia quelli che possono pregiudicare la comprensibilità del testo, sia quelli che invece possono favorirla. Ci si è dunque concentrati sulle strutture e sul lessico che caratterizzano i testi in questione. In altre parole, la valutazione della comprensibilità è stata effettuata soprattutto attraverso l'individuazione di elementi che richiedono da parte dell'utente il possesso di specifiche competenze mediche e farmacologiche, nonché lessicali e linguistiche atte a supportare la comprensione del testo specialistico. I tipici aspetti ostacolanti, presenti nel lessico medico, vengono rappresentati dai tecnicismi specifici. Le spiegazioni, le definizioni, le esemplificazioni, i rinvii al linguaggio comune, la sinonimia e gli scioglimenti degli acronimi rappresentano invece gli elementi utilizzati per il miglioramento della comprensibilità.

Sulla base di quanto premesso, dunque, la seguente parte della ricerca verrà incardinata principalmente su due fattori: quelli che pregiudicano la comprensibilità del testo dei FI e quelli funzionali a una miglior comprensione dello stesso.

---

97 [T.O.] "Rozumienie może mieć różne stopnie głębokości, bo rozumienie podczas czytania jest pochodną osiągnięcia rozległej i głębokiej wiedzy, osobistego doświadczenia i sprawności myślenia".

98 Esistono diverse modalità mirate alla valutazione della comprensione dei testi. Nel presente caso, per esempio, si potrebbe far riferimento ai metodi utilizzati per la valutazione degli apprendimenti della lettura e per la diagnosi della dislessia nell'adolescenza, quale batteria MT, o ad altri metodi piuttosto scolastici che consistono nella lettura del testo, seguita da domande a scelta multipla oppure da domande aperte. Anche per la comprensione dei testi medici si potrebbe procedere con le modalità tipiche della valutazione della comprensione, ma nella presente ricerca non è stato fatto ricorso a questi metodi, in quanto il fine del presente lavoro è stato quello di concentrarsi sul testo e non sugli effetti che questo provoca negli utenti.

2.2.1 Fattori che pregiudicano la comprensibilità del testo dei FI

2.2.1.1 Tecnicismi specifici

I testi dei FI sono ricchi di termini farmacologici, farmacocinetici, di vocaboli riguardanti patologie e sintomi della malattia, di nomi di principi attivi, di gruppi farmacologici dei farmaci e di tante altre parole che risultano oscure ai comuni cittadini privi di una particolare preparazione farmacologico-medica. Sono soprattutto i tecnicismi a caratterizzarsi per il maggior livello di inaccessibilità. In generale, in quanto direttamente riconducibili a un dato campo scientifico, essi vengono ripartiti in base all'area a cui fanno riferimento, così si può parlare dei tecnicismi medici, legali, informatici eccetera. Al loro interno si possono inoltre distinguere altri sottogruppi. Per quanto riguarda l'ambito del linguaggio medico, i tecnicismi storicamente venivano ripartiti in base alla loro provenienza linguistica, ossia greca antica, greca moderna, inglese eccetera. Mentre, sincronicamente, seguendo il pensiero di Serianni (2005), possono essere classificati in base ai tre criteri: semantico, formale o sociolinguistico.

Secondo il criterio semantico si possono distinguere:

1) "tecnicismi dell'anatomia (*ulna, massetere*);
2) della fisiologia (*metabolismo, midriasi*);
3) della patologia (*glaucuma, setticemia*);
4) relativi alla strumentazione e alle metodiche di analisi (*endoscopio, radiologia*);
5) appartenenti a scienze strettamente connesse alla medicina (psicologia: *narcisismo*; farmacologia: *efedrina*; biologia: *estrogeno*; biochimica: *distrofina* ecc.)." (Serianni 2005: 121).

Il criterio formale, a sua volta, prende in considerazione la forma linguistica. Attingendo a queste caratteristiche si possono individuare:

1. tecnicismi monorematici non analizzabili, costituiti da una sola parola che risulta opaca alla coscienza dell'utente il quale non voglia o possa risalire all'etimologia [...]: *timo, epilessia*;
2. tecnicismi monorematici analizzabili (almeno da parte del medico o del parlante colto), perché composti da un prefisso o da un suffisso, che modifica secondo direttrici regolari e prevedibili il significato della base, o da uno o più confissi semanticamente trasparenti: tra i tanti esempi, *ipocalorico* o *mastite* [...];
3. tecnicismi polirematici, ossia costituiti da più parole che funzionano come un blocco di significato unitario, non segmentabile al suo interno: *afta epizootica* [...]. Rientrano in questa tipologia gli eponimi e gli acronimi [...]. (Serianni 2005: 121-122).

L'ultimo nella classificazione sincronica proposta da Serianni è il criterio sociolinguistico. La distinzione mediante questo metodo risulta molto più complicata, in quanto si basa sulla differenza fra i termini specialistici, che coincidono con le parole del lessico fondamentale, e quelle note soltanto ai professionisti, lontane dalle conoscenze del parlante comune (Serianni 2005: 122-123). Basti pensare al termine *fegato*, che sia dal grande clinico sia dal comune cittadino, viene denominato nello stesso modo. In questo caso, *fegato* è un tecnicismo specifico, in quanto in modo univoco fa riferimento a una parte anatomica (Lucchini 2008: XXV). Dall'altra parte si trovano invece i termini rari che sono lontani dalle conoscenze del parlante comune, come per esempio: *cremnofobia, dacriocistite, carfologia* (Serianni 2005: 122-123).

Questa ultima classificazione di Serianni porta a creare un divario fra i tecnicismi specifici e i tecnicismi collaterali. I primi sono infatti quei termini utilizzati per denominare le nozioni, i concetti e gli strumenti tipici di una determinata disciplina. Essi rimandano dunque, in modo puntuale, a una precisa sfera specialistica e non possono essere sostituiti con dei sinonimi. Nella presente ricerca, all'interno del gruppo di questi tecnicismi, vengono considerati anche gli acronimi e le espressioni eponimiche; essi costituiscono infatti un particolare tipo di tecnicismi specifici che nel caso dei FI merita una speciale attenzione. A loro volta, invece, i tecnicismi collaterali rappresentano quelle parole usate, non per scopi informativi o comunicativi, bensì per motivi di registro: mirano in questo modo a creare una vera e propria distinzione rispetto al linguaggio comune. Essi sono quindi potenzialmente sostituibili con dei sinonimi provenienti dal linguaggio comune e possono ricorrere in diversi ambiti specialistici.

In base alle proposte presentate e alla complessità, nonché singolarità della questione, nell'analisi dei fattori pregiudicanti la comprensibilità del testo dei FI si vuole attingere al criterio sociolinguistico delineato da Serianni (2005). Ci si concentra dunque sulla categoria rappresentata dai tecnicismi specifici (d'ora in poi chiamati TS), all'interno dei quali vengono valutati i tecnicismi specifici veri e propri, gli acronimi, nonché le denominazioni eponimiche[99]. Il ricorso a questa classificazione nasce come logica conseguenza dalle analisi svolte sugli elementi

---

99 Nel presente lavoro si è deciso di costituire una distinzione all'interno dei tecnicismi specifici, trattando distintamente espressioni eponimiche, acronimi e tecnicismi specifici veri e propri, nel gruppo dei quali vengono trattati tutti i tecnicismi non rappresentati da espressioni eponimiche e acronimi. La presente suddivisione è stata eseguita per ottenere una massima illustrazione della problematica trattata. Si vuole inoltre precisare che ogni volta in cui nel presente libro viene usata la nozione *tecnicismo* o

presenti nei FI e dalle proprie osservazioni sull'importante ruolo che i tecnicismi rivestono nell'ambito della comprensibilità dei testi. Il criterio sociolinguistico verrà – a sua volta – integrato da osservazioni attinenti al parametro semantico. Per meglio sottolineare l'importanza dei TS riferiti all'aspetto della comprensione, si vuole riportare che nel 2007 il gruppo di ricercatori della *Palestra della scrittura*[100] ha condotto uno studio sulla comunicazione sulla salute[101], da cui risulta che a contatto con delle informazioni sulla salute i lettori, nella maggior parte (il 48,56% degli intervistati) hanno la sensazione che siano abbastanza chiare, pur con qualche termine tecnico che non capiscono. Alla domanda sul principale motivo di incomprensioni o difficoltà di comunicazione in ambito medico, la risposta che invece ha ricevuto il maggior riscontro (il 40,58%) è stata quella che si riferiva alla presenza di troppi tecnicismi (Rolle 2008: 8–11). Essi, costituiscono quindi un ostacolo di rilevante importanza per quanto riguarda la trasparenza del testo e, vista la loro complessità, ai fini di un'ulteriore analisi sono stati scelti quelli che incidono maggiormente sulla comprensibilità.

2. 2.1.1.1 Tecnicismi specifici veri e propri presenti all'interno dei FI

I tecnicismi specifici veri e propri che designano le nozioni in modo puntuale e obbligato costituiscono uno degli elementi chiave all'interno dei testi di tematica medica e di conseguenza anche dei FI. Come è stato però possibile vedere già in precedenza, questi ultimi sono contraddistinti da caratteristiche eterogenee. Tale aspetto comporta che vi siano differenze anche nella distribuzione dei diversi elementi linguistici all'interno delle svariate sezioni dei bugiardini. I tecnicismi specifici veri e propri (d'ora in poi chiamati TSVP) nei FI sono infatti maggiormente concentrati nelle parti dedicate agli effetti collaterali, alle avvertenze nonché alle interazioni con altri medicinali. Questo fenomeno viene documentato in entrambe le lingue prese in considerazione per la presente ricerca; a corroborazione di quanto affermato, si forniscono i seguenti esempi, provenienti da FI italiani e polacchi:

---

tecnicismo specifico senza fare distinzione in particolari sottogruppi, si fa riferimento all'intero spettro dei tecnicismi, comprese le sue sottocategorie.
100 Il sito ufficiale della *Palestra della scrittura* (2018) http://www.palestradellascrittura.it
101 Il sondaggio è stato svolto online e ci ha partecipato un migliaio di persone dai 20 agli oltre 60 anni, residenti in tutte le Regioni italiane, con prevalenza della Lombardia (26,17%), seguita da Lazio (8,04%), Piemonte (6,96%) e Veneto (6,24%).

[IT]

Come tutti i medicinali, questo medicinale può causare effetti indesiderati sebbene non tutte le persone li manifestino.

Interrompa immediatamente l'assunzione di CALMINE e si rivolga al medico, se verifica una delle seguenti condizioni:

- gravi problemi di stomaco, bruciore o dolore addominale (ulcere);
- vomito contenente sangue (ematemesi) o feci nere (melena), associati ad emorragie gastrointestinali;
- affaticamento anomalo con ridotta eliminazione delle urine (dovuti a sanguinamenti non visibili);
- prurito con macchie sulla cute, gonfiore del viso, dei piedi o delle gambe, difficoltà di respirazione e/o gonfiore in viso o in gola (allergia);
- gravi eruzioni cutanee con arrossamento, esfoliazione e/o formazione di vesciche (es. Sindrome di Steven-Johnson, necrolisi tossica epidermica, dermatite esfoliativa, Sindrome di Lyell).

Informi il medico se nota i seguenti effetti indesiderati:

- gastrointestinali: senso di peso nella bocca dello stomaco (epigastrio), dolori all'addome, difficoltà di evacuazione (stitichezza, costipazione), nausea, vomito, diarrea, gas intestinali (flatulenza), cattiva digestione (dispepsia), infiammazione della mucosa della bocca con ulcere (stomatiti ulcerative), peggioramento dell'infiammazione al colon (colite) e del morbo di Crohn, gastriti;
- cardiovascolari: gonfiore (edema), pressione alta (ipertensione), insufficienza del cuore, trombi nelle arterie (che causano ad es. infarto del cuore o ictus).

Altri effetti indesiderati riportati in pazienti sensibili: difficoltà a respirare (broncospasmo) e diminuzione delle piastrine (trombocitopenia).

[tratto dal FI di *Calmine* dalla sezione dedicata agli effetti indesiderati]

Il brano citato presenta una fitta rete di TSVP che, vista la loro varietà interna, vale la pena analizzare procedendo con il criterio semantico delineato da Serianni (2005). Nel frammento riportato si trovano infatti numerosi TSVP dell'anatomia, fra cui: *cute, gola, bocca dello stomaco, addome, arterie, epigastrio, piastrine, mucosa della bocca, colon*. Fra i TSVP della fisiologia si possono elencare: *vomito, feci, evacuazione, digestione, respirare*. Il più numeroso è il gruppo di TSVP della patologia: *ematemesi, melena, ulcere, gastriti, dispepsia, flatulenza, stitichezza, costipazione, necrolisi tossica epidermica, dermatite esfoliativa, broncospasmo, trombocitopenia, ictus* eccetera[102]. Nel passo del testo sono assenti i TSVP relativi alla strumentazione e alle metodiche di analisi – essi nei FI vengono distribuiti in

---

102 Nel frammento analizzato sono presenti altri TS, quali espressioni eponimiche, come *Sindrome di Steven-Johnson, Sindrome di Lyell, morbo di Crohn*, ma – vista la

diverse sezioni, fra cui quelle dedicate alle avvertenze e precauzioni o interazioni con altri medicinali a cui si farà riferimento più avanti.

Spostandosi nell'ambiente della lingua polacca si propone il seguente frammento estratto da uno dei FI:

[PL]

Działania niepożądane występujące bardzo rzadko (mogą występować u nie więcej niż 1 na 10 000 pacjentów):
- małopłytkowość (zmniejszenie liczby płytek krwi);
- tiki (skurcze nawykowe);
- omdlenie, dyskineza (ruchy mimowolne), dystonia (długotrwałe skurcze mięśni), drżenie, zaburzenia smaku;
- niewyraźne widzenie, zaburzenia akomodacji (zaburzenia ostrości widzenia), rotacja gałek ocznych (niekontrolowane, koliste ruchy gałek ocznych);
- obrzęk naczynioruchowy (ciężka reakcja alergiczna powodująca obrzęk twarzy lub gardła);
- wysypka polekowa;
- zaburzenia oddawania moczu (moczenie nocne, ból i (lub) trudności w oddawaniu moczu).

Nieznana częstość występowania działań niepożądanych (częstość występowania nie może być określona na podstawie dostępnych danych):
- zwiększony apetyt;
- próby samobójcze (nawracające myśli samobójcze lub zainteresowanie samobójstwem);
- utrata pamięci, zaburzenia pamięci;
- zawroty głowy (uczucie wirowania lub utraty równowagi);
- zatrzymanie moczu (niemożność całkowitego opróżnienia pęcherza moczowego).

[tratto dal FI di *Amertil* dalla sezione dedicata agli effetti indesiderati]

Nel passo riportato si trova un ampio spettro di TSVP. Come nel caso dell'esempio italiano appena analizzato; anche qui vale la pena procedere con un esame secondo il criterio semantico delineato da Serianni (2005). Nel presente brano si trovano numerosi TSVP dell'anatomia, come: *płytki krwi, mięśnie, gałki oczne, twarz, gardło, głowa, pęcherz moczowy*. Fra i tecnicismi della fisiologia si possono elencare: *skurcze, drżenie, oddawanie moczu, apetyt, zatrzymanie moczu, widzenie*. Il più numeroso è il gruppo di TSVP relativi a una specifica patologia, fra cui si possono citare: *małopłytkowość, tiki, omdlenie, dyskineza, ruchy mimowolne,*

---

distinzione instaurata fra i TSVP e le denominazioni con un eponimo – esse non vengono riportate nell'elenco.

dystonia, zaburzenia smaku, obrzęk naczynioruchowy, wysypka polekowa zawroty głowy eccetera.

Visto che in entrambi i frammenti appena considerati non è stata documentata la presenza dei TSVP relativi alla strumentazione e alle metodiche di analisi, per confermare la loro esistenza all'interno dei FI si vogliono riportare gli esempi provenienti da altri FI italiani e polacchi:

[IT]

> Normalmente all'inizio si ha sordità alle alte frequenze che si può rilevare solo con un esame audiometrico. [...] I pazienti anziani possono avere una ridotta funzionalità renale non evidenziata dai test di screening di routine come l'indice di azoto ureico nel sangue o la creatinina serica.
>
> [FI di *Likacin*]

> Dato che la funzione delle ghiandole surrenali può essere inibita, un test di stimolazione con ACTH per diagnosticare un'eventuale insufficienza ipofisaria potrebbe fornire risultati falsati (valori bassi).
>
> [FI di *Budineb*]

[PL]

> Z myślą o ocenie skuteczności leczenia i wczesnym wykryciu zwapnień w obrębie złogów żółciowych, lekarz zleci wykonanie badania radiologicznego pęcherzyka żółciowego (cholecystografię doustną) po 6-10 miesiącach od rozpoczęcia leczenia, w zależności od średnicy złogów. Zdjęcia (przeglądowe i po podaniu kontrastu) należy wykonać zarówno w pozycji stojącej, jak i leżącej (monitorowanie ultrasonograficzne).
>
> [FI di *Ursocam*]

Nei passi appena citati troviamo, per l'italiano: *esame audiometrico, test di screening di routine, indice di azoto ureico, creatinina serica, test di stimolazione con ACTH,* per il polacco: *badanie radiologiczne, zdjęcie przeglądowe, zdjęcie po podaniu kontrastu, monitorowanie ultrasonograficzne.*

I TSVP relativi alla strumentazione e alle metodiche di analisi nei FI si riferiscono principalmente agli esami da eseguire. Si forniscono ora alcuni esempi fra le soluzioni più ricorrenti nel *Corpus*, riscontrate nei testi italiani e polacchi: [IT] *gli esami del sangue (come per esempio controlli relativi ai globuli rossi o esami di funzionalità del fegato) o esami delle urine (per il glucosio); esame emocromocitometrico completo; specifico esame del sangue (Cromogranina A);* [PL] *przeprowadzenie badania endoskopowego; zalecane jest wykonanie badania echokardiograficznego (USG – ultrasonografia serca); badań rentgenowskich i ultrasonograficznych.*

All'interno dei FI si possono inoltre individuare i TSVP appartenenti alle scienze strettamente connesse alla medicina. Un indubbio e incisivo ruolo viene ricoperto dalla farmacologia. I TSVP appartenenti a questa branca del sapere si presentano sotto forma di nomi dei principi attivi dei farmaci, dei batteri e, soprattutto, dei nomi delle sostanze chimiche e dei microorganismi patogeni, che fanno anche ricorso alle scienze biochimiche.

I riferimenti che attingono direttamente alla branca della farmacologia vengono introdotti nella parte iniziale del FI in cui si trova la presentazione del farmaco (e del principio attivo contenutovi), nella sezione in cui viene descritta la composizione del medicinale, nonché, e con la maggior frequenza, nella parte dedicata alle interazioni con altri medicinali. A confermarlo si presentano due frammenti (uno proveniente da un FI italiano e l'altro da un FI polacco):

[IT]

Non prenda SOLFLU se assume (vedere "Non prenda SOLFLU se"):

- inibitori delle monoaminossidasi o antidepressivi triciclici (farmaci che possono essere usati, ad esempio, contro la depressione o i disturbi d'ansia);
- betabloccanti (farmaci usati in pazienti con malattie del cuore).

Informi il medico o il farmacista se sta assumendo, ha recentemente assunto o potrebbe assumere qualsiasi altro medicinale.
Questo è particolarmente importante per i seguenti farmaci:

- rifampicina (farmaco usato per la cura della tubercolosi);
- cimetidina (farmaco usato per l'ulcera peptica);
- cloramfenicolo (farmaco usato contro le infezioni);
- glutetimmide, fenobarbital, carbamazepina (farmaci usati contro l'epilessia);
- anticoagulanti cumarinici (farmaci usati per fluidificare il sangue);
- antipertensivi (farmaci usati contro la pressione alta).

[FI di *SOLFLU*]

[PL]

Lek Amlonor może oddziaływać z innymi lekami lub inne leki mogą oddziaływać z lekiem Amlonor:

- ketokonazol, itrakonazol (leki przeciwgrzybicze)
- rytonawir, indynawir, nelfinawir (tzw. inhibitory proteazy stosowane w leczeniu HIV)
- ryfampicyna, erytromycyna, klarytromycyna (antybiotyki)
- ziele dziurawca
- werapamil, diltiazem (leki stosowane w chorobach serca)
- dantrolen (wlew stosowany w ciężkich zaburzeniach temperatury ciała)
- symwastatyna (lek zmniejszający stężenie cholesterolu)

- takrolimus (stosowany, aby kontrolować reakcję układu odpornościowego, co umożliwi organizmowi przyjęcie przeszczepionego narządu)
- cyklosporyna (lek immunosupresyjny).

[FI di *Amlonor*]

In base a quanto emerge attraverso la lettura dei frammenti presentati e attraverso lo sguardo generale posto su tutti gli altri campioni del *Corpus*, si può inoltre affermare che nella maggioranza dei casi il componente farmacologico viene introdotto nel testo tramite l'enumerazione. Procedendo con lo spoglio linguistico dei testi dei FI, si nota una rilevante presenza dell'aspetto relativo all'area della chimica, un altro campo scientifico a cui attinge la medicina. I TSVP legati alla chimica vengono rilevati nella sezione del FI dedicata al contenuto della confezione, in cui vengono elencati tutti i principi attivi del farmaco e altri suoi componenti, si tratta quindi di nomi di sostanze chimiche e per recarne qualche esempio si riporta quanto segue:

[IT]

Gli altri componenti sono saccarina sodica, acido alginico, lattosio, sodio bicarbonato, povidone, calcio silicato monoidrato, metilcellulosa.

[FI di *Meteosim*]

[PL]

Pozostałe składniki to: makrogologlicerolu rycynooleinian, sacharoza, disodu fosforan dwuwodny lub dwunastowodny, kwas cytrynowy jednowodny, substancja poprawiająca smak i zapach anyżowa, alkohol benzylowy, woda oczyszczona.

[FI di *Devikap*]

Come precedentemente affermato, i TSVP risultano oscuri non solo ai comuni cittadini, ma essi possono apparire tali (anche se con un diverso grado di impenetrabilità) a medici in possesso di differenti specializzazioni. I termini in questione sono in effetti caratterizzati da un diverso grado di accessibilità e alcuni sono conosciuti soltanto dagli specialisti. In questo modo, per dare qualche esempio, non ci si dovrebbe dunque stupire se un neurologo non sapesse cosa sia l'*epiluminescenza*[103], mentre un dermatologo non fosse a conoscenza del significato dell'*eminattenzione sinistra*[104] (Lucchini 2008: XXV).

---

103 Conosciuta anche come dermatoscopia. Si tratta di un esame non invasivo che permette di riconoscere i tumori della pelle.
104 Questo termine fa riferimento a un'incapacità di avvertire stimoli provenienti dalla metà sinistra dello spazio in seguito a un danno neurologico.

Una delle caratteristiche dei TS, e quindi anche dei TSVP, è inoltre rappresentata dalla loro monosemicità e da un rapporto biunivoco con il referente. Basti pensare al *mal di gola* che in lingua comune può far riferimento ad almeno tre diversi termini medici, quali: *laringite, faringite* e *tracheite*, a cui si fa diretto ricorso per specificare un determinato tipo di *mal di gola*. Tuttavia, nonostante questa "rigidità" del lessico specialistico, fino a quando esso costituisce un linguaggio verbale, la sua precisione non può essere paragonata, o meglio, non può raggiungere quella propria dell'algebra, per questo, può comunque presentare qualche margine di oscillazione o di incertezza (Giovanardi 2014).

2.2.1.1.2 Acronimi

L'italiano della medicina fa un ampio ricorso agli acronimi. Questi elementi, come è stato già precedentemente detto, possono rientrare nel gruppo di TS facendo riferimento alle nozioni specialistiche oppure possono denominare i nomi privi di significato tecnico, fra cui quelli di diversi enti o istituzioni. In questa sede l'attenzione viene orientata verso i primi, ossia verso quelli che si potrebbero chiamare gli acronimi specialistici, ma prima di passare a un'analisi dettagliata del *Corpus* si intende illustrare rapidamente alcune delle principali questioni a riguardo degli acronimi in generale.

La comparsa degli acronimi (riferendosi al senso più ampio del termine, ossia quello di una forma abbreviata di una parola o più parole), come confermato in diversi testi italiani e polacchi, risale agli albori della scrittura (cfr. Czarnecka/Podracki 1995; Saloni 2010; Cappelli 1899). Inizialmente essi venivano applicati per economizzare il tempo e lo spazio (Cappelli 1899: V) e questa funzione di economizzazione della comunicazione persiste anche ai tempi nostri (Prońinska 2018: 169). Tuttavia, nonostante la lunga storia dei termini analizzati esistono divergenze riguardanti la loro denominazione. Sia in italiano che in polacco si riscontrano infatti delle imprecisioni in merito. In italiano persistono i vocaboli *abbreviazione, sigla* e *acronimo*, mentre in polacco esistono almeno tre nomi che rappresentano il concetto di abbreviazione, quali *skrót, skrótowiec* e *akronim*. (Prońinska 2018: 164).

La distinzione fra questi vocaboli è molto sottile in tutte e due le lingue analizzate. *Skrót* è una lettera oppure un insieme di più lettere provenienti da parole conosciute e comuni che vengono pronunciate come delle parole complete, come per esempio *s*. o *zł*. (Markowski 2008: 125), che fanno riferimento, e vengono lette come: *sekunda* e *złoty*. Mentre *skrótowiec* deriva da nomi di istituzioni, organizzazioni, società o altri in cui vengono tagliati alcuni elementi del nome intero. Nella lingua polacca sono costituiti di solito dalle prime lettere o sillabe delle parole di partenza (Jadacka 2008: 127), come si osserva per esempio per il *ZUS* (dal *Zakład Ubezpieczeń Społecznych*) o per il *PZU* (*Powszechny Zakład Ubezpieczeń*). L'ultimo vocabolo polacco preso in considerazione è *akronim* – parola che nella letteratura polacca, ma anche nel presente libro, viene considerata come l'equivalente di provenienza estera del vocabolo *skrótowiec*. Da queste premesse risulta che *skrót* possiede una funzione metalinguistica, in quanto rinvia a una parola o a una espressione completa senza fare il diretto riferimento a una realtà extralinguistica mentre *skrótowiec* (o *akronim*) rimanda proprio a quest'ultima (Pronińska 2018: 164–165).

Per quanto riguarda la terminologia italiana, l'*abbreviazione*, seguendo la definizione de il *Grande Dizionario Garzanti della Lingua Italiana*, è la "forma accorciata o ridotta di una parola" (Garzanti 1994: 6), mentre la *sigla*, citando quanto proposto dall'Accademia della Crusca, è la "sequenza delle lettere iniziali di una serie di nomi, enti, ditte o termini scientifici [...]". Con l'ultimo vocabolo analizzato, ossia l'*acronimo*, vengono indicate "sia le sigle vere e proprie [...], sia le parole composte che si ottengono mettendo in sequenza più di una lettera delle parole abbreviate (es. ASSITERM per Associazione Italiana di Terminologia" (Setti 2004).

In base a quanto detto sopra, l'*abbreviazione* può essere identificata con il polacco *skrót*, mentre i termini *sigla* e *acronimo* provocano alcuni dubbi legati alla loro identificazione con un equivalente polacco a cui si aggiunge il fatto che nonostante le differenze emerse dalle analisi dei testi, in italiano risultano esser utilizzati in modo sinonimico[105]. Per questo motivo anche nel presente libro vengono considerati quanto sinonimi e nello spettro del loro significato vengono inclusi i polacchi *skrótowce* (e analogicamente *akronimy*) che vengono intesi sia come forme abbreviate lette come parole indipendenti (si pensi per esempio alla *TAC – Tomografia Assiale Computerizzata*) sia come quelle che vengono sillabate (come, per esempio, l'*OMS – Organizzazione Mondiale della Sanità –* [l'o-emme-esse]) (Pronińska 2018: 165).

Nel presente lavoro le forme abbreviate vengono affrontate in quanto elementi linguistici che pregiudicano la comprensibilità del testo. Ciò è connesso non solo al fatto che essi facciano riferimento a nozioni specialistiche, spesso difficili da capire e da decifrare per i comuni cittadini, ma anche ad altri due fattori. La loro scarsa accessibilità è infatti legata anche al fatto che la stessa forma abbreviata può essere adoperata in diverse accezioni, come, per esempio la sigla inglese *AP*, che può riferirsi a *ante partum* e *placca arterosclerotica* ma che "indica anche

---

[105] Si rimanda a Pronińska (2018) nonché a http://www.treccani.it/vocabolario/acronimo.

fosfatasi acida/fosfatasi alcalina, pressione arteriosa/pressione aortica, polmonite acuta/polmonite da aspirazione" (Puato 2018: 98). Un ulteriore fattore che gioca a sfavore della comprensibilità è rappresentato dall'ampio uso dell'inglese, adoperato per la formazione delle forme abbreviate, ciò crea un'ulteriore difficoltà per chi non padroneggia la lingua. Per dare qualche esempio si pensi a: [IT] pneumopatia cronica ostruttiva (*COPD*) dove l'acronimo rimanda all'inglese *Chronic Obstructive Pulmonary Disease* o a *Acuta pustolosi esantematica generalizzata* (*AGEP*) che in polacco viene espressa come *ostra uogólniona osutka krostkowa* (*AGEP*) e dove per entrambe le lingue d'interesse della presente ricerca viene impiegato l'acronimo inglese che corrisponde a *Acute generalized exanthematous pustulosis*. Il fatto di ricorrere alla lingua inglese, soprattutto nei casi in cui esistono degli equivalenti in lingue nazionali, può provocare ulteriori difficoltà della comprensione negli utenti.

È interessante inoltre notare che gli acronimi, nella maggior parte, vengono trattati come sostantivi, ma in alcuni casi esiste la possibilità della conversione ad aggettivo come avviene nel caso della *diagnosi ECG* per *diagnosi elettrocardiografica* (cfr. Serianni 2004: 587).

Le forme acronimiche sono presenti in quasi tutti i linguaggi specialistici; vi fanno ricorso soprattutto i linguaggi dell'informatica, della medicina, dell'economia e della legge (Pronińska 2018: 161), ma essi vengono adoperati anche nel linguaggio quotidiano. Tuttavia, vista l'impostazione della presente ricerca, nella quale il maggior interesse viene riservato al linguaggio presente nei FI, anche il fenomeno degli acronimi verrà analizzato attraverso la consultazione di materiale medico-farmacologico. A questo punto, per completare quanto detto in precedenza, si vuole attingere ancora a un dato molto interessante riguardante la differenza persistente fra gli acronimi medici e altri dell'ambito tecnico-scientifico, citando Serianni (2003): "Quanto agli acronimi, possiamo notare due caratteristiche che li differenziano da quelli propri dell'ambito tecnico-scientifico, in particolare medico: questi – che perlopiù condensano espressioni molto complesse – tendono ad essere usati tanto nella lingua scritta quanto in quella parlata (la VES e la BSE non diventano rispettivamente "velocità di eritrosedimentazione" e "encefalopatia spongiforme bovina"), mentre quelli vengono abitualmente sciolti parlando (D.Lgs. diventa "decreto legislativo", q.f. "qualifica funzionale" e così via); quelli presentano spesso l'ordine dei costituenti secondo l'inglese (così BSE che in italiano dovrebbe essere ESB), mentre questi, riferiti a realtà tipicamente italiane, mantengono la sequenza della lingua madre". (Serianni 2003: 132).

Il fatto a cui si riferisce Serianni sottolinea ancor di più l'importanza della corretta comprensione e conoscenza degli acronimi medici con i quali veniamo in contatto, non solo durante la lettura dei testi medici, ma anche durante la comunicazione orale.

2.2.1.1.2.1 Acronimi presenti all'interno dei FI

Nei testi medici gli acronimi e le sigle sono presenti soprattutto nelle cartelle cliniche e nei documenti che circolano fra diversi operatori sanitari. Nei testi divulgativi il loro uso è invece molto limitato e, qualora presenti, vengono quasi sempre accompagnati dalle forme sciolte (Puato 2018: 97). Le analisi svolte sul materiale raccolto hanno evidenziato la presenza delle abbreviazioni anche nei testi dei FI, anche se, come è stato più volte affermato nelle pagine del presente libro, essi, oltre alla funzione informativa, svolgono anche quella divulgativa.

All'interno dei FI viene documentata la presenza di diversi tipi di forme acronimiche che, in modo diverso, possono incidere sulla comprensione del testo e che sono inoltre legate a diversi ambiti tecnici, non necessariamente a quello medico. Vi si trovano infatti le abbreviazioni vere e proprie (o *skrót* in polacco), ossia quelle metalinguistiche, che hanno carattere universale. La loro presenza nei bugiardini non è legata né al linguaggio medico né al tipo di testo dei FI, come anche "le abbreviazioni di carattere prettamente grafico (*cpr* 'compresse' o *Rx* 'radiografia') le quali, rimandando alla forma estesa, svolgono la funzione metalinguistica e non hanno la capacità referenziale" (Pronińska 2020: 425). Vista l'impostazione della presente ricerca, nell'analisi delle forme acronimiche presenti nei FI non ci si soffermerà su queste appena citate[106]. Non verranno inoltre presi in considerazione gli acronimi che descrivono i nomi delle istituzioni e organizzazioni, come AIFA (Agenzia Italiana del Farmaco) e Titolare A.I.C (Titolare dell'autorizzazione all'immissione in commercio) e le forme abbreviate che non fanno diretto riferimento al linguaggio medico, come Scad.; EXP; PH; UV[107]. Di grande interesse per la presente ricerca è risultata invece la presenza degli acronimi e delle sigle (*skrótowce* o *akronimy*) che rientrano nel gruppo di

---

106 Dall'analisi vengono quindi escluse le forme abbreviate delle unità di misura, come *ml.*, *g.* e simili.
107 Queste forme abbreviate vengono adoperate rispettivamente nelle espressioni tipo:
   - *Scad.*: *Non usi Folidex dopo la data di scadenza che è riportata sulla scatola dopo l'abbreviazione "Scad."*.;
   - *EXP*: *Nie stosować tego leku po upływie terminu ważności zamieszczonego na etykiecie i pudełku po: EXP.*;
   - *PH*: *odczyn PH*;
   - *UV*: *światło UV*.

TS del linguaggio medico, ossia quelli che ricoprono la funzione di unità terminologiche, che si riferiscono per esempio alle entità clinico-patologiche.

Prima di passare all'analisi vera e propria della presenza degli acronimi nei FI, si vuole sottolineare che nell'ambito del linguaggio medico le forme acronimiche svolgono due funzioni, in base alle quali possono essere classificate in due macrocategorie funzionali – si tratta della funzione sostitutiva e di quella mnemonica. Quest'ultima è rappresentata da forme abbreviate che servono come supporto per la memoria; vengono utilizzate soprattutto nell'ambito dell'emergenza sanitaria, come per esempio *AMPIA* che aiuta a ricordare le informazioni riguardanti la storia medica del paziente (Allergie, Medicinali, Patologie pregresse, Ingestione di alimenti, Altre informazioni). La funzione sostitutiva caratterizza invece sia le forme ridotte, come SLA, TAC, ADHD, sia le forme composte ottenute dalla combinazione di più lettere delle parole accorciate, come, per esempio *diabesità* o *globesità* (Pronińska 2020: 426). Nel caso dei FI non sono presenti le forme acronimiche con la funzione mnemonica e, per quanto riguarda la funzione sostitutiva, nel presente studio ci si limita soltanto a esaminare gli acronimi con forme ridotte.

L'analisi delle forme acronimiche presenti nei FI viene svolta in base alle specifiche osservazioni nate in seguito all'esame approfondito del *Corpus*. Si parte con un breve sguardo sulla loro distribuzione in diverse sezioni dei FI per procedere con l'elencazione dei differenti modi in cui sono strutturate all'interno dei FI, fornendo appositi esempi provenienti dai FI italiani e polacchi[108].

Dall'analisi del *Corpus* risulta che gli acronimi non sono presenti in tutti i FI presi in esame, la loro presenza tuttavia è riscontrabile nella grande parte di essi: per i FI italiani le forme acronimiche sono state infatti documentate in 28 FI (su 50) e per i FI polacchi in 27 (su 50). Le forme acronimiche possono esser individuate all'interno di diverse parti dei FI[109]. La loro maggior frequenza viene riscontrata nelle sezioni dedicate alle informazioni da conoscere prima di assumere il medicinale, venendo prevalentemente utilizzati nella sottosezione delle interazioni nonché delle avvertenze e delle precauzioni. La loro presenza è inoltre significativa nelle parti dedicate agli effetti indesiderati e all'identificazione del medicinale, mentre è scarsa nella sezione che riporta informazioni sulle modalità d'uso. All'interno delle sezioni dedicate alla scadenza e alle informazioni

---

108 Per i casi in cui in una lingua non viene documentato il corrispettivo di un esempio individuato invece nell'altra, questa situazione viene segnalata con il simbolo [#].
109 Per le parti dei FI si fa riferimento a quanto esposto nell'articolo 59, punto 1 della Direttiva 2001/83/CE.

aggiuntive, non si riscontra invece alcuna presenza di acronimi. Da un esame comparativo fra diversi FI, in base ai tipi di prescrizione e al paese di appartenenza (Italia o Polonia), si nota che il maggior numero di acronimi viene incluso nei FI dei farmaci italiani vendibili dietro la prescrizione medica, subito dopo si trovano i FI dei farmaci polacchi SOP/OTC, seguiti sempre dai farmaci polacchi, ma vendibili dietro la prescrizione medica. Il numero minore degli acronimi è stato invece riscontrato nei FI dei farmaci italiani vendibili senza la prescrizione medica.

Quali differenti strutture caratterizzano gli acronimi nel *Corpus* analizzato? Attraverso un esame approfondito di tutti i FI che costituiscono il materiale della presente ricerca, sono stati individuati 10 differenti modi in cui le forme acronimiche sono adoperate, quali:

1. acronimo viene messo fra parentesi in seguito alla sua forma sciolta, come nel caso dei seguenti esempi: [IT] *Farmaci Antinfiammatori Non Steroidei (FANS); acido acetilsalicilico (ASA); inibitori selettivi del reuptake della serotonina (SSRIs); acuta pustolosi esantematica generalizzata (AGEP); malattia da reflusso gastro-esofageo (GERD); tiopurina-metiltransferasi (TMPT);* [PL] *niesteroidowe leki przeciwzapalne (NLPZ); hormonalna terapia zastępcza (HTZ); przewlekła obturacyjna choroba płuc (POChP); metylotransferaza tiopurynowa (TPMT); ostra uogólniona osutka krostkowa (AGEP);*
2. acronimo viene introdotto insieme alla sua forma sciolta tramite la congiunzione disgiuntiva *o* che può esser inclusa fra parentesi: [IT] *Farmaci Antiinfiammatori Non Steroidei (o FANS);* [PL] [#]; oppure subito in diretta vicinanza con la forma sciolta: [IT] *inibitori selettivi della ricaptazione della serotonina o SSRI;* [PL] [#];
3. acronimo precede la forma sciolta che viene racchiusa tra parentesi: [IT] *FANS (farmaci antinfiammatori non steroidei); DRESS*[110] *(Reazione al farmaco con Eosinofilia e Sintomi Sistemici);* [PL] *DRESS (osutka polekowa z eozynofilią i objawami układowymi);*
4. acronimo precede la forma sciolta che viene introdotta tramite la virgola o il trattino: [IT] *"TIA", attacco ischemico transitorio;* [PL] *USG – ultrasonografia,* oppure nella sequenza inversa dove la forma abbreviata segue lo

---

110 Nel presente caso l'acronimo prende forma dalla denominazione inglese della reazione a cui si riferisce – fenomeno di cui si parlerà di seguito.

scioglimento dopo il segno d'interpunzione: [IT] *farmaci [...] (antinfiammatori non steroidei, FANS)*; [PL] *niesteroidowe leki przeciwzapalne – NLPZ*;
5. acronimo viene presentato da solo, senza la forma sciolta: [IT] *disturbi del S.N.C.*; *HIV*; *analogo dell'LHRH*; *un test di stimolazione con ACTH*; [PL] *lek z grupy analogów LHRH*; *obecność przeciwciał HIV*; *objawy ze strony OUN*;
6. acronimo viene messo tra parentesi in seguito alla spiegazione ma non allo scioglimento, per esempio: [IT] *farmaci che riducono l'infiammazione (FANS)*; *medicinali contro la pressione alta (ACE-inibitori)*; [PL] *leki obniżające ciśnienie krwi (inhibitory ACE, takie jak captopril [...])*;
7. acronimo viene seguito da una descrizione iperonimica e non viene sciolto: [IT] *ECG, una registrazione elettrica del cuore*; [PL] *EKG – badanie aktywności elektrycznej serca*; *inhibitory MAO (stosowane w leczeniu niedociśnienia tętniczego oraz w depresji)*; *leki z grupy inhibitorów MAO (leki stosowane w leczeniu depresji)*;
8. acronimo non viene né sciolto né spiegato, ma viene accompagnato da una esemplificazione: [IT] *ACE-inibitori come captopril*; *ACE-inibitori, ad esempio captopril*; *farmaci antinfiammatori non steroidei (FANS, per esempio ibuprofene)*; [PL] *inhibitory ACE, takie jak captopril*; *Inhibitory ACE (kaptopryl i enalapryl)*; *[...] stosuje jakikolwiek lek z grupy analogów LHRH, takie jak: gonadorelina, buserelina, goserelina, leuprorelina, tryptorelina*;
9. acronimo viene presentato con lo scioglimento ma senza alcun segno d'interpunzione: [IT] [#]; [PL] *inhibitory monoaminooksygenazy MAO*;
10. acronimo viene accompagnato da una spiegazione di tipo colloquiale: [IT] *lupus eritematoso sistemico (LES, conosciuto come lupus)*. [PL] [#].

Dall'elenco stilato si evince una grande varietà strutturale nelle modalità dell'impiego degli acronimi inseriti all'interno dei FI. Ciò si riscontra in tutte e due le lingue ma con una lieve prevalenza per la lingua italiana (su 10 modalità identificate per l'italiano sono state individuate 9, mentre per il polacco 8). Inoltre, a parte le modalità definite, nei FI, sono state documentate anche delle realizzazioni miste, ossia quelle nel caso in cui una delle varietà individuate entra in relazione con delle altre, dando così luogo a una composizione plurima. Per rendere al meglio il fenomeno si procede con alcuni esempi: [IT] *reazione di ipersensibilità chiamata DRESS (Reazione al farmaco con Eosinofilia e Sintomi Sistemici)*; *farmaci antinfiammatori non steroidei (FANS, per esempio ibuprofene)*; [PL] *reakcje nadwrażliwości zwane DRESS (osutka polekowa z eozynofilią i objawami układowymi)*; *badanie echokardiograficzne (USG – ultrasonografia serca)*.

Parlando in generale, nella maggior parte dei FI l'acronimo viene inizialmente introdotto accompagnato dalla forma sviluppata (secondo il modello 1 o 3) e in seguito viene riproposto nella forma acronimica priva di scioglimento. In alcuni casi lo scioglimento è presente più volte; successivamente nel testo viene espressa soltanto la forma acronimica oppure, qualche volta, essa viene riproposta nella sua forma sciolta. Nel *Corpus* ci sono anche alcuni FI in cui la forma acronimica è presentata come unica proposta, così all'interno del FI di *Fucsina Fenica* si legge: *a livello del SNC*, dove l'acronimo *SNC*, che corrisponde a *Sistema Nervoso Centrale*, non viene né spiegato né sciolto in alcun modo, come accade anche nell'esempio di FI polacco *Lizymax* in cui l'utente legge [...] *mogą wystąpić objawy ze strony OUN takie ja zmęczenie i bóle głowy* [...] e da nessuna parte viene spiegato il significato di *OUN* che fa riferimento a *Ośrodkowy Układ Nerwowy*. Altri acronimi non spiegati né sciolti nel *Corpus* sono, per esempio: LHRH; AUC; GFR; CC; i.m.; e.v.; p.p.i.; INR; ACTH; HIV; AIDS; EKG[111].

Risulta inoltre che all'interno di un solo FI possono esser adoperati diversi modi di realizzazione delle forme acronimiche; fra questi risultano interessanti i casi misti, in cui accanto a una determinata concretizzazione, ne viene introdotta un'altra o tante altre. A conferma di tale fenomeno si riporta l'esempio del FI del *Calmine* e le diverse realizzazioni dell'acronimo FANS che convivono al suo interno. Nel FI analizzato, infatti, accanto alla forma acronimica, sciolta fra parentesi, *farmaci detti FANS (farmaci antinfiammatori non steroidei)*, sono inoltre presenti altre forme in cui l'acronimo viene messo fra parentesi e preceduto da spiegazioni di svariato tipo: *farmaci che riducono l'infiammazione (FANS); farmaci contro l'infiammazione (antinfiammatori non steroidei, FANS); farmaci contro il dolore e l'infiammazione (FANS)*.

Dall'analisi delle strutture delle forme acronimiche all'interno del *Corpus*, sorgono ulteriori osservazioni legate al livello di comprensibilità (o incomprensibilità) delle stesse. Di sicuro, la maggiore difficoltà nella comprensione viene causata da acronimi privi del loro scioglimento e delle adeguate spiegazioni. Si

---

111 Questi acronimi si riferiscono rispettivamente a: LHRH – un'altra denominazione di GnRH (dall'inglese *Gonadotropin Releasing Hormone*), l'ormone di rilascio ipotalamico delle gonadotropine; AUC – dalla dicitura inglese *area under the time/concentration curve*, ossia area sottesa alla curva, conosciuta come l'area sotto la curva concentrazione/tempo; GFR – da *Glomerular Filtration Rate*, che indica la Velocità di Filtrazione Glomerulare; CC – *clearance della creatinina*; i.m. – *intramuscolare*; e.v. – *endovenoso*; p.p.i. – *per preparazioni iniettabili* (in riferimento all'acqua); INR – *International Normalised Ratio* (indice della coagulabilità del sangue); ACTH – *Adreno Cortico Tropic Hormone* (ormone adrenocorticotropo); HIV – *Human Immunodeficiency Virus* (virus dell'immunodeficienza umana); AIDS – *Acquired Immune Deficiency Syndrome* (sindrome da immunodeficienza acquisita); EKG/ECG – elettrocardiogramma.

parla ovviamente di diversi gradi di mancata trasparenza anche all'interno di questo piccolo gruppo. Gli acronimi come HIV, AIDS, USG o EKG provocano infatti nell'utente reazioni diverse rispetto a quelle suscitate dagli acronimi: FANS, SNC, INR, ACE, LHRH, che si riferiscono rispettivamente a: *Farmaci Antiinfiammatori Non Steroidei*; *Sistema Nervoso Centrale*; *International Normalized Ratio*; *Angiotensin Converting Enzyme*; *Lutenizing Hormone Releasing Hormone*. I primi appaiono familiari alla maggior parte dei cittadini, grazie alla divulgazione che ne è stata fatta (a opera soprattutto dei mass media). Una maggior dimestichezza nei confronti di questi specifici acronimi non allevia però la comprensione dalle insite difficoltà, né favorisce l'individuazione del loro vero significato. È molto probabile infatti che, alla domanda su cosa sia ECG/EKG, gli intervistati rispondano con una spiegazione di tipo iperbolico[112], piuttosto che con una risposta "tecnica" o con lo scioglimento dell'acronimo.

Come già accennato in precedenza, la comprensione delle sigle viene inoltre offuscata dall'ampio uso dell'inglese utilizzato per la loro formazione. Questo aspetto si riscontra anche all'interno dei FI analizzati. In diversi bugiardini infatti vengono documentate delle strutture come: [IT] DRESS (*Reazione al farmaco con Eosinofilia e Sintomi Sistemici*) o [PL] DRESS (*osutka polekowa z eozynofilią i objawami układowymi*), dove – per tutte e due le lingue – la forma acronimica prende vita dall'inglese *Drug Reaction with Eosynophilia and Systemic Symptoms*; [IT] inibitori selettivi del reuptake della serotonina (SSRIs), dove l'acronimo rimanda all'inglese *selective serotonin reuptake inhibitors*; [PL] *globulina antytymocytowa (ATG)*, con l'acronimo corrispondente a *Anti-thymocyte globulin*; *enzym metylotransferazy tiopuryny (TPMT)* con l'acronimo dall'inglese *Thiopurine methyltransferase*, o già citati nella parte introduttiva alla questione degli acronimi esempi di [IT] *pneumopatia cronica ostruttiva (COPD)* che rimanda all'inglese *Chronic Obstructive Pulmonary Disease*; [IT] *Acuta pustolosi esantematica generalizzata (AGEP)* o [PL] *ostra uogólniona osutka krostkowa (AGEP)*, dove sia per l'italiano sia per il polacco viene impiegato l'acronimo corrispondente all'inglese *Acute generalized exanthematous pustulosis*. La prassi relativa all'uso della lingua inglese nella formazione degli acronimi non impedisce necessariamente agli utenti di comprenderne il concetto intrinseco; fino a quando gli acronimi vengono però proposti insieme al relativo scioglimento, possono infatti risultare abbastanza chiari. Gli utenti potrebbero però domandarsi se essi si riferiscano a un sinonimo presentato sotto forma acronimica o addirittura se sotto

---

112 Ricorrendo a delle spiegazioni generali in cui si puntualizza soltanto che si tratta di un esame al cuore.

l'acronimo sia celata qualche altra nozione. Come già presentato, alcuni acronimi vengono introdotti all'interno dei FI privi di spiegazione o scioglimento e questo accade anche per quelli creati in base alla lingua inglese. Un altro punto, legato all'utilizzo della lingua inglese nella formazione degli acronimi, riguarda il largo utilizzo di questi ultimi anche nei casi in cui esistono già degli equivalenti nelle lingue nazionali. La *Malattia da reflusso gastro-esofageo*, per esempio, che in italiano possiede la sua forma acronimica *MRGE*, viene citata insieme all'acronimo inglese *GERD*, che corrisponde a *Gastro-Esophageal Reflux Disease*. Parimenti accade con l'*Acuta pustolosi esantematica generalizzata* che possiede la propria forma acronimica italiana *APEG* ma viene presentata con l'acronimo *AGEP* che corrisponde a *Acute Generalized Exanthematous Pustulosis*. Un altro esempio che rispetta l'ordine anglosassone è quello di acronimo *AIDS* "[...] che in italiano avrebbe dovuto presentarsi come SIDA, acronimo effettivamente adoperato in Francia e in Spagna" (Serianni 2003: 93). In questi casi il ricorso alle forme inglesi potrebbe compromettere ulteriormente la comprensione da parte degli utenti dei bugiardini.

In base alla presente analisi si può dunque affermare che, nonostante la presenza di elementi agevolanti la comprensione, presenti nella maggior parte dei FI, le forme acronimiche costituiscono un ostacolo per gli utenti, soprattutto se non vengono accompagnate da alcun tipo di spiegazione o dallo scioglimento. Bisogna però precisare che, nei casi in cui si riscontra invece la presenza di quest'ultimo, la corretta comprensione non risulta scontata, in quanto lo scioglimento dell'acronimo, nella maggior parte dei casi, viene caratterizzato da un alto livello di tecnicità.

Sulla base di queste analisi si può dunque concludere che gli acronimi appartengono al gruppo dei termini ostacolanti la comprensione, a supporto di ciò si vuole riportare quanto espresso da Mariusz Górnicz:

> La maggior parte degli acronimi appartiene alla categoria dei termini non trasparenti e solo alcune abbreviazioni che, dal punto di vista formale, equivalgono a delle parole con un significato preciso, possono essere considerate come parte della categoria dei termini trasparenti dal punto di vista semantico "(ad es. SAD [ing.] – abbreviazione della denominazione di alcuni disturbi depressivi, nonché l'espressione dal significato di 'triste')".[113] (Górnicz 1997: 25).

---

113 [T.O.] "Zdecydowana większość akronimów należy do kategorii terminów nieprzejrzystych, tylko niektóre skrótowce, formalnie tożsame z wyrazami znaczącymi, mogą być uznane zaliczone do kategorii terminów semantycznie przejrzystych "(np. *SAD* [ang.] – skrót nazwy pewnych zaburzeń depresyjnych, a zarazem wyraz o znaczeniu 'smutny')".

2.2.1.1.3 Espressioni eponimiche ed eponimi

Nel gruppo dei TS rientrano inoltre le espressioni eponimiche, citate già in precedenza in diverse occasioni. Per procedere, tuttavia, con l'analisi di queste unità linguistiche, è necessario introdurre alcune considerazioni riguardanti l'uso della denominazione *eponimo*. Questa parola, infatti, in lingua italiana rimanda a tre diversi concetti. Uno di questi fa riferimento a un personaggio, a una divinità o a un eroe che dà il nome a una città e ne diviene il protettore: Atena, per esempio è eponimo di Atene. Un altro significato di eponimo rimanda alla figura del magistrato che in Atene e in Roma dava il nome all'anno. Nell'uso moderno con questa denominazione viene invece identificato colui che dà il nome a un movimento artistico, letterario o a un periodo storico, ma anche alle malattie, a organi anatomici e simili.[114] D'altro lato nella lingua polacca, l'eponimo è: "1. «parola o espressione formata in base a un nome proprio; anche: nome proprio da cui essa deriva». 2. «nell'antichità: un ufficiale con il nome con cui veniva definito il periodo del suo mandato»"[115]. A sua volta, altre fonti e i dizionari polacchi suggeriscono un'altra definizione. Infatti, secondo *Dizionario dei miti e delle tradizioni della cultura* [*Słownik mitów i tradycji kultury*] di Władysław Kopaliński (2003), l'eponimo non si riferisce alla denominazione ma alla persona con il nome del quale è stato chiamato qualcosa (Pilarz/Bajor/Bulska 2013: 338).

Nella presente ricerca con la parola *eponimo* si fa riferimento al nome proprio da cui viene formata un'espressione, chiamata in tal caso – *espressione/ denominazione eponimica* o *eponimismo*[116]. Queste ultime sono, di solito, delle unità polirematiche[117], in cui un nome generico viene accompagnato dal nome di colui che l'ha scoperto o descritto per primo, quindi dall'eponimo[118], per esempio

---

114 Cfr. *Eponimo* (voce), Treccani, Vocabolario on line [reperibile online] http://www.treccani.it/vocabolario/eponimo/ [consultato il 9.01.2019].

115 [T.O.] "1. «wyraz lub wyrażenie utworzone od nazwy własnej; też: nazwa własna, od której je utworzono». 2. «w starożytności: urzędnik, którego imieniem oznaczano okres jego kadencji»". Cfr. *Eponim* (voce) (2019), Słownik Języka Polskiego PWN [reperibile online] http://sjp.pwn.pl/szukaj/eponim.html [consultato il 9.01.2019].

116 La denominazione *eponimismo* [*eponimizm*] è stata proposta nella letteratura polacca (cfr. Rudnicka 2006) ma non si è diffusa in largo uso, nonostante questo, nel presente studio viene utilizzata per denominare il concetto di espressione eponimica, in quanto sembra molto efficiente per tale scopo.

117 Esistono anche le denominazioni eponimiche monorematiche, come, per esempio *galvanoterapia*, dal nome dell'anatomista italiano Luigi Galvani, ma nel *Corpus* non ne viene attestata la presenza.

118 Sulla questione di diversa denominazione si rimanda a Rudnicka (2006).

l'espressione eponimica *tromba di Eustachio* è costituita dal nome generico – tromba – e dall'eponimo – Eustachio[119].

Gli eponimismi sono presenti in diverse discipline e, per quanto riguarda la medicina, essi furono usati già dai tempi antichi, malgrado non fossero molto diffusi. Il vero sviluppo di queste espressioni nella branca medica avviene nei tempi dell'illuminismo e nel periodo a cavallo tra il XVIII e il XIX secolo. Questo fatto è associato da un lato, al grande sviluppo della medicina e dall'altro, a una certa competizione sviluppatasi nel mondo, dove tutti volevano distinguersi nelle discipline scientifiche. Da qui, non di rado succedeva che ad alcuni scienziati venissero attribuite più espressioni eponimiche tali da creare contrasti fra le differenti nazioni. Durante le guerre mondiali, soprattutto durante la Seconda Guerra Mondiale questa tendenza si fermò. È stato notato che alcuni rappresentanti del grande mondo della scienza non erano degni di una gloriosa commemorazione nella storia della medicina; si pensi soprattutto al fatto che tanti medici tedeschi durante il Terzo Reich erano legati all'Olocausto nonché alla realizzazione degli scopi eugenici e le loro scoperte servirono a sterminare o uccidere persone. Ovviamente tutto ciò non rappresentò l'unico fattore responsabile dell'abbandono di questo tipo di tecnicismi.

Le espressioni eponimiche, alla stregua degli acronimi precedentemente analizzati, vengono considerati come elemento di disturbo, in quanto rappresentano "una fonte di equivoco e di ambiguità semantica" (Florio 2012). In più sono privi di descrittività, chiarezza e concisione e nella maggior parte delle discipline hanno generato molte polemiche. La particolarità delle espressioni eponimiche, infatti, è rappresentata dal fatto che nella loro struttura non è presente alcun elemento riconducibile alla patologia, al metodo o alla parte anatomica a cui si riferiscono. La loro denominazione non è perciò legata a un contenuto o a una specifica comunicazione, bensì al nome proprio connesso attraverso diverse associazioni con il nome generico denominato. Il nome proprio, a sua volta, può far riferimento a una persona – nella maggioranza dei casi – come anche a un luogo geografico. Negli eponimismi di carattere medico, per quanto riguarda i nomi propri di persone, essi, di solito, rimandano ai nomi di scienziati o medici che hanno individuato o descritto per la prima volta una data patologia o un metodo, ma, essi possono inoltre riferirsi ai nomi di pazienti, di santi o

---

119 L'eponimo fa riferimento all'anatomista Bartolomeo Eustachi.

personaggi fittizi. Per quanto concerne i luoghi essi denominano di solito i posti in cui è stata osservata o diffusa una malattia[120].

Le denominazioni eponimiche sono inoltre rese impenetrabili dal fatto che in alcuni casi il nome dello stesso scienziato viene adoperato per denominare differenti concetti: con il nome di Fanconi (un pediatra svizzero) vengono infatti indicate ben sette patologie diverse, fra cui *anemia di Fanconi* e *sindrome di Fanconi* (Puato 2018: 96). Il fenomeno descritto può far nascere diversi fraintendimenti. Per contro, probabilmente alla base di spinte nazionalistiche, per chiamare una stessa patologia vengono adoperati gli eponimismi formati dai nomi di diversi scienziati, come per esempio *megacolon congenito* che viene denominato come *morbo di Hirschprung, malattia di Ruysch, malattia di Battini-Hirschprung, malattia di Mya* (Serianni 2005: 210-211). Un'altra questione è legata al dualismo o pluralismo del significato di una data nozione. Per esempio, nell'ambiente anatomico, un nome può corrispondere a diverse strutture, cosa che può portare a delle incomprensioni, si pensi, per esempio, a *legamento di Cooper (więzadło Coopera)* che fa riferimento a tre diverse strutture anatomiche (Pilarz/Bajor/Bulska 2013: 342). Un altro fatto che concorre a indebolire l'attendibilità delle espressioni eponimiche è rappresentato dalla loro scarsa presenza nelle nomenclature ufficiali, nelle quali infatti vengono solitamente usate altre denominazioni specifiche.

La questione dell'utilizzo degli eponimismi nei testi medici è stata inoltre oggetto di uno studio condotto da parte di Jorge Eduardo Duque-Parra, J. Oskar Llano-Idàrraga e Carlos Alberto Duque-Parra che nell'articolo *Reflections on Eponyms in Neuroscience Terminology* (2006) descrivono diversi fattori per i quali bisognerebbe privilegiare il ricorso alle denominazioni specifiche piuttosto che a quelle composte da eponimi. I ricercatori segnalano inoltre che a volte l'attribuzione dell'eponimo, quale riconoscimento al merito per scoperte, invenzioni o leggi scientifiche non corrisponde ai veri contributori o scopritori, rappresentando quindi dei riconoscimenti non meritati. Un altro problema con i riferimenti eponimici è costituito dal fatto che essi non forniscono alcuna indicazione chiara che porti all'identificazione della situazione in esame, visto che non sono ragionevolmente descrittivi. Gli scienziati nel loro contributo hanno inoltre ricordato che più di un secolo fa Charles Darwin obiettò contro l'utilizzo dei termini eponimici in biologia. La sua obiezione, che è stata inserita nella

---

120 Per approfondire la questione delle espressioni eponimiche in medicina, fra gli altri, si rimanda a Musiołek-Choinski (1986), Kucharz (2020), Nieradko-Iwanicka (2020), Dyda e Proninska (2021, 'in corso di stampa').

lettera del 4 febbraio 1849 indirizzata a Hugh Strickland, naturalista e geologo inglese, si snodava in una duplice direzione. Darwin sosteneva che l'eponimia costituisse un premio diretto al lavoro frettoloso nonché che l'utilizzo dei termini eponimici significasse il denominare piuttosto che il descrivere. Questa seconda obiezione, secondo la quale le espressioni eponimiche si limitavano soltanto a nominare e non a descrivere, ha continuato a essere il grido di coloro che si sono opposti all'uso degli eponimi come mezzo per il conio delle parole scientifiche (Henwood/Rival 1980 citato da Duque-Parra e altri 2006: 220).

In merito alla questione degli eponimismi bisogna inoltre aggiungere che col tempo essi sono diventati talmente numerosi che hanno assunto l'appellativo di criptonimi, ossia termini incomprensibili e da lì si è cominciato a rinunciare ai nomi eponimici. In Polonia, una decisione in merito è stata presa nel 1984 dal *Comitato per le questioni dei nomi anatomici presso il Dipartimento Nazionale degli editori medici* [*Komisja ds. nazewnictwa anatomicznego przy Państwowym Zakładzie Wydawnictw Lekarskich*] (Pilarz/Bajor/Bulska 2013: 338).

L'utilizzo di espressioni eponimiche trova però anche i suoi sostenitori. Essi infatti ne sottolineano l'importanza in quanto rendono omaggio a tutti quegli studiosi che hanno diretto i loro sforzi per dare un tangibile contributo alla scienza attraverso ricerche e scoperte di vitale importanza per l'uomo. Secondo alcuni, il ricorso agli eponimi, grazie alla brevità della loro struttura, facilita inoltre la memorizzazione del nome relativo alle differenti patologie (Pilarz/Bajor/Bulska 2013: 342).

Si ritiene interessante anche l'opinione di Mark Ravitch che a proposito delle espressioni eponimiche ha scritto quanto segue: "Given an eponym one may be sure (1) that the man so honored was not the first to describe the disease, the operation or the instrument, or (2) that he misunderstood the situation, or (3) that he is generally misquoted, or (4) that (1), (2) and (3) are simultaneously true. . . . My own feeling is that whatever their fallibility, eponyms illustrate the lineage of surgery and bring to it the color of old times, distinguished figures, ancient sieges and pestilences, and continually remind us of the international nature of science" (Ravitch 1979).

Come si è potuto vedere, esistono diversi pro e contro riguardo l'utilizzo delle espressioni eponimiche, ricollegabili anche alla questione della loro comprensibilità da parte dei comuni cittadini, alla quale verrà dedicata la successiva parte del presente lavoro. Per quanto riguarda FI dei farmaci, si procederà con l'esame al loro interno della distribuzione delle denominazioni eponimiche, delle modalità legate alla loro attuazione, nonché delle eventuali problematiche legate al loro significato intrinseco.

2.2.1.1.3.1 Eponimismi presenti all'interno dei FI

Gli ultimi contributi citati non si riferiscono direttamente a eventuali incomprensioni legate all'utilizzo degli eponimismi nei testi dei FI, ma al ruolo che essi ricoprono nell'ambiente della terminologia medica. Vi è dunque una tendenza a evitare la terminologia eponimica; ciononostante, essa persiste nel mondo scientifico, soprattutto quando al linguaggio si vuole attribuire una forma altamente specialistica. Gli eponimismi sono rimasti tuttora assai frequenti nella letteratura medica e persino nel linguaggio comune (si pensi, p. es., al *morbo di Parkinson* o alla *malattia di Alzheimer*), manifestando una grande incidenza soprattutto nei nomi delle malattie. Il *Dizionario delle malattie eponimiche* a cura di Camillo Bonessa (1999) ne elenca e descrive sommariamente 1.500. Nella prefazione al volume si legge: "Le malattie eponimiche rappresentano molto spesso la situazione estrema di un certo tipo di patologia e son quindi di grande interesse dottrinale e stimolo alla ricerca; inoltre attraverso le malattie eponimiche si può intravvedere la storia o, in altre parole, l'evoluzione della medicina" (Bodini 2015).

Gli eponimi nel linguaggio medico formano le denominazioni di diverse malattie (p. es. *morbo di Alzheimer*), parti anatomiche (p. es. *ghiandola di Bartolini*), metodi diagnostici (p. es. *conta di Addis*), tecniche terapeutiche (p. es. *trattamento di Allen*), presidi (p. es. *soluzione di Burow*), strumenti (p. es. *bisturi di Blair-Brown*), ma anche sostanze (p. es. *colorante di Giemsa*) (Puato 2018: 95–96). Le loro denominazioni provengono da nomi di scienziati o di medici che hanno scoperto una parte anatomica, hanno evidenziato una malattia o hanno trovato un metodo efficace per il suo trattamento ([IT] *arcata di Riolano*; [PL] *anastomoza Riolana*), inoltre le espressioni eponimiche vengono formate partendo da nomi dei pazienti con una determinata malattia ([IT] *malattia di Lou Gehrig*; [PL] *choroba Lou Gehriga*), da nomi di personaggi biblici ([IT] *pomo d'Adamo*; [PL] *jabłko Adama*), di personaggi mitologici ([IT] *sindrome di Proteo*; [PL] *zespół Proteusza*), nonché di personaggi letterari ([IT] *sindrome di Otello*; [PL] *zespół Otella*) (Pilarz/Bajor/Bulska 2013: 339).

Passando alla questione degli eponimismi presenti nei FI che rientrano nel *Corpus*, essi sono documentati nella maggior parte dei campioni analizzati. Per i FI italiani infatti le forme eponimiche sono state individuate in 29 FI (su 50) e per i FI polacchi in 28 (su 50). Interessante da affrontare è la questione della loro distribuzione all'interno dei bugiardini. Partendo dalla divisione in sezioni del FI, la presenza degli eponimismi viene ampiamente documentata nelle parti dedicate alle informazioni da sapere prima dell'assunzione del farmaco, comparendo soprattutto nella sottosezione delle avvertenze e delle precauzioni. Gli eponimismi inoltre trovano una vasta realizzazione nella parte in cui vengono riportati gli effetti indesiderati, mentre in quella di identificazione del medicinale la loro presenza è sporadica. Sono invece assenti nelle sezioni dedicate alle indicazioni, alla modalità d'uso, alla scadenza e conservazione e alle informazioni aggiuntive. Inoltre, per quanto riguarda il *Corpus* e la classificazione dei campioni in base al tipo di prescrizione di dati medicinali, il maggior numero di termini in oggetto viene documentato nei farmaci italiani vendibili dietro la prescrizione medica.

Come vengono presentati gli eponimismi all'interno dei FI?

Attraverso l'analisi del *Corpus* è stato possibile identificare diversi modi in cui vengono introdotte le denominazioni eponimiche, quali:

1. eponimismo viene presentato da solo costituendo l'unica forma di nozione scientifica, come per esempio nei seguenti brani: [IT] *se è affetto da sindrome di Down; pazienti affetti da sindrome di Gilbert*; [PL] *leki stosowane w chorobie Parkinsona; terapia zastępcza w chorobie Addisona*;
2. eponimismo viene accompagnato dalla sua denominazione specifica: [IT] *Hypericum perforatum (erba di San Giovanni), edema di Quincke/angioedema*; [PL] *martwica toksyczno-rozpływna naskórka (zespół Lyella)*;
3. eponimismo viene accompagnato dalla descrizione del fenomeno a cui si riferisce: [IT] *ha l'esofago di Barret (una condizione associata a cambiamenti nelle cellule dell'epitelio esofageo distale); una diffusa eruzione cutanea con vescicole e distacco della pelle, particolarmente intorno a bocca, naso, occhi e genitali (sindrome di Stevens-Johnson); rottura di tendine – soprattutto del grosso tendine situato nella parte posteriore della caviglia (tendine di Achille)*; [PL] *rozsiana wysypka na skórze, w obrębie której mogą wystąpić pęcherzyki i złuszczanie skóry, szczególnie wokół ust nosa oczu i narządów płciowych (zespół Stevensa-Johnsona); zespół Stevensa-Johnsona (choroba skóry polegająca na odwarstwieniu się naskórka)*;
4. eponimismo viene accompagnato da una descrizione di tipo iperonimico che di solito viene racchiusa fra parentesi, come nei brani seguenti: [IT] *se ha la sindrome di Lesch-Nyhan (rara malattia metabolica)*; [PL] *nasilenie choroby Leśniowskiego-Crohna (zapalna choroba jelit)*;
5. eponimismo viene presentato come iponimo, sotto forma dunque di esemplificazioni relative alla malattia di riferimento: [IT] *forme gravi o moderatamente gravi di malattie infiammatorie intestinali (Malattia di Crohn o colite ulcerosa)*; [PL] *różne wykwity lub wysypki na skórze (np. potencjalnie śmiertelny zespół Stevensa-Johnsona lub martwica toksyczno-rozpływna naskórka)*;

6. eponimismo viene rappresentato attraverso il ricorso ai sintomi stessi: [IT] *Infiammazione dei capillari che provoca una colorazione della pelle rossa o viola. Molto raramente possono verificarsi dolore alle articolazioni, stomaco ed ai reni; è nota come "porpora di Henoch-Schönlein", malattia chiamata Sindrome di Zollinger-Ellison*; [PL] *Bardzo rzadko mogą się pojawić bóle stawów, brzucha i nerek, znane jako plamica Henocha- Schönleina; Zwiększenie masy ciała, księżycowaty kształt twarzy, osłabienie i (lub) otyłość brzuszna; mogą to być objawy zaburzenia hormonalnego, tzw. zespołu Cushinga; zespół Raynauda (zblednięcie, a następnie zasinienie palców rąk, stóp, brzegów płatków usznych i czubka nosa występujące często pod wpływem zimna lub emocji); rumień wędrujący (pierwszy objaw boreliozy z Lyme)*;
7. eponimismo viene accompagnato dal corrispettivo acronimo: [IT] #; [PL] *równoczesne stosowanie wielu leków immunosupresyjnych zwiększa ryzyko zaburzeń układu limfatycznego, wywołanych przez zakażenie wirusowe [zespoły limfoproliferacyjne zależne od wirusa Epsteina-Barr (EBV)]*.

L'elenco stilato evidenzia svariate e differenti modalità caratterizzanti le espressioni eponimiche inserite all'interno dei FI. Esse si riscontrano in entrambe le lingue con una lieve prevalenza nella lingua polacca (su 7 modalità identificate ne sono state individuate 6 nella lingua italiana, invece 7 nella lingua polacca); nella lingua italiana non è stata infatti documentata la forma in cui l'eponimismo viene accompagnato da una corrispondente forma acronimica. Tuttavia, oltre le modalità identificate attraverso l'analisi dei FI, sono state documentate anche delle realizzazioni miste, ossia quelle in cui una delle varietà individuate entra in relazione con altre, costituendo così una forma plurima. Per illustrare al meglio il fenomeno si procede con alcuni esempi: [IT] *Erba di S. Giovanni (Hypericum perforatum) (usata per il trattamento della depressione lieve); gonfiore allergico al volto (edema di Quincke/angioedema)*; [PL] *Ciężkie reakcje skórne, w tym silna wysypka, pokrzywka, zaczerwienienie skóry na całym ciele, silny świąd, pęcherze, łuszczenie się oraz obrzęk skóry, zapalenie błony śluzowej (zespół Stevensa-Johnsona, toksyczne martwicze oddzielanie się naskórka); choroby naczyń obwodowych, takie jak: choroba Raynauda (napadowy skurcz tętnic w obrębie rąk, rzadziej stóp)*.

Per quanto riguarda il rapporto fra il livello di comprensione e le differenti strutture delle forme eponimiche, bisogna notare che il livello della loro comprensione varia in base al modo in cui esse vengono presentate nel testo. Ovviamente le forme in cui il singolo eponimismo non è supportato da alcuna spiegazione (primo gruppo) sono quelle che rendono maggiormente problematica la comprensione agli utenti dei FI. Nei FI stilati in lingua italiana, questa modalità ricorre in 12 campioni, mentre per i testi polacchi si riscontra in 11 FI. Gli eponimismi che ricorrono più spesso in forma singola, sia nei FI italiani che in quelli polacchi, sono quelli relativi alla malattia di Parkinson, e alla malattia di Crohn. La frequenza della modalità in questione non è comunque quella più utilizzata, infatti nella maggior parte dei casi, l'eponimismo viene presentato in quanto iponimo nelle esemplificazioni (seguendo quindi il modello 5). Di alta frequenza gode inoltre la varietà 4, secondo la quale l'eponimismo viene accompagnato da una descrizione di tipo iperonimico. Nei FI analizzati viene raramente fatto ricorso alle descrizioni del fenomeno e dei sintomi, alla denominazione specifica e alla forma in cui l'eponimismo viene accompagnato dall'acronimo specifico – questa soluzione è stata documentata nel caso di un solo FI.

Riferendosi alla tipologia degli eponimismi presenti nei FI, va notato che la maggior parte di essi costituisce la denominazione stessa delle malattie, ossia le cosiddette malattie eponimiche, che nel *Corpus* analizzato sono le seguenti: [IT] *sindrome di Stevens-Johnson, sindrome di Down, sindrome di Gilbert, sindrome di Lesch-Nyhan, morbo di Parkinson, morbo/malattia di Crohn, sindrome di Lyell, l'esofago di Barret, sindrome di Zollinger-Ellison, porpora di Henoch-Schönlein, sindrome di Cushing, edema di Quincke*; [PL] *zespół Stevensa-Johnsona, zespół Gilberta, zespół Lesch-Nyhana, choroba Parkinsona, choroba Crohna, choroba Leśniowskiego-Crohna, zespół Lyella, plamica Henocha-Schönleina, choroba Addisona, zespół Cushinga, zespół Rey'a, choroba/zespół Raynauda, dławica piersiowa typu Prinzmetala, angina Prinzmetala, przełyk Barretta*.

Nel *Corpus* è stato trovato un solo caso in cui l'eponimismo costituisce il nome di un virus: *wirus Epsteina-Barr*, ne sono stati individuati altri tre che fanno riferimento alle parti anatomiche, quali: [IT] *tendine di Achille, spazio di Disse*[121]; [PL] *ścięgno Achillesa*, mentre è stata rilevata una sola presenza degli eponimi che formano i nomi delle sostanze: e si tratta di *erba di San Giovanni*.

Nel materiale analizzato è stata inoltre documentata una discreta presenza di eponimismi alla base delle denominazioni dei metodi diagnostici quali: [IT] *test di Coombs, reazioni di Jarisch-Herxheimer, metodi di Benedict, metodi di Fehling*; [PL] *testy/odczyn Coombs'a, odczyn Jarischa-Herxheimera*; un caso in cui l'eponimo forma il nome di una classificazione diagnostica è *Child-Pugh*.

Per di più, nel *Corpus* sono state identificate due presenze di eponimismi che prendono la loro forma partendo dal nome di una località, in questi casi, anche essi indicano le malattie eponimiche e con l'eponimo viene identificato il luogo

---

121 *Spazio di disse*: spazio compreso fra l'epatocito e il sinusoide, capillare sanguigno modificato. Cfr. Caporossi/Dioguardi (1999).

in cui la malattia in merito viene individuata per la prima volta: [IT] *Malattia precoce di Lyme*; [PL] *borelioza z Lyme*.

Nel contesto delle denominazioni eponimiche appare inoltre interessante la componente del lessico relativa alla morfologia derivazionale, presente negli aggettivi che derivano dagli eponimi. Nonostante questo fenomeno sia di grande rilevanza nella prospettiva generale del linguaggio medico, nel *Corpus* ne viene documentata solo una presenza, dove accanto all'eponimismo *sindrome di Cushing*, viene fatto riferimento all'*aspetto Cushingoide*.

La tipologia delle espressioni eponimiche presenti nei FI, in cui è stata documentata la grande prevalenza di quelle relative ai nomi di malattie, rispecchia il particolare carattere del tipo di testo che viene analizzato. I riferimenti alle malattie sofferte, in corso o a quelle che potrebbero costituire uno degli effetti collaterali, costituiscono uno dei punti obbligatori presentati e descritti in ogni FI, non bisogna quindi stupirsi della loro presenza significativa. Anche le parti anatomiche, vista l'impostazione dei FI, costituiscono uno dei tratti che appare in tutti i bugiardini, tenendo conto del fatto che ogni malattia viene ricondotta a dei sintomi presenti in diverse parti del corpo. A sua volta gli eponimismi che si riferiscono ai metodi diagnostici e alla classificazione diagnostica riguardano solitamente gli operatori sanitari, fatto che può spiegare la loro scarsa presenza nei FI.

Come già segnalato all'inizio di questo sottocapitolo, l'utilizzo delle espressioni eponimiche, nei testi indirizzati alle persone prive di conoscenze mediche specialistiche, può creare diverse incomprensioni. Gli eponimismi non sono in effetti molto conosciuti, a meno che non ricorrano con frequenza nel linguaggio quotidiano (come p. es. *sindrome di Down*), o non riguardino direttamente l'utente (nel caso in cui, a contatto con persone affette p. es. dalla sindrome di Asperger e ne conosca le caratteristiche, comprende e capisce a cosa si riferisce l'eponimismo in merito). Le persone che invece non hanno mai avuto un diretto contatto con le patologie denominate tramite gli eponimi, possono spesso trovarsi in difficoltà riguardo a una corretta comprensione delle denominazioni eponimiche, soprattutto se non accompagnate da nessuna spiegazione.

Alla luce di quanto esposto risulta quindi innegabile che la questione dell'utilizzo delle espressioni eponimiche generi un enorme spazio di discussione. Non ci si può nemmeno astenere dal contestare la loro difficile comprensione da parte dei lettori di testi medici, fra cui anche i fruitori dei FI. Bisogna però sottolineare che, malgrado essi risultino non trasparenti per la maggior parte dei destinatari, la loro comprensione aumenta se c'è il supporto di diverse tecniche esplicative e descrittive.

2.2.2 Elementi che facilitano la comprensibilità del testo

Fino ad ora la nostra attenzione è stata concentrata soprattutto sugli elementi che pregiudicavano la comprensibilità del testo, quali TS, fra cui TSVP, espressioni eponimiche e acronimi. Tuttavia, le frasi comprese all'interno dei FI, non sono costituite da soli termini tecnici, ma anche da elementi che possono aiutare nella loro comprensione, come spiegazioni, descrizioni, riformulazioni, riferimenti al linguaggio comune o scioglimenti degli acronimi.

Le tecniche idonee alla semplificazione dei testi sono state oggetto di studio da parte di diversi ricercatori, soprattutto nell'ambito dell'insegnamento. In Italia, le tecniche atte alla semplificazione del linguaggio ebbero inizio negli anni 90 del XX secolo; dapprima, furono limitate al campo del linguaggio ufficiale e legale[122], con il tempo il loro spettro è stato tuttavia ampliato, estendendosi nell'ambito di altri settori (Pronińska 2013: 39), fra cui quello della medicina. In questo modo, a sua volta, Italo Farnetani (2002), nell'articolo *Come scrivere un buon testo di divulgazione scientifica*, reca alcune indicazioni sulla corretta presentazione di informazioni pediatriche. Nel suo elaborato sconsiglia fra l'altro l'uso di tecnicismi. Ad essi preferisce le perifrasi "(*alitosi* 'alito maleodorante', *ematuria* 'sangue presente nelle urine', *latte adattato* 'latte in polvere simile a quello della mamma')" (Serianni 2005: 240) come anche una traduzione colloquiale tra virgolette (*linfonodi*, "ghiandoline"). Consiglia inoltre il ricorso alle traduzioni di anglicismi (*booster* 'richiamo', *follow-up* 'controllo') (Serianni 2005: 239–240). Per quanto riguarda i FI, l'omissione totale dei tecnicismi ivi presenti è impossibile, ma si può avvicinarli agli utenti e permetterne un'adeguata comprensione adottando diverse strategie.

In base alle ricerche effettuate, si può confermare l'esistenza di diverse soluzioni che portano sia alla facilitazione del testo che al trattamento dei tecnicismi all'interno di testi destinati ai non esperti (cfr. Puato 2012: 108). Nella seguente analisi ci si limita tuttavia soltanto a quei meccanismi linguistici che servono a facilitare la comprensione dei FI, concentrandosi, nel loro ambito, sulle tecniche di semplificazione adoperate nella presentazione dei termini specialistici.

A questo proposito nei testi dei FI vengono identificati i seguenti tipi di glosse esplicative[123]:

---

122 Un'ampia panoramica sulle iniziative di semplificazione linguistica, e in particolare sul *plain language*, viene fornita da Orletti e Iovino (2018: 14–24), alle quali si rimanda per ulteriori approfondimenti.

123 Con il termine glossa esplicativa (o glossa) viene fatto riferimento ad ogni tipo di notazione esplicativa al testo, funzionale all'innalzamento del grado di facilità o

- definizioni e spiegazioni (di tipo descrittivo e iperonimico);
- esemplificazioni;
- rinvii al linguaggio comune;
- sinonimia;
- scioglimenti degli acronimi.

Prima di passare alla loro individuazione all'interno dei FI, si ritiene opportuno precisare lo spettro del significato che ciascuna di queste espressioni ricopre all'interno dell'analisi svolta.

Una delle strategie consiste nella presentazione delle definizioni e delle spiegazioni dei vocaboli tecnici. In linea di massima si può confermare che

> la spiegazione, cioè il processo di rischiaramento, può assumere vari significati, tutti riconducibili, però, alla "instaurare una relazione" tra l'explanans (explicans) e l'explanandum (explicandum). Nei confronti di un termine, la spiegazione consiste nel determinare il significato del termine; nei confronti di un enunciato analitico la spiegazione consiste nel formularlo in una forma più chiara o secondo un linguaggio più univoco; nei confronti di uno status esistenziale, per esempio di conflitto, consiste nell'evidenziare le cause che lo producono; nei confronti di un oggetto, inteso nella sua forma più generica e generale, consiste nel fornire il perché del suo essere. In quest'ultimo caso, che può venire inteso come la struttura stessa della spiegazione come tale, la relazione si pone tra l'evento e la sua ragione o causa. (Stella/Villani 2017).

Tenendo conto di quanto esposto sopra, nella presente ricerca vengono considerate spiegazioni tutte le espressioni funzionali a chiarire il significato della nozione specialistica, recandone una descrizione di carattere meno tecnico e mirato alla massima espressione del significato. Le spiegazioni assumono dunque un ruolo di soluzioni che si possono caratterizzare in due differenti tipi: perifrastico e iperonimico. Le prime svolgono la funzione di precisare il significato del termine a cui sono riferite; le seconde invece rappresentano gli elementi che rimandano al significato più generico ed esteso rispetto all'unità lessicale a cui fanno riferimento.

Un altro metodo riguarda le esemplificazioni, che a loro volta, nella maggior parte dei casi, prendono la forma di iponimi con la funzione di spiegare il significato degli iperonimi attraverso esempi più concreti. Secondo la definizione intuitiva dell'esemplificare recata da Emilio Manzotti: "Esemplificare, nel costruire un testo, vuol dire fornire all'interlocutore dei 'casi particolari' tra (molti) altri possibili, cioè uno o più elementi di un insieme più vasto (dato o potenziale

---

comprensibilità dei termini specialistici. Nel presente studio, la suddetta espressione viene alternata con il neologismo proprio "trasparentatore".

[...]) di entità, di attività, di situazioni, di problemi, ecc. Questo per facilitare il compito dell'interlocutore – un compito che potrà consistere di volta in volta nell'accettare la verità di un'asserzione, nell'eseguire una richiesta, nel seguire un consiglio, nel rispondere ad una domanda, o semplicemente nel comprendere a fondo una affermazione, nel misurarne la portata" (Manzotti 1998: 108).

Nel caso della presente ricerca, il processo di esemplificazione è considerato un vero e proprio percorso costituito da singoli elementi che portano al significato generale (o viceversa), aiutando in questo modo l'utente nella comprensione del concetto a cui si riferiscono.

Ulteriormente, come elementi che facilitano la comprensione dei termini tecnici vengono identificati anche i ricorsi al linguaggio comune, come l'utilizzo di parole di uso comune, di modi di dire o di riferimenti vicini alla realtà quotidiana dell'utente. In questo quadro risulta determinante affiancare il concetto di sinonimia all'aspetto relativo alle parole comuni. Bisogna inoltre specificare che, secondo la norma ISO 1087 (2005), i sinonimi sono quei termini intercambiabili in tutti i contesti di un determinato dominio. La norma stessa sottolinea l'esistenza dei quasi-sinonimi, cioè quei termini intercambiabili unicamente in determinati contesti. Per questa ragione, le differenze tra quasi-sinonimi si stabiliscono sul piano pragmatico e riguardano la differenza di registro, la variante diacronica, diatopica o la frequenza d'uso. Così ad esempio: *trimetilxantina* (spec.) e *caffeina* (pop.) (Carioni 2005). Nel caso del presente libro, in cui la sinonimia viene identificata come uno dei fattori che facilitano la comprensione del testo e, poiché spesso succede che esista una parola del linguaggio comune corrispondente a una del linguaggio specialistico, il fenomeno trattato non riguarda dunque la sinonimia "perfetta", bensì la quasi-sinonimia, conosciuta anche come sinonimia parziale. Tuttavia, nella presente ricerca il fenomeno della quasi-sinonimia ivi analizzato viene denominato con l'apposito iperonimo quale *sinonimia* stessa[124].

Per finire, fra i metodi di semplificazione potrebbe essere individuato il processo di scioglimento degli acronimi, dal momento in cui nel gruppo degli elementi che ostacolavano la comprensione dei testi è stato segnalato l'utilizzo di questi ultimi, soprattutto se adoperati senza lo scioglimento e privi di spiegazione.

Bisogna inoltre sottolineare che i suddetti elementi spesso sono combinati l'uno con l'altro, per cui non è possibile assegnare con estrema precisione l'appartenenza di una tecnica a una sola soluzione ma ad alcune di esse. Per non

---

124 Sulla sinonimia nella terminologia medica polacca cfr. Jankowiak (2015).

ostacolare la trasparenza dei concetti esposti, si è deciso inoltre di dividere la ricerca in due parti, una dedicata alla lingua italiana e l'altra a quella polacca.

2.2.2.1 Strategie di semplificazione presenti nei FI italiani

Nei FI italiani i termini tecnici vengono accompagnati da diversi elementi di tipo esplicativo. Nella gran parte dei bugiardini le glosse vengono rappresentate dalle spiegazioni o dalle riformulazioni per lo più sotto forma di giustapposizioni, fra cui si nota una grande dominanza dell'inclusione tra parentesi:

> (1^{it}) esofago (il tubo che unisce la gola con lo stomaco) [FI di *Inipant*];
> ($1a^{it}$) Se il medico le ha detto che ha l'esofago di Barret (una condizione associata a cambiamenti nelle cellule dell'epitelio esofageo distale) [...]. [FI di *Neadrale*];
> ($1b^{it}$) miotonia congenita (condizione ereditaria che altera il rilassamento muscolare) [FI di *Briovitase*];
> ($1c^{it}$) angioedema (gonfiore a rapido sviluppo della pelle, dei tessuti sottocutanei, della mucosa e dei tessuti sottomucosi) [FI di *Flutoxil*];
> ($1d^{it}$) Sucralfato (un medicinale per il trattamento dell'infiammazione dello stomaco, del duodeno o dell'esofago) [FI di *Isaprandil*].

A volte si riscontra una sequenza inversa, dove il termine tecnico si trova tra parentesi, e viene preceduto dall'apposita spiegazione, come, p. es:

> ($1e^{it}$) difficoltà a respirare o assenza di respirazione (apnea). [FI di *Adrenalina Monico*].

Nei FI sono inoltre riscontrabili spiegazioni introdotte direttamente nel testo principale:

> (2^{it}) La ragione più comune per cui questo accade è che i batteri che causano l'infezione sono resistenti all'antibiotico che viene utilizzato. Questo significa che i batteri sopravvivono e si moltiplicano nonostante l'antibiotico. [FI di *Abioclav*];
> ($2a^{it}$) METEOSIM contiene il principio attivo simeticone, un antimeteorico che agisce favorendo l'eliminazione dei gas che si formano nello stomaco e nell'intestino. [FI di *Meteosim*];
> ($2b^{it}$) "VIVIN" appartiene alla categoria terapeutica degli analgesici-antipiretici: farmaci che si usano per ridurre il dolore, l'infiammazione e la febbre. [FI di *Vivin*];
> ($2c^{it}$) ADRENALINA MONICO può essere usato in situazioni di emergenza per trattare lo shock anafilattico, un'improvvisa reazione allergica, potenzialmente letale, [...]. [FI di *Adrenalina Monico*];
> ($2d^{it}$) L'osteoporosi è un assottigliamento e un indebolimento delle ossa. [FI di *Neadrale*];
> ($2e^{it}$) Nonostante gli antibiotici, certi batteri possono sopravvivere o crescere. Questo fenomeno si chiama resistenza: alcuni trattamenti antibiotici diventano inefficaci. Un cattivo uso degli antibiotici aumenta la resistenza. [FI di *Cuspis*].

Per quanto riguarda la tipologia delle spiegazioni presenti nei bugiardini l'uso più frequente è quello di tipo iperonimico:

- (3[it]) nefropatia (malattia del rene) [FI di *Diidergot*];
- (3a[it]) rifampicina (un antibiotico) [FI di *Piros*];
- (3b[it]) etanolo (alcool) [FI di *Verax Blu*];
- (3c[it]) metotrexate (farmaco antitumorale) [FI di *Vivin*];
- (3d[it]) transaminasi (enzimi del fegato) [FI di *Artrosilene*].

ma anche quelle di tipo descrittivo (ricorso alle perifrasi glossanti):

- (4[it]) cloramfenicolo (farmaco usato contro le infezioni) [FI di *Solflu*];
- (4a[it]) una diffusa eruzione cutanea con vescicole e distacco della pelle, particolarmente intorno a bocca, naso, occhi e genitali (*sindrome di Stevens-Johnson*), e una forma più grave, che causa un esteso distacco della pelle (più del 30% della superficie del corpo – *necrolisi epidermica tossica*) diffusa eruzione cutanea rossa con piccole vescicole contenenti pus (*dermatite bollosa esfoliativa*); [FI di *Abioclav*];
- (4b[it]) una eruzione cutanea, rossa, con croste e rigonfiamenti sotto la pelle e vescicole (*esantema pustoloso*). (FI di *Abioclav*);
- (4c[it]) Il coenzima Q10 è una sostanza che svolge un ruolo importante nella catena respiratoria del mitocondrio (un componente delle cellule importante per la produzione di energia delle cellule stesse) [FI di *Ubicor*];
- (4d[it]) Sono stati evidenziati aumenti dell'area sotto la curva delle concentrazioni plasmatiche di aciclovir e del metabolita inattivo del mofetil micofenolato, una sostanza immunosoppressiva usata nei pazienti trapiantati, [...] [FI di *Aciclin Aciclovir*].

Le glosse che riportano le definizioni presentano una grande varietà formale, possono infatti essere introdotte da:
***cioè*:**

- (5[it]) Trattamento sintomatico, *cioè* dei sintomi, sotto stretto monitoraggio, *cioè* controllo, del sistema cardiovascolare. [FI di *Diidergot*[125]) tossicità cardiopolmonare (con chiusura prematura del dotto arterioso e ipertensione polmonare, *cioè* l'aumento della pressione nel circolo polmonare); [FI di *Artrosilene*];

***ovvero*:**

- (6[it]) [...] prevenzione delle recidive, *ovvero* dal possibile ritorno di tali patologie. [FI di *Inipant*];

---

125 Interessante il caso di questo foglietto illustrativo, in quanto contiene 20 presenze del vocabolo esplicativo *cioè*, mentre negli altri FI (è presente soltanto in 5 su 50 FI analizzati, rappresenta soltanto delle presenze sporadiche).

(6a^it) intolleranza all'alcool, *ovvero* i pazienti che reagiscono a quantità minime di bevande alcoliche con sintomi quali starnuti, lacrimazione o arrossamento al volto. [FI di *Metamizolo sodico*].

vale a dire:

(7^it) medicinali che hanno un effetto anticoagulante (*vale a dire* sostanze che fluidificano il sangue impedendo la formazione di coaguli, es. aspirina/acido acetilsalicilico, warfarin, ticlopidina o eparina); [FI di *Fenextra*].

o da segni d'interpunzione, come:

- parentesi:

(3^it) anemia emolitica (malattia del sangue) [FI di *Piros*];

- due punti:

(2b^it) "VIVIN" appartiene alla categoria terapeutica degli analgesici-antipiretici: farmaci che si usano per ridurre il dolore, l'infiammazione e la febbre. [FI di *Vivin*];

- virgola:

(8^it) ciclosporina e tacrolimus, farmaci che riducono le difese immunitarie [FI di *Fenextra*];

- trattino:

(8a^it) mughetto (*candida* – un'infezione da funghi della vagina, bocca o pieghe della pelle) [FI di *Abioclav*].

A questo proposito bisogna menzionare Giulia Buccini[126] che, a sua volta, ha creato un elenco delle parti introduttive delle glosse, indicando inoltre che la glossa può manifestarsi sotto forma della congiunzione esplicativa *ossia*, nonché della variante del *cioè* quale *cioè senza*, tuttavia nel *Corpus* non sono stati verificati degli esempi di ricorso agli stessi.

Le spiegazioni all'interno dei FI costituiscono la strategia di semplificazione che gode di maggior uso. Fra le modalità cui esse vengono adoperate, quella

---

126 Cfr. G. Buccini, *Aspetti linguistici della divulgazione medica contemporanea*, Tesi di laurea inedita, Università di Roma "La Sapienza", anno acc. 2000–2001, p. 180, citato da Serianni (2005: 249).

maggiormente utilizzata è rappresentata dall'inserimento della spiegazione entro la parentesi che accompagna ogni singola nozione ritenuta specialistica dagli autori dei bugiardini.

Le glosse abbinate ai termini tecnici, sotto forma di definizioni o spiegazioni, vengono orientate in diversi modi. Per capire le loro varietà si può constatare che per quanto riguarda le denominazioni dei principi attivi, delle sostanze o dei farmaci, fra le spiegazioni che accompagnano i nomi specifici, per la maggior parte vengono notate tre tendenze. Secondo la prima, la spiegazione fa riferimento alle patologie a cui è associata una data sostanza (come negli esempi 1d^{it}, 4^{it}, 4d^{it}). L'altra soluzione consiste nella descrizione dell'attività del farmaco (2a^{it}, 2b^{it},7^{it},8^{it}), mentre l'ultima rimanda alla sua denominazione iperonimica (3a^{it}, 3c^{it}). A loro volta, le malattie nei FI vengono definite tramite una descrizione della condizione patologica e dei relativi sintomi (p. es. 1a^{it}, 1b^{it}, 1c^{it}, 2c^{it}, 2d^{it}, 4a^{it}, 4b^{it}, 5a^{it}), spesso con il ricorso alle parti anatomiche da essi interessate (p. es. 2d^{it}, 8a^{it}), nonché attraverso il ricorso alle spiegazioni di tipo iperonimico (3^{it}).

Un'altra strategia di semplificazione dei tecnicismi è basata sul concetto di esemplificazione. Quest'ultima viene introdotta nel testo tramite diversi elementi linguistici fra cui:

ad esempio:

> (9^{it}) SOLFLU viene usato per il trattamento a breve termine dei sintomi associati a raffreddore ed influenza, quali *ad esempio* naso chiuso, febbre e dolori ai muscoli. [FI di *Solflu*];
>
> (9a^{it}) Nei pazienti con funzione immunitaria gravemente compromessa (*ad esempio*, dopo un trapianto di midollo osseo) [FI di *Aciclin Aciclovir*];
>
> (9b^{it}) Si possono verificare interazioni con farmaci che rallentano la motilità intestinale (*ad esempio* gli anticolinergici). [FI di *Diarstop*];

anche nella variante ***ad es.:***

> (9c^{it}) malattie dello stomaco *ad es.* ulcera gastroduodenale [FI di *Vivin*];

per esempio:

> (10^{it}) medicinali che appartengono alla classe degli antiaritmici (*per esempio* chinidina, idrochinidina, amiodarone, sotalolo, dofetilide, ibutilide) [FI di *Cuspis*];
>
> (10a^{it}) il dolore di varia origine e natura, *per esempio*, mal di denti, dolore mestruale [FI di *Fenextra*];

p. es.:

> (10b^{it}) può essere associato ad un modesto aumento del rischio di eventi trombotici arteriosi (*p. es.* infarto del miocardio o ictus). [FI di *Vivin*];

esempio:

(11[it]) reazione allergica (*esempio* arrossamento, prurito, gonfiore del viso e della gola, brusco abbassamento della pressione). [FI di *Calmine*];

es.:

(11a[it]) Per il trattamento dei sintomi associati a disturbi del reflusso gastroesofageo (*es.* pirosi, rigurgito acido, dolore nella deglutizione) [FI di *Inipant*];

come per esempio:

(11b[it]) pazienti ad alto rischio, *come per esempio* pazienti con disfunzioni epatiche o con epilessia. [FI di *Diidergot*].

A parte gli esempi dichiarati espressamente come tali (ossia quelli che sono costruiti in base alla parola *esempio*), nei testi dei FI sono presenti degli elementi linguistici che possono ricadere in una concezione estesa della esemplificazione, fra cui:

come:

(12[it]) se ha una storia di reazioni da ipersensibilità (allergia) *come* broncospasmo, attacchi di asma, rinite, orticaria o altre reazioni allergiche a ketoprofene, acido acetilsalicilico (ASA) o altri FANS. [FI di *Artrosilene*];
(12a[it]) Se manifesta un rash cutaneo (comprese lesioni di membrane mucose *come* bocca, gola, naso, occhi, genitali), [...] [FI di *Flutoxil*];

quali:

(13[it]) [...] sono stati associati ad effetti gastrointestinali (*quali* nausea e vomito) [FI di *Aciclin Aciclovir*];
(13a[it]) In caso di sovradosaggio, [...] possono manifestarsi stitichezza ed effetti derivanti dalla depressione del Sistema nervoso Centrale *quali*: stupore, movimenti scoordinati, sonnolenza, [...] [FI di *Diarstop*];

incluso:

(14[it]) [...] episodi di ulcera o sanguinamento allo stomaco o all'intestino (*inclusi* sangue nel vomito o durante l'evacuazione o feci nere e catramose); [FI di *Fenextra*];
(14a[it]) Questo antibiotico si dimostra efficace: [...] nella terapia delle infezioni gravi delle vie respiratorie, delle ossa e delle articolazioni, del SNC (*inclusa* la meningite), delle infezioni intraddominali (*inclusa* la peritonite), delle ustioni e delle infezioni postoperatorie (*incluse* quelle della chirurgia vascolare); [FI di *Likacin*].

compreso:

(15[it]) Pertanto, come le seguenti situazioni possono portare ad un aumento del rischio di aritmie ventricolari (*compresa* la torsione di punta) che possono condurre ad arresto cardiaco [FI di *Macrozit*];

(15a^it) grave angioedema (*compreso* coinvolgimento della laringe), [FI di *Metamizolo sodico*];

tra cui:

(16^it) La concomitante somministrazione di antibiotici macrolidi, *tra cui* l'azitromicina, [...]. [FI di *Macrozit*];
(16a^it) Con l'uso di quasi tutti gli antibiotici, *tra cui* l'azitromicina, sono stati segnalati casi di diarrea associata [FI di *Macrozit*].

Le esemplificazioni possono esser inoltre introdotte per via di parentesi:

(17^it) alterazioni a carico del rene (insufficienza renale acuta, nefrite interstiziale, ematuria, anuria). [FI di *Paracetamol*];
(17a^it) alterazioni dello stomaco (nausea, vomito o diarrea). [FI di *Abioclav*];
(17b^it) malformazioni del feto (ritardo dello sviluppo fisico e mentale del bambino, restringimento dell'apertura dell'aorta nella vicinanza del cuore, danni alla retina, problemi nel funzionamento delle ghiandole paratiroidee alla nascita con conseguenti livelli bassi di calcio nel sangue del bambino che provocano contrazioni muscolari involontarie e convulsioni). [FI di *Annister*];
(17c^it) problemi digestivi (disturbi di stomaco, indigestione/bruciore di stomaco). [FI di *Cuspis*].

Dalla vastità dell'elenco steso, si può constatare che l'esemplificazione costituisce una delle strategie più ricorrenti nei FI e viene di solito realizzata attraverso l'utilizzo di un iperonimo, seguito dalla parentesi in cui vengono presentati i suoi iponimi. Gli esempi riportati riguardano di solito le sostanze, le diverse forme di malattie o gli effetti legati ad esse. Il ricorso all'esemplificazione può aiutare, per esempio, nell'identificazione dei sintomi, a rassicurare l'utente sulla correttezza dell'utilizzo di un determinato farmaco e a facilitare inoltre la comprensione dell'asserzione di carattere generale.

Fra le tecniche di semplificazione del testo nei FI viene inoltre documentato il ricorso al linguaggio comune, nonché quello riferito alla realtà quotidiana, come viene presentato negli esempi che seguono:

(18^it) incurvamento della schiena (gobba) [FI di *Neadrale*];
(18a^it) Dita a scatto (condizione nella quale un suo dito o il pollice assumono una posizione curva) [FI di *Renazole*];
(18b^it) debolezza muscolare, infiammazione dei tendini, rottura di tendine – soprattutto del grosso tendine situato nella parte posteriore della caviglia (tendine di Achille). [FI di *Cuspis*];
(18c^it) flatulenza (aria) [FI di *Inipant*];
(18d^it) asma (dificoltà a respirare) [FI di *Algofen*];
(18e^it) anoressia (mancanza di appetito) [FI di *Piros*];

(18f^it) tendenze a fare del male a se stesso o ad altri (tendenze suicide o omicide) [FI di *Adrenalina Monico*];
(18g^it) dolore epigastrico (dolore nella parte superiore dell'addome). [FI di *Artrosilene*];
(18h^it) esofago (il tubo che collega la gola allo stomaco) [FI di *Kruxagon*];
(18i^it) eruzioni cutanee, che possono presentarsi come vescicole e sembrare piccoli bersagli (macchia scura centrale circondata da un'area più pallida, con un anello scuro intorno al bordo – *eritema multiforme*) [FI di *Abioclav*];
(18j^it) È consigliabile che venga consultato il medico da parte dei pazienti con deficit di glucosio-6- fosfato-deidrogenasi (malattia comunemente chiamata favismo), disturbi gastrici ed intestinali cronici o ricorrenti o compromessa funzionalità renale. [FI di *Vivin*].

Fra le scelte appena citate si possono individuare dei riferimenti al linguaggio comune in relazione a diverse deformazioni o condizioni del corpo (es. 18^it e 18a^it), fra cui anche a parti anatomiche con l'utilizzo delle denominazioni più comuni (18b^it [127]). Nell'ambito di questa metodologia si può inoltre notare il ricorso alle descrizioni delle malattie con l'utilizzo delle parole che rientrano nel linguaggio comune (18c^it, 18d^it, 18e^it, 18f^it, 18j^it), nonché con delle descrizioni in riferimento all'indicazione della posizione della parte anatomica (18g^it). Nel *Corpus* sono state inoltre documentate le spiegazioni in cui veniva fatto riferimento agli oggetti di carattere quotidiano non necessariamente strettamente collegato all'ambito della medicina (18h^it e 18 i^it).

Un'altra strategia preposta alla semplificazione dei termini tecnici è quella determinata dalla sinonimia, riconducibile in alcuni casi al fenomeno del ricorso al linguaggio comune. La sinonimia può essere considerata una delle tecniche di semplificazione del discorso poiché, accanto ai termini specialistici, vengono spesso recati i loro corrispondenti, appartenenti al linguaggio comune. In tal caso si potrebbe addirittura parlare del fenomeno della *sinonimia glossante* che "consiste nell'impiego di uno o più sinonimi al fine di chiarire un'espressione oscura, equivoca o comunque difficile da comprendere" (Arduini/Damiani 2010: 167). Nella maggior parte dei casi, all'interno dei FI, la sinonimia viene realizzata tramite il ricorso alle parentesi. L'equivalente più famigliare all'utente può esser realizzato entro un inciso parentetico oppure anteposto ad esso. In seguito vengono recati alcuni esempi individuati nel *Corpus*:

(19^it) accidente cerebro-vascolare (ictus) [FI di *Artrosilene*];
(19a^it) attacco cardiaco ("infarto del miocardio") [FI di *Vivin*];

---

[127] *Il tendine d'Achille* costituisce un caso particolare in cui l'eponimo è entrato a far parte del linguaggio comune ed è molto più usato e riconosciuto dal suo equivalente *tendine calcaneale*.

(19b[it]) antipiretico (antifebbrile) [FI di *Piros*];
(19c[it]) somministrazione in vena (endovenosa) [FI di *Cefotaxima*];
(19d[it]) iniezione nel muscolo (intramuscolare), [FI di *Adrenalina Monico*];
(19e[it]) gravi reazioni cutanee (della pelle) [FI di *Artrosilene*];
(19f[it]) stipsi (stitichezza) [FI di *Artrosilene*];
(19g[it]) mal di testa (cefalea) [FI di *Atropina Solfato*];
(19h[it]) ematomi (lividi) [FI di *Azafor*];
(19i[it]) aspirina (acido acetilsalicilico) [FI di *Fenextra*];
(19j[it]) acido ascorbico (vitamina C) [FI di *Solflu*].

L'elenco soprastante rappresenta soltanto alcuni elementi lessicali sinonimici identificati all'interno dei FI. Come si può osservare i sinonimi vengono adoperati per indicare uno stato patologico (19[it], 19a[it], 19f[it], 19g[it]), tipologia dei farmaci (19b[it]), tipo di iniezione (19c[it], 19d[it]), in riferimento alle parti anatomiche (19e[it]), sintomi (19h[it]) e sostanze (19i[it], 19j[it]), avvicinando con il loro utilizzo la realtà presentata attraverso una parola specialistica.

Nei FI si è inoltre riscontrato sia un frequente ricorso alle strutture denominative, che fanno riferimento a una realtà presumibilmente conosciuta all'utente, sia l'introduzione delle denominazioni specialistiche, accompagnate da una descrizione o spiegazione. Le presenti strutture denominative si riferiscono alle espressioni:

chiamato:

> (20[it]) alterazione del ritmo cardiaco (*chiamato* prolungamento dell'intervallo QT, visualizzato all'ECG, attività elettrica del cuore) [FI di *Cuspis*];

detto:

> (20a[it]) un tipo di dolore toracico *detto* angina [FI di *Krudipin*];
> (20b[it]) sistema nervoso simpatico detto anche autonomo [FI di *Diidergot*];

conosciuto come:

> (20c[it]) lupus eritematoso sistemico (LES, *conosciuto come* lupus). [FI di *Fenextra*].

A questo elenco si potrebbe aggiungere inoltre il vocabolo *cosiddetto*, ma nel *Corpus* analizzato non si sono rilevati degli esempi di una sua applicazione.

Nella parte introduttiva di questa sezione è stato segnalato il ricorso agli scioglimenti degli acronimi: ulteriore tecnica di semplificazione adoperata nei FI. Si è voluto sottolineare questo aspetto poiché, come già precisato nel sottocapitolo dedicato alla presenza degli acronimi nei FI (sez. 2.2.1.1.2.1), in alcuni casi essi non venivano sciolti, compromettendo così la loro comprensione. Visto che la questione è comunque stata ampiamente trattata in precedenza, si vogliono soltanto ricordare le strategie più frequenti che venivano adoperate nel caso degli acronimi, ossia lo scioglimento dell'acronimo (come nell'esempio: *FANS (farmaci antinfiammatori non steroidei)*), nonché la presentazione dell'acronimo accompagnato dalla sua spiegazione ma non dallo scioglimento (come nell'esempio: *farmaci che riducono l'infiammazione (FANS)*) oppure affiancato dagli esempi (*ACE-inibitori, ad esempio captopril*). Ovviamente la maggior trasparenza viene ottenuta nel momento in cui la nozione acronimica viene sciolta e per lo più accompagnata dalla relativa spiegazione. Nel *Corpus*, la soluzione più ricorrente consiste nello scioglimento degli acronimi, ma sono stati documentati dei casi in cui questi ultimi venivano presentati da soli, senza essere accompagnati da nessuna delle soluzioni esplicative.

Concludendo la parte dedicata alle soluzioni di semplificazione, adoperate all'interno dei FI italiani, è doveroso sottolineare ancora due fenomeni. Uno fra questi è quello determinato dalla presenza delle forme congiunte che includono più di una soluzione "trasparentatrice" del tecnicismo, documentate non di rado all'interno dei bugiardini. Per fornire degli esempi si possono osservare i seguenti casi:

> (21[it]) Le fratture [...] possono portare a notevoli deformità e disabilità come per esempio incurvamento della schiena (gobba) [FI di *Neadrale*];
> (21a[it]) Gastropatie (malattie dello stomaco ad es. ulcera gastroduodenale). [FI di *Vivin*].

Un altro tratto caratteristico, relativo al ricorso alle glosse, riguarda la loro ripetizione, ossia il fenomeno secondo il quale esse vengono riutilizzate ogni volta che viene ripetuta la nozione tecnica. Basti osservare il seguente frammento:

> Comuni: dolore addominale; sensazione spiacevole allo stomaco o eruttazione dopo i pasti; costipazione; sensazione di pienezza o gonfiore allo stomaco; diarrea, flatulenza; bruciore allo stomaco; difficoltà ad inghiottire; dolore nell'inghiottire; ulcere dell'*esofago (il canale che connette la bocca allo stomaco)* che causa dolore al torace, bruciore o difficoltà o dolore ad inghiottire.
> Non comuni: nausea, vomito; irritazione o infiammazione dell'*esofago (il canale che connette la bocca allo stomaco)* o dello stomaco; feci nere o scure.
> Rari: restringimento dell'*esofago (il canale che connette la bocca allo stomaco)*; ulcere della bocca quando le compresse vengono masticate o succhiate; ulcere dello stomaco o peptiche (talvolta gravi o con sanguinamento).
>
> [FI di *Neadrale*]

2.2.2.2 *Strategie di semplificazione presenti nei FI polacchi*

Passando ai FI redatti in lingua polacca, si può notare una significativa presenza di glosse di diverso tipo anche all'interno di essi. Similmente a quelle incluse nei testi italiani, le glosse polacche trovano la loro realizzazione nelle definizioni o spiegazioni inserite nella maggior parte tra parentesi. Basti guardare:

(1^pl) Żółtaczka, powodowana przez zwiększenie stężenia bilirubiny (substancja wytwarzana w wątrobie) [FI di *Taromentin*];
(1a^pl) dławica piersiowa (ból w klatce piersiowej) [FI di *Seractil*];
(1b^pl) zwiększenie stężenia kreatyniny i mocznika we krwi (substancje, które wskazują jaka jest czynność nerek). [FI di *Heviran*];
(1c^pl) agranulocytoza (całkowity lub prawie całkowity brak granulocytów – pewnego typu białych krwinek). [FI di *Paracetamol Filofarm*];
(1d^pl) w ciężkiej bradykardii (zwolnienie czynności serca) [FI di *Adrenalina WZF*].

Le spiegazioni vengono inoltre introdotte direttamente nel testo in quanto combinate nel testo principale:

(2^pl) Anastrozol, substancja czynna leku Atrozol, należy do grupy leków nazywanych inhibitorami aromatazy. Oznacza to, że anastrozol hamuje działanie aromatazy – enzymu wpływającego na stężenie estrogenów (żeńskich hormonów płciowych). [FI di *Atrozol*];
(2a^pl) Skrót IU (ang. International Unit) oznacza jednostki międzynarodowe, którymi oznacza się aktywność witaminy D. [FI di *Devikap*];
(2b^pl) Jedną z najczęstszych przyczyn tego zjawiska jest to, że bakterie są oporne na podawany antybiotyk. To oznacza, że bakterie mogą przetrwać lub mnożyć się mimo stosowania antybiotyku. [FI di *Taromentin*];
(2c^pl) Acifolik zawiera kwas foliowy, który jest witaminą z grupy B. [FI di *Acifolik*];
(2d^pl) Osteoporoza to utrata i osłabienie masy kości. [FI di *Ostolek*];
(2e^pl) [...] pojawi się gorączka, ból gardła i jamy ustnej, objawy grypopodobne, uczucie zmęczenia lub krwawienie z nosa lub skóry. Objawy te mogą być spowodowane zmniejszeniem ilości białych krwinek w organizmie. Stan ten określany jest jako agranulocytoza. [FI di *Seractil*];
(2f^pl) Pomimo działania antybiotyków niektóre bakterie mogą przetrwać lub rozmnożyć się. To zjawisko jest nazywane opornością: niekiedy leczenie antybiotykiem staje się nieskuteczne. [FI di *Cipronex*].

Le glosse nei bugiardini polacchi vengono spesso rappresentate attraverso spiegazioni di tipo iperonimico, come nei seguenti casi:

(3^pl) amoksycylina (antybiotyk) [FI di *Ranigast Pro*];
(3a^pl) etanol (alkohol) [FI di *Uniben*];
(3b^pl) układowy toczeń rumieniowaty (choroba autoimmunologiczna) [FI di *Seractil*];
(3c^pl) pacjent ma niedobór dehydrogenazy glukozo-6-fosforanowej (rzadka choroba dziedziczna); [FI di *Polopiryna*];
(3d^pl) eozynofili (rodzaj krwinek białych) [FI di *Ranigast Pro*];
(3e^pl) methemoglobinemii (zaburzeń dotyczących krwi). [FI di *Pigmentum*].

Comprensibilità 181

Sono inoltre emmerse delle situazioni in cui le glosse prendono la forma di una descrizione perifrastica del fenomeno indicato:

(4[pl]) zespołu Reye'a, rzadkiej, ale ciężkiej choroby powodującej uszkodzenie wątroby i mózgu; [FI di *Polopiryna*];

(4a[pl]) agranulocytoza (choroba przebiegająca z objawami wysokiej gorączki, bólem gardła, owrzodzeniem w obrębie jamy ustnej, nosa, gardła, narządów płciowych i odbytnicy) [FI di *Ranigast Pro*];

(4b[pl]) paracetamol (substancja czynna znajdująca się w wielu preparatach stosowanych w przeziębieniu i grypie); [FI di *Apap Przeziębienie*];

(4c[pl]) encefalopatia (uszkodzenie mózgu wywołujące wiele zaburzeń psychicznych i neurologicznych, często uszkodzenie ośrodkowego układu nerwowego, zaburzenia intelektu i osobowości) [FI di *Bioprazol*].

Le spiegazioni, nella maggior parte dei casi, vengono introdotte nel testo tramite parentesi, tuttavia vengono documentati anche dei frammenti in cui l'esplicitazione viene inserita nel testo con l'utilizzo di diverse congiunzioni esplicative, quali:

czyli:

(5[pl]) stosowane w objawowym leczeniu nieżytu nosa, *czyli* kataru [FI di *Apap Przeziębienie*];

(5a[pl]) Lek Citrolyt dzięki własnościom buforującym umożliwia doprowadzenie pH moczu w granicach od 6,4 do 6,8 (*czyli* bliskie obojętnego) [FI di *Citrolyt*];

tj.[128]:

(6[pl]) zaburzenia hematologiczne, *tj.* małopłytkowość (niedobór płytek krwi) i agranulocytoza (całkowity lub prawie całkowity brak granulocytów – pewnego typu białych krwinek). [FI di *Paracetamol Filofarm*];

(6a[pl]) leki o działaniu przeciwzakrzepowym (*tj.* rozrzedzające krew/zapobiegające powstawaniu zakrzepów, takie jak aspiryna/kwas acetylosalicylowy, warfaryna, tyklopidyna) [FI di *Seractil*];

(6b[pl]) w nagłym zatrzymaniu krążenia – resuscytacji krążeniowo-oddechowej (*tj.* przywracaniu do życia polegającym na przeprowadzeniu zabiegów, które okresowo zastępują czynność serca i płuc) [FI di *Adrenalina WZF*].

Oltre a ciò, le esplicitazioni vengono introdotte con l'utilizzo di segni d'interpunzione, come:

---

128 Nel *Corpus* non è stata documentata la forma sviluppata *to jest*.

- trattino:

(7[pl]) methemoglobinemia – utrata zdolności przenoszenia tlenu przez hemoglobinę, objawiająca się sinicą, męczliwością, dusznością przy wysiłku, przyspieszeniem akcji serca, bólem i zawrotami głowy, sennością lub śpiączką, występuje bardzo rzadko; [FI di *Acenol Forte*];
(7a[pl]) Azimycin zawiera jako substancję czynną azytromycynę – antybiotyk azalidowy zaliczany do antybiotyków makrolidowych. [FI di *Azimycin*];

- virgola:

(7b[pl]) Lit, lek stosowany w leczeniu depresji. [FI di *Seractil*];
(7c[pl]) Lek zawiera aspartam, źródło fenyloalaniny [FI di *Amotaks*].

Si notano inoltre dei casi di ricorso alle strutture denominative basate sull'utilizzo di:
zwane:

(8[pl]) zaburzenie rytmu serca (zwane "wydłużeniem odcinka QT", widoczne w EKG badaniu aktywności elektrycznej serca) [...] reakcje nadwrażliwości *zwane* DRESS [FI di *Cipronex*];
(8a[pl]) Lek Amlonor jest wskazany w leczeniu [...] bólu w klatce piersiowej *zwanego* dławicą piersiową i jej rzadko występującej postaci *zwanej* dławicą piersiową typu Prinzmetala. [FI di *Amlonor*];

sulla variante *tak zwane*:

(8b[pl]) Ciężkie reakcje uczuleniowe (rzadko): reakcje nadwrażliwości, *tak zwane* reakcje anafilaktyczne, wstrząs anafilaktyczny, obrzęk naczynioruchowy. [FI di *Contix ZRD*];
(8c[pl]) leki hamujące czynność układu odpornościowego (*tak zwane* leki immunosupresyjne, stosowane u pacjentów po przeszczepieniu narządów lub w atopowym zapaleniu skóry); [FI di *Neosine Forte*];

o *znane jako:*

(8d[pl]) Bardzo rzadko mogą się pojawić bóle stawów, brzucha i nerek, *znane jako* plamica Henocha-Schönleina [FI di *Atrozol*];
(8e[pl]) reakcje alergiczne (z nadwrażliwości) z obrzękiem gardła i krtani, które mogą powodować trudności w połykaniu i oddychaniu, *znane jako* obrzęk naczynioruchowy [FI di *Atrozol*].

Le spiegazioni trovano un vasto impiego come tecniche di semplificazione dei termini tecnici presenti nei FI polacchi. La modalità più utilizzata è quella che vede l'inserimento della spiegazione entro una parentesi di seguito alla nozione tecnica. Di utilizzo meno frequente, ma comunque significativo, sono i ricorsi agli iperonimi o alle congiunzioni esplicative, tramite le quali viene introdotta la spiegazione.

Le glosse abbinate ai termini tecnici vengono orientate in diverse direzioni. Per quanto concerne le sostanze – riferimento all'organo in cui avviene la sua produzione (1^{pl}), all'indicazione a che cosa attingono i loro valori ($1b^{pl}$), alle proprietà ($7c^{pl}$), alle classi più generiche (2^{pl}, $2c^{pl}$, $7a^{pl}$), agli iperonimi (3^{pl}, $3a^{pl}$) ma anche alla presenza in medicinali e in riferimento alle patologie per le quali vengono adoperate ($4b^{pl}$, $7b^{pl}$). In merito alle spiegazioni riguardanti le patologie vengono documentate tre tendenze. Secondo la prima la spiegazione fa riferimento alla descrizione della condizione patologica e dei suoi sintomi ($1a^{pl}$, $1d^{pl}$, $2e^{pl}$, $4a^{pl}$, 7^{pl}) alle parti anatomiche interessate dalla condizione patologica (4^{pl}, $4a^{pl}$, $4c^{pl}$), nonché attraverso il ricorso alle spiegazioni di tipo iperonimico ($3b^{pl}$, $3c^{pl}$, $3e^{pl}$).

L'esemplificazione rappresenta un'ulteriore strategia di semplificazione dei tecnicismi. Viene introdotta nel testo tramite diversi elementi linguistici fra cui:

np.:

(9^{pl}) Lek w niewielkich ilościach przenika do mleka kobiecego i może spowodować uczulenie u karmionego niemowlęcia (*np.* wysypkę skórną). [FI di *Amotaks*];
($9a^{pl}$) leki sympatykomimetyczne (*np.* leki wziewne rozszerzające oskrzela). [FI di *Adrenalina WZF*];
($9b^{pl}$) obrzęk naczynioruchowy (*np.* opuchnięcie twarzy, języka i tchawicy, powodującego zaburzenia oddychania) [FI di *Heviran*].

na przykład:

($9c^{pl}$) Lek Seractil może wpływać na działanie innych leków lub też inne leki te mogą wpływać na działanie leku Seractil. *Na przykład:* leki o działaniu przeciwzakrzepowym [...], leki obniżające ciśnienie krwi [...]. [FI di *Seractil*].

takie jak:

(10^{pl}) Mogą wystąpić objawy neuropatii, *takie jak:* ból, uczucie palenia, mrowienie, drętwienie i (lub) osłabienie [FI di *Cipronex*];
($10a^{pl}$) Jeśli równocześnie z lekiem Taromentin pacjent stosuje leki zmniejszające krzepliwość krwi (*takie jak* warfaryna) [FI di *Taromentin*];
($10b^{pl}$) Leki stosowane u osób z przeszczepami narządowymi, *takie jak* cyklosporyna [...] u pacjenta występują choroby serca, *takie jak* niewydolność serca, dławica piersiowa. [FI di *Seractil*].

w tym:

(11^{pl}) reakcji alergicznych, *w tym* ciężkich reakcji i obrzęku naczynioruchowego (ciężka reakcja alergiczna, która powoduje obrzęk twarzy i gardła). [FI di *Alerzina*].

L'esemplificazione può esser introdotta anche tra parentesi, senza ricorso a ulteriori elementi lessicali:

> (12^{Pl}) reakcje alergiczne (wysypka, zaczerwienienia, swędzenie). [FI di *Acifolik*];
> (12a^{Pl}) zaburzenia widzenia (mroczki, zaburzenia widzenia barwnego). [FI di *Ibupar*];
> (12b^{Pl}) przewlekłe zapalne choroby jelit (wrzodziejące zapalenie jelita grubego, choroba Leśniowskiego-Crohna), [FI di *Lizymax*].

Ma anche attraverso il ricorso di altri segni di punteggiatura, come per esempio i due punti:

> (13^{Pl}) Po zastosowaniu leku mogą wystąpić miejscowe reakcje skórne: nadwrażliwość, zaczerwienienie, podrażnienie, zwykle przemijające po odstawieniu leku. [FI di *Naproxen Hasco*].

L'esemplificazione permette di illustrare i concetti estranei alla conoscenza degli utenti attraverso esempi concreti, che possono risultare più vicini al lettore del FI (come per esempio nei casi di 9b^{Pl}, 12^{Pl}). Possono inoltre aiutare nell'individuazione degli elementi d'interesse dell'utente (10a^{Pl}, 10b^{Pl}). Con questa tecnica si fa prevalentemente riferimento alle sostanze, ai sintomi o alle tipologie delle malattie. Solitamente viene realizzata secondo il modello in cui l'esemplificazione segue l'esemplificato (come in tutti gli esempi sopraindicati), in tal caso, il passaggio avviene da un insieme di entità a una o più entità di tale insieme. Talvolta, invece, l'esemplificazione può precedere l'esemplificato, in tali circostanze, quindi, si tratta di un passaggio in cui, da una o più entità particolari, si arriva all'insieme (Angeloni 2001: 97), p. es.

> (14^{Pl}) atazanawir, delawirydyna (leki stosowane w zakażeniach wirusowych) [FI di *Ranigast Pro*];
> (14a^{Pl}) worykonazol i fiukonazol (leki przeciwgrzybiczne). [FI di *Lizymax*].

Si tratta però di una scelta poco praticata all'interno dei bugiardini.

Fra le tecniche di semplificazione del testo nei FI viene ulteriormente individuato l'utilizzo delle parole di uso comune nonché il ricorso ai vocaboli della realtà quotidiana, come viene rappresentato negli esempi che seguono:

> (15^{Pl}) przygarbiona sylwetka ("wdowi garb") [FI di *Ostolek*];
> (15a^{Pl}) wybroczyn na skórze ("siniaków") [FI di *Contix ZRD*];
> (15b^{Pl}) szumy uszne (dzwonienie w uszach). [FI di *Lizymax*];
> (15c^{Pl}) zawroty głowy (uczucie wirowania lub utraty równowagi) [FI di *Amertil*];
> (15d^{Pl}) niewielkie ciemne kropki widoczne pod skórą (wybroczyny) [FI di *Cipronex*];
> (15e^{Pl}) zaostrzenie choroby uchyłkowej (zakażenie lub zapalenie małych uwypukleń w ścianie jelita) [FI di *Seractil*];

(15f^{pl}) wysypka na skórze, mogąca przebiegać z pęcherzykami i wyglądać jak małe tarcze (ciemna plamka w środku otoczona jaśniejszą obwódką z ciemnym pierścieniem wokół krawędzi – rumień wielopostaciowy) [FI di *Taromentin*];
(15g^{pl}) trzaskający palec (zaburzenie, w którym palec lub kciuk zatrzaskuje się w pozycji zgiętej, a jego wyprostowanie jest utrudnione) [FI di *Atrozol*];
(15h^{pl}) przełykiem (przełyk to przewód łączący jamę ustną z żołądkiem) [FI di *Ostolek*];
(15i^{pl}) krwawe wymioty, które mogą wyglądać jak ciemne fusy po kawie; [FI di *Contix ZRD*];
(15j^{pl}) sacharozę (cukier, którym słodzi się np. herbatę). [FI di *Bioprazol Bio*].

All'interno delle scelte appena citate si possono individuare i riferimenti alle espressioni di uso quotidiano (p. es. 15^{pl}, 15a^{pl}), alle spiegazioni con il ricorso agli stati fisici descritti in modo colloquiale (15b^{pl}, 15c^{pl}), alle descrizioni delle malattie, cambiamenti patologici con il ricorso alle parole d'uso comune (15d^{pl}- 15h^{pl}) nonché a quelle riferite alla realtà e alle attività di tutti i giorni (15i^{pl} e 15j^{pl}).

Il processo di semplificazione dei termini tecnici può inoltre avvenire tramite il ricorso al concetto della sinonimia che, come nel caso dei FI italiani, in certi contesti può essere riconducibile al fenomeno dell'utilizzo delle parole comuni, facendo riferimento alla quasi-sinonimia, basata sulla differenza del registro. In seguito vengono recati alcuni esempi individuati nel *Corpus*:

(16^{pl}) palmitynian retynolu (witaminę A) [FI di *Aksoderm*];
(16a^{pl}) kwas askorbowy (witamina C) [FI di *Polopiryna*];
(16b^{pl}) ubidekarenon (inaczej koenzym Q10). [FI di *Koenzym Q10*];
(16c^{pl}) ataku serca ("zawał serca") [FI di *Metafen*];
(16d^{pl}) niestrawności (dyspepsji) [FI di *Ranigast Pro*];
(16e^{pl}) alergią (uczuleniem) [FI di *Neosine Forte*];
(16f^{pl}) żylakami odbytu (hemoroidy) [FI di *Diohespan max*];
(16g^{pl}) Antidotum (odtrutka) [FI di *Apap Przeziębienie*];
(16h^{pl}) czarne (smoliste) stolce [FI di *Seractil*].

In riferimento alla realizzazione della sinonimia nei FI, essa può esser inoltre introdotta tramite locuzione *inaczej*:

(17^{pl}) Jeśli u pacjenta stwierdzono chorobę niedokrwienną serca (przebyty zawał mięśnia sercowego, *angina pectoris* inaczej dławica piersiowa, *angina Prinzmetala* inaczej dławica odmienna) [FI di *Dihydroergotaminum*];
(17a^{pl}) [...] ubidekarenon (inaczej koenzym Q10) [FI di *Koenzym Q10*].

Nella maggior parte dei casi, all'interno dei FI polacchi, la sinonimia viene realizzata tramite il ricorso alle parentesi, dove il trasparentatore si trova incluso fra le stesse oppure anteposto ad esse. La strategia della sinonimia viene adoperata laddove viene fatto riferimento alle sostanze (16a^{pl}, 16b^{pl}, 16g^{pl}), alle patologie

(16c[pl], 16d[pl], 16e[pl], 16g[pl]), o alle caratteristiche (16h[pl]). Nelle situazioni citate, le parole sinonimiche rimandano allo stesso fenomeno o oggetto, pur appartenendo a differenti registri linguistici. Uno dei vocaboli viene utilizzato in ambito famigliare e confidenziale mentre l'altro appartiene a un registro più elevato.

Nel gruppo delle tecniche, atte al trattamento dei tecnicismi, rientra inoltre lo scioglimento degli acronimi che nella lingua polacca corrisponde a quanto già esplicitato per gli equivalenti italiani. Fra le soluzioni adoperate per il miglioramento della comprensione, viene infatti presentata quella in cui l'acronimo viene accompagnato dall'appropriata forma sciolta, come nell'esempio: *przewlekła obturacyjna choroba płuc (POChP)*, ma anche quella che vede la forma acronimica avvicinata a una spiegazione (*inhibitory MAO (stosowane w leczeniu niedociśnienia tętniczego oraz w depresji)*). Bisogna inoltre ricordare che gli acronimi costituiscono uno degli elementi ostacolanti la comprensione dei FI, soprattutto se si tratta di quelli poco conosciuti o creati in base a vocaboli di origine straniera (di solito inglese) e soprattutto se non sono accompagnati dallo scioglimento o dalla spiegazione.

Nell'utilizzo di esplicitazioni all'interno dei FI polacchi, sono state inoltre documentate delle situazioni di realizzazioni miste, come per esempio nei seguenti casi:

(18[pl]) [...] jeśli pacjent stosuje inhibitory monoaminooksydazy (MAO) (np. selegilina – lek stosowany w leczeniu depresji i niedociśnienia tętniczego) [FI di *Paracetamol*];
(18a[pl]) zaburzenia hematologiczne, tj. małopłytkowość (niedobór płytek krwi) i agranulocytoza (całkowity lub prawie całkowity brak granulocytów – pewnego typu białych krwinek) [FI di *Paracetamol*];
(18b[pl]) leki o działaniu przeciwzakrzepowym (tj. rozrzedzające krew lub zapobiegające powstawaniu zakrzepów, takie jak aspiryna – kwas acetylosalicylowy, warfaryna, tyklopidyna) [FI di *Lizymax*].

Gli esempi sopracitati, oltre che presentare la varietà delle tecniche atte al trattamento dei tecnicismi, testimoniano l'elevata complessità della questione sottoposta all'analisi.

Per quanto riguarda l'impiego delle strategie, anche nel caso dei bugiardini polacchi, le tecniche orientate all'esplicitazione vengono inoltre riadoperate ogni volta che il tecnicismo viene presentato nel testo. L'eccezione in questa sede è rappresentata dagli acronimi che vengono trattati nei FI in diversi modi, ampiamente descritti nella parte dedicata ad essi. Per confermare la veridicità di quanto detto sulla ripetizione delle tecniche di semplificazione all'interno dello stesso testo si riportano tuttavia due diversi frammenti provenienti da FI polacchi:

Lek może powodować *miejscowe reakcje skórne (np. kontaktowe zapalenie skóry).* [...]
Mogą wystąpić reakcje alergiczne, *miejscowe reakcje skórne (np. kontaktowe zapalenie skóry).* [FI di *Aksoderm*];
Przyjmowanie takich leków, jak Metafen Ibuprofen może być związane z niewielkim zwiększeniem ryzyka *ataku serca (zawał serca)* lub udaru. [...] Przyjmowanie takich leków, jak Metafen Ibuprofen może być związane z niewielkim zwiększeniem ryzyka *ataku serca (zawał serca)* lub udaru. [FI di *Metafen*][129].

2.2.2.3 Conclusioni generali sul trattamento dei tecnicismi nel quadro delle tecniche atte alla loro semplificazione

Dall'osservazione contrastiva del trattamento dei tecnicismi, all'interno dei FI redatti in lingua italiana e in lingua polacca, viene attestato il ricorso a soluzioni simili. Sia in italiano che in polacco, il trattamento dei tecnicismi è fortemente orientato all'esplicitazione. Fra le diverse strategie, atte allo scopo di semplificare il significato dei termini specialistici, in entrambe le lingue la tecnica più utilizzata è basata sulla presentazione dei tecnicismi accompagnati dalla loro perifrasi, di solito inserita tra parentesi. Un'altra tecnica, adoperata meno frequentemente, è quella che vede l'inserimento del vocabolo più comune tra parentesi seguito dal suo sinonimo più elevato o viceversa. Nondimeno, all'interno dei FI, viene documentata la presenza delle spiegazioni con l'uso degli iperonimi, inseriti fra parentesi di seguito alla nozione tecnica di carattere meno generico.

Nelle soluzioni individuate dominano costruzioni di tipo nominale, rappresentate da singole parole o da un gruppo sintattico. Le spiegazioni, sotto forma di intere frasi, costituiscono una scelta poco praticata, ma comunque utilizzata e documentata nel *Corpus*. La loro presenza viene attestata soprattutto nelle parti dedicate all'identificazione del medicinale.

Dalle osservazioni effettuate si evince una notevole frequenza degli incisi parentetici. Le parentesi all'interno dei FI spesso fungono da portatori di soluzioni di semplificazione e, in tal senso, possono svolgere diverse funzioni. Come affermano diversi studiosi, gli incisi parentetici servono soprattutto per portare le informazioni secondarie che, rispetto al testo principale, hanno una minor importanza, ma a volte possono servire per aumentare la comprensione del testo stesso (cfr. Bąba/Mikołajczak 1973: 14; Marcjanik 1978: 26). Negli esempi, analizzati nella presente ricerca, è stato possibile notare che le informazioni racchiuse fra parentesi riportano le spiegazioni dei termini (p. es.: 1^{it} e 1a^{it}), ma, in alcuni casi, anche i tecnicismi quali oggetti della spiegazione (p. es. 1e^{it}). Questo

---

129 Nel caso citato si tratta di ripetizione della intera frase all'interno dello stesso FI.

fenomeno potrebbe essere ricondotto alla classificazione stabilita da Anna Starzec (1999) e alle ricerche condotte da Stanisław Bąba e Stanisław Mikołajczak (1973). Starzec, analizzando la tipologia degli incisi, ha infatti determinato la divisione fra quelli caratterizzati dalla funzione esplicativa e quelli con la funzione concretizzante. Per quanto concerne le ricerche riguardanti la tipologia della parentesi svolte da Bąba e Mikołajczyk, la proposta di Starzec può essere invece ricondotta a due categorie di incisi: la prima che mira all'esplicitazione delle espressioni e l'altra con funzione concretizzante (cfr. Pronińska 2013: 42). Ritornando al *Corpus*, si può constatare che gli incisi di carattere concretizzante riguardano di solito le singole parole o dei gruppi sintattici, riferiti usualmente ai nomi di diverse patologie o a parti anatomiche (p. es. 1e^{it}, 18b^{it}, 18i^{it}, 20a^{it}, 21^{it}, 8^{pl}, 12b^{pl}, 17^{pl}). La funzione esplicativa può invece essere realizzata tramite le definizioni, riformulazioni, descrizioni, esemplificazioni, sinonimia o rinvii alle parole o espressioni di uso comune (p. es: 1–1d^{it,} 4–4c^{pl}, 7^{pl}).

Le analisi svolte portano alla conclusione che, nella maggior parte dei casi, i tecnicismi presenti nei FI, sia quelli redatti in lingua polacca che quelli in lingua italiana, vengono accompagnati dalle esplicitazioni. Esse possono comunque variare in base al grado della loro qualità esplicativa, in alcune situazioni si potrebbe inoltre discutere sul fatto che le nozioni riportate come esplicative possano realmente essere tali. In questa sede si vuole riportare l'esempio proveniente da uno dei FI italiani:

> Se il medico le ha detto che ha l'esofago di Barret (una condizione associata a cambiamenti nelle cellule dell'epitelio esofageo distale) [...] [FI di *Neadrale*].

La qualità delle esplicitazioni costituisce indubbiamente uno degli argomenti che meriterebbero un'analisi approfondita, soprattutto da parte di chi è responsabile della loro stesura. Le soluzioni adoperate nei FI per avvicinare le informazioni specialistiche all'utente, corrispondono infatti alle decisioni intraprese da parte dell'emittente del testo, che, a sua volta, avvicina all'utente le informazioni specialistiche oppure le allontana.

La domanda che ci si deve porre è se l'utilizzo delle tecniche di semplificazione davvero favorisca la comprensione dei termini tecnici. Secondo Silvia Giumelli "per aumentare la comprensibilità dei FI sarebbe sufficiente un uso dei tecnicismi più orientato all'esplicazione; le glosse esplicative sarebbero sufficienti a sciogliere il significato dei tecnicismi lessicali facilitando la lettura e la comprensione del testo, senza pregiudicare la precisione denotativa del lessico specialistico" (Giumelli 2013: 170).

Non si può obiettare su quanto esposto dalla studiosa, ma, in merito alle esplicitazioni, si vuole sollevare ancora una questione, introdotta con due brani provenienti da FI, uno italiano, l'altro polacco.

[IT]

Artrite reumatoide (malattia autoimmune che provoca dolore e rigidità articolare), spondilite anchilosante (malattia infiammatoria cronica che colpisce soprattutto la colonna vertebrale e le articolazioni del bacino), artrosi dolorose (malattia che colpisce le articolazioni), reumatismo extra articolare (malattie reumatiche che interessano le strutture al di fuori delle articolazioni), flogosi post-traumatiche (stato infiammatorio su base traumatica).

[FI di *Artrosilene*]

[PL]

U pacjentów stosujących ranitydynę obserwowano następujące działania niepożądane: [...] zwykle przemijająca leukopenia i trombocytopenia (zmniejszenie liczby krwinek białych i płytek krwi), agranulocytoza (choroba przebiegająca z objawami wysokiej gorączki, bólem gardła, owrzodzeniem w obrębie jamy ustnej, nosa, gardła, narządów płciowych i odbytnicy) lub pancytopenia (niedobór krwinek białych, krwinek czerwonych i płytek krwi), czasami z aplazją lub hipoplazją szpiku (zanik szpiku), ginekomastia (przerost piersi u mężczyzn), przemijająca impotencja, mlekotok, rumień wielopostaciowy, wypadanie włosów, wstrząs anafilaktyczny (jego objawy to: duszność, trudność w nabieraniu powietrza w wyniku obrzęku krtani, trudność w wydechu, świst krtaniowy, świąd skóry i jej zaczerwienienie, ból głowy, uczucie „ucisku", zawroty głowy, przyspieszenie lub zwolnienie (rzadziej) czynności serca, świąd, pokrzywka o różnym nasileniu, rumień całego ciała, znaczne osłabienie, aż do utraty przytomności włącznie; w ciężkich przypadkach może zagrażać życiu), niewyraźne widzenie (zaburzenia akomodacji).

[FI di *Ranigast Pro*]

Il primo brano citato fa parte della sezione dedicata all'identificazione del medicinale, mentre il secondo proviene dalla parte riguardante gli effetti collaterali. Come già sottolineato più volte, quest'ultima è una delle unità dei FI che gode della maggior presenza dei tecnicismi e, considerando ciò, anche delle loro esplicitazioni. I frammenti riportati sono infatti carichi di termini di tipo specialistico che, nella prevalenza dei casi, vengono accompagnati dalle opportune spiegazioni. La densità delle informazioni presentate in questo modo richiede un alto livello di attenzione e concentrazione da parte dell'utente, quindi più che favorire la comprensione, può frapporre ulteriori ostacoli.

A questo proposito si vuole attingere a quanto esposto nell'articolo *Genere testuale e traduzione specializzata (analisi di alcuni meccanismi di semplificazione linguistica nel foglio illustrativo polacco e italiano)* [*Wzorzec gatunkowy a przekład specjalistyczny (analiza wybranych mechanizmów upraszczania języka w polskiej i włoskiej ulotce dla pacjenta)*] redatto da Aleksandra Pronińska (2013). La studiosa, tra i vari casi, effettua un'analisi riguardante l'efficacia degli incisi parentetici in quanto elementi facilitanti la comprensione dei tecnicismi. Pronińska nella sua ricerca ha individuato, nella mancanza di regole riguardanti l'inserimento dei trasparentatori nei FI, la causa di svariate discrepanze all'interno di diversi bugiardini, ma anche all'interno di un solo FI. Le differenze sono soprattutto determinate dalla scelta di corredare o meno un termine attraverso una spiegazione, relativa al contenuto delle informazioni aggiuntive, nonché quelle riguardanti la funzione dell'informazione (concretizzante o esplicativa). La mancanza delle opportune regole stabilite porta a situazioni in cui, in diversi casi, parole di uso comune vengono accompagnate dalle spiegazioni (basti pensare alla *febbre*), mentre le parole specialistiche rimangono non esplicitate (come succede p. es. nel caso di diversi acronimi). Le differenze possono inoltre riguardare le tecniche adoperate nella semplificazione dello stesso tecnicismo – si riportano esempi delle realizzazioni inerenti il termine *angioedema*:

> gonfiore, a volte del viso o della bocca (angioedema); l'angioedema, caratterizzato da gonfiore del volto, labbra, lingua, e difficoltà respiratorie, causate da punture o morsi di insetti, da alimenti, farmaci o altre sostanze.; angioedema (gonfiore della pelle del volto, delle labbra e della lingua); angioedema (reazione allergica grave che causa gonfiore del viso o della gola.; gonfiore acuto della pelle e delle mucose (angioedema); edema della gola (angioedema); angioedema (gonfiore a rapido sviluppo della pelle, dei tessuti sottocutanei, della mucosa e dei tessuti sottomucosi); gonfiore allergico al volto (edema di Quincke/angioedema); reazioni allergiche gravi quali gonfiore (angioedema);

o portare a delle imprecisioni risalendo alla mancanza di precisione o generalizzazioni eccessive (Pronińska 2013: 42–43). Pronińska, in base al suo studio, afferma che nel caso di troppe informazioni aggiuntive, realizzate sotto forma di parentesi, esiste il rischio di non raggiungere la funzione mirata alla semplificazione dei termini specialistici, e talvolta si può parlare addirittura di offuscamento della comprensione.

Rispetto a quanto esposto, risulta quindi necessario trovare la giusta via di compromesso fra l'esposizione dei termini specialistici e la realizzazione delle strategie finalizzate alla loro facilitazione, tenendo comunque conto di quanto stabilito dalle normative riguardanti la stesura dei FI.

2.2.3 Conclusioni riguardanti gli elementi che pregiudicano e facilitano la comprensibilità

Nelle due sezioni precedenti si è cercato di individuare gli elementi più incisivi per la valutazione della comprensibilità. L'attenzione è stata concentrata sui tratti lessicali che ostacolano la comprensione del testo e su quelli utilizzati per il miglioramento di quest'ultima. Nel gruppo degli elementi ostacolanti sono stati identificati tecnicismi specifici (inclusi tecnicismi specifici veri e propri, acronimi ed espressioni eponimiche), mentre, fra gli elementi utilizzati per l'aumento della comprensibilità sono stati valutati: definizioni e spiegazioni (di tipo descrittivo e iperonimico), esemplificazioni, rinvii al linguaggio comune, sinonimia nonché scioglimenti degli acronimi.

Le analisi hanno condotto all'identificazione dei singoli componenti rientranti nelle rispettive classi e all'attribuzione ad essi degli esempi provenienti dal *Corpus*. In questo modo è stata confermata l'appartenenza dei FI al linguaggio specialistico ed è stato inoltre possibile riscontrare un'enorme complessità lessicale che caratterizza questo tipo di testo.

La ricerca ha confermato la presenza di un elevato gruppo di termini ostacolanti, nonché un complesso sistema di strategie atte alla semplificazione dei termini specialistici. Questa doppia impostazione degli elementi presenti nei FI rispecchia l'esistenza di due tendenze vigenti nei bugiardini. Una di queste si riferisce alla necessità di adoperare dei termini specialistici affinché vi sia una corrispondenza con quanto esposto nel RCP, quale documento di partenza del FI, da cui in grande parte dipende il suo contenuto. La seconda è invece rappresentata dalla necessità di formulare il FI in modo leggibile e facilmente comprensibile dagli utenti (Pronińska 2013: 39).

Prevalentemente, i tecnicismi presenti all'interno dei FI analizzati venivano accompagnati da diverse modalità di spiegazioni, non sono però mancati dei casi in cui l'affiancamento delle esplicitazioni veniva meno, come nel brano riportato sotto:

> Gli effetti collaterali che si manifestano più frequentemente sono di tipo gastro-intestinale e si attenuano con l'aggiustamento del dosaggio, obbligando di rado all'interruzione del trattamento: soprattutto dispepsia, dolore epigastrico, pirosi gastrica, flatulenza, rash cutanei da idiosincrasia. Raramente nausea e vomito, diarrea.
>
> [FI di *Arfen*]

Riassumendo, si vuole comunque sottolineare una grande prevalenza di esplicitazioni dei termini specialistici che fa pensare a una consapevolezza da parte degli stilatori dei FI di un possibile ostacolo da parte di questa terminologia nei confronti degli utenti.

Inoltre, la questione della presenza dei tecnicismi accompagnati dalle dovute spiegazioni può essere in parte ricondotta anche a una funzione didattica, in quanto le modalità in cui vengono presentati gli elementi ostacolanti affiancati da diverse forme delle esplicitazioni possono facilitare l'acquisizione terminologica da parte del paziente (Puato 2012: 108).

Conclusioni finali

L'ambito della medicina, che è stato approfondito nella presente ricerca, rappresenta una sfera di peculiare importanza per tutti gli esseri umani. Esso coinvolge tutti, dato che "i medicinali, beni primari o di prima necessità, soddisfano [...] un bisogno di carattere fisiologico dal quale dipende la sussistenza dell'individuo" (Sergio 2007: 284). I medicinali a cui ricorrono i cittadini possono però rispondere a queste necessità soltanto se utilizzati in modo appropriato. Tale condizione può essere garantita solo grazie all'adeguata comprensione di un'attenta lettura dei FI. Questi ultimi, già tempo addietro, sono stati oggetto di studio da parte di diversi ricercatori (cfr. già nominati diverse volte Serianni 2005, Giumelli 2013, Pronińska 2013, Puato 2018, Orletti e Iovino 2018, di Pace 2019, e tanti altri) ma un tema così ampio non finisce mai di esaurirsi.

Il presente lavoro pertanto si è concentrato sulla leggibilità e sulla comprensibilità dei FI all'interno delle confezioni dei farmaci italiani e polacchi. La ricerca in questione è stata imperniata su due parti principali, in cui si è voluto approfondire l'ampio spettro degli aspetti riguardanti questo peculiare tipo di testo. Nella prima, l'attenzione è stata focalizzata sull'oggetto di studio, procedendo con la presentazione delle definizioni e delle diverse norme legislative. Con questa parte di tipo prettamente introduttivo, si è voluto sottolineare la dimensione "ufficiale" del bugiardino, sottoponendo all'esame il suo contenuto attraverso il profilo delle normative e quello della sua struttura in entrambe le lingue di interesse. In questa sezione è stato dato ampio rilievo all'aspetto relativo alla leggibilità dei FI, componente espressamente richiesta dai documenti che ne regolano la stesura.

Successivamente la ricerca è stata spostata nell'ambito delle tipologie testuali e degli atti linguistici, partendo dalla questione della doppia funzione comunicativa (istruttiva e informativa) dei FI e della loro stessa disomogeneità all'interno dei bugiardini. In virtù della suddetta duplice valenza si è deciso di considerare le singole sezioni di cui sono composti i FI e di procedere con la loro classificazione basandosi su diversi tipi di testo proposti da Werlich (1975), Sabatini (1999), Loffler-Laurian (1983), Sobrero (1993) e Zmarzer (2003). Sulla scorta di queste analisi è stata confermata la plurifunzionalità dei FI e il loro carattere ambiguo fra diverse classificazioni all'interno delle tipologie testuali. Per quanto riguarda gli atti linguistici, invece, è stata osservata una coesistenza di diverse tipologie. In questo modo si è giunti alla conclusione che la plurifunzionalità costituisce la caratteristica propria dei FI.

Il fenomeno degli stili espositivi, problematica ampiamente descritta e analizzata da Puato (2012), è stata a sua volta oggetto di ulteriori analisi. Come sottolineato svariate volte, esistono diverse linee guida per la formulazione dei FI. In questo modo, secondo Puato, i FI dei medicinali italiani si possono suddividere in due tipologie: i FI caratterizzati dallo stile notarile e quelli caratterizzati dallo stile comunicativo. In base agli esami svolti sul *Corpus* è stato constatato che, nella maggior parte dei FI italiani analizzati, prevale lo stile comunicativo. Dallo stile notarile viene caratterizzato il minor numero (il 30%) dei FI sottoposti all'esame. Puato nelle sue ricerche individua due ulteriori sottocategorie dello stile comunicativo che possono essere adoperate per i FI italiani. Secondo questa suddivisione, che vede la distinzione fra lo stile comunicativo forte e quello debole, il primo risulta prevalente rispetto al secondo. Nella parte polacca del *Corpus*, tutti i FI contenuti nelle confezioni dei farmaci polacchi sono invece redatti secondo lo stile comunicativo. Questi esiti potrebbero essere considerati positivi, ma potrebbero suscitare allo stesso tempo riserve circa il loro effettivo impatto sui fruitori dei FI. Indubbiamente la propensione allo stile comunicativo e soprattutto, per quanto riguarda la lingua italiana, allo stile comunicativo forte, costituisce però uno dei passi compiuti nella direzione della maggior leggibilità e accessibilità nei confronti dei pazienti.

In seguito l'attenzione è stata rivolta sulla questione di appartenenza dei FI al gruppo dei linguaggi specialistici. Si è introdotta questa problematica attraverso lo spoglio di alcune definizioni in merito ai linguaggi utilizzati negli ambiti professionali, per procedere quindi con l'analisi delle caratteristiche generali delle lingue specialistiche a livello morfosintattico e lessicale. Considerando queste ultime, il lavoro è stato poi diretto sull'identificazione dei tratti responsabili della tecnicità del testo all'interno dei FI dei medicinali. Le analisi condotte hanno evidenziato la presenza degli elementi in questione nei FI, confermando in questo modo l'appartenenza dei testi dei FI all'ambito dei linguaggi medici, inserito nell'ampio spettro dei linguaggi specialistici.

L'ultimo tratto del primo capitolo è stato invece dedicato alla descrizione del *Corpus* quale materiale di fondamentale sussidio relativo al presente lavoro. Sono state presentate le modalità attraverso le quali è stata condotta la ricerca dei campioni e fornito l'elenco completo di tutti i FI analizzati nel presente lavoro. Lo scopo di questa sezione era quello di presentare il materiale sottoposto alle analisi svolte in tutti i punti della ricerca.

Nel secondo capitolo si è passati ad affrontare la questione della leggibilità e della comprensibilità dei FI. La tematica è stata trattata a partire dalla puntualizzazione circa le differenze fra il concetto di *essere leggibile* e di *essere comprensibile* – due aspetti cardine del presente lavoro. In base alle analisi svolte, la leggibilità nella ricerca è stata ricondotta ai fattori numerici, ossia ai valori quantitativi, mentre con il concetto di comprensibilità si è fatto ricorso ai valori di tipo qualitativo. Alla luce di quanto esplicitato, la questione della leggibilità è stata dunque affrontata utilizzando diversi indici di leggibilità. Attraverso questi ultimi si è proceduto con l'analisi effettiva della leggibilità dei FI rientranti nel *Corpus*. Per quanto riguarda la lingua italiana è stato fatto ricorso a due indici, quali indice *Gulpease* e indice formulato da Robert Gunning. Nell'analizzare la leggibilità della lingua polacca, si è proceduti invece con l'indice ideato da Walery Pisarek e, come nel caso della lingua italiana, con quello proposto da Gunning. I risultati ottenuti in base a questi calcoli hanno portato a interessanti conclusioni riguardanti la questione della leggibilità dei FI. Le analisi svolte per la lingua italiana hanno evidenziato infatti che i testi dei FI, secondo l'indice *Gulpease*, e prendendo in considerazione il livello di scolarizzazione degli italiani, vengono classificati come testi di difficoltà abbastanza elevata. Ricollegandosi invece all'indice di Gunning, al quale si è ricorsi per entrambe le lingue in questione, si è evinto che i testi dei FI (sia per l'italiano che per il polacco) sono caratterizzati da un elevato livello di complessità. L'unico fra gli indici che ha portato a risultati "positivi" è quello di Pisarek, applicato per la lingua polacca. Secondo questo indice, infatti, la maggior parte dei testi dei FI polacchi rientra nel gruppo di testi facili. Gli esiti, ottenuti attraverso gli indici di leggibilità, rispecchiano quindi il loro carattere particolare e la mancanza di congruenza fra di loro. Come è stato affermato più volte nel presente libro, i metodi analitici a cui appartengono gli indici analizzati, trattano comunque soltanto i valori numerici, non rientrando nel merito dei fattori qualitativi. Tenendo conto di questo aspetto, i loro esiti dovrebbero esser trattati con cautela, ma di sicuro possono esser considerati come dei validi indicatori nel lavoro di stesura dei testi. Vista infatti la facile accessibilità a questi calcolatori e il sempre più vivo interesse verso il livello di leggibilità dei testi indirizzati ai comuni cittadini[130], il ricorso agli strumenti analizzati sembra doveroso. I risultati ottenuti nella presente ricerca fanno inoltre supporre che il loro utilizzo nell'ambito della medicina e soprattutto in quello dei FI, che dovrebbero esser caratterizzati dal massimo livello di leggibilità, potrebbe essere uno spunto per migliorare il grado di accessibilità dei testi medici rivolti ai comuni cittadini.

---

130 Si pensi p. es. alle difficoltà delle persone anziane nella comprensione dei testi burocratici. Su detta questione e sulle possibilità di un ricorso agli indici di leggibilità, si rimanda a Charzyńska (2018) nonché a AIP (2019).

L'ultima sezione della ricerca è stata invece concentrata sulla questione relativa alla comprensibilità. La problematica è stata trattata attraverso l'analisi dei fattori linguistici che possono pregiudicare o facilitare la comprensibilità del testo. Inizialmente l'attenzione è stata posta sui tecnicismi specifici, all'interno dei quali sono stati individuati i tecnicismi specifici veri e propri, gli acronimi e le espressioni eponimiche. In relazione all'analisi della presenza e delle modalità di realizzazione dei tecnicismi, è stato confermato il loro ampio impiego all'interno dei FI. Questo fatto ha evidenziato, dunque, un alto livello di tecnicità dei bugiardini che però, a sua volta, compromette l'accessibilità ai FI da parte dei lettori profani.

Nella seguente sezione, invece, l'attenzione è stata spostata sugli elementi funzionali alla facilitazione della comprensibilità del testo. Si è iniziato da uno sguardo generale sulle tecniche idonee alla semplificazione dei testi, passando successivamente alle tecniche di facilitazione individuate all'interno dei FI, quali spiegazioni, descrizioni, riformulazioni, riferimenti al linguaggio comune e scioglimenti degli acronimi. Lo spoglio dei FI ha evidenziato un'ampia gamma di modalità mirate al miglioramento dell'accessibilità dei testi tecnici ai lettori profani, presenti in entrambe le lingue di riferimento. Nel corso dell'analisi è stata inoltre sottolineata la determinante presenza di questi elementi facilitatori – aspetto che dovrebbe risultare positivo nell'ambito della presente ricerca e della questione trattata. Bisogna tuttavia tener conto che la presenza di questi elementi è comunque strettamente legata a quei tratti lessicali che pregiudicano la comprensibilità dei testi. Vista la dipendenza dei facilitatori dagli elementi oscuranti, la alta frequenza degli elementi facilitanti riconferma, a sua volta, l'alto livello di tecnicità dei FI. A prescindere da questo aspetto, la considerevole presenza di tecniche esplicative, incluse nella maggior parte dei FI, costituisce di sicuro uno dei metodi mirati al miglioramento della chiarezza espositiva dei testi considerati.

Concludendo, si vuole dare evidenza ad alcuni concetti fondamentali per comprendere la singolarità dell'oggetto del presente studio. Il FI, compreso all'interno della confezione del farmaco, costituisce infatti un peculiare tipo di testo. La sua complessità, a livello funzionale e linguistico, lo classifica come altamente eterogeneo e difficilmente analizzabile nello spettro stretto. I FI, infatti, grazie alla loro plurifunzionalità, ma anche al fatto di attingere a diversi ambiti scientifici, aprono infiniti spunti per ulteriori studi. Nel presente lavoro, è stata posta una particolare attenzione sulla questione della terminologia. Si vuole motivare l'ampio spazio dedicato al lessico nelle pagine di questo libro, citando Cortelazzo. Lo studioso afferma infatti che "la comprensione di un testo medico è strettamente condizionata dalle possibilità di decodificazione del lessico specifico, che concentra su di sé la grandissima parte dell'informazione. La possibilità da parte del non specialista di dedurre il significato di questi termini, quando gli sono sconosciuti, è diversa per le diverse categorie di parlanti e per le diverse categorie di termini" (Cortelazzo 1990: 28). Ovviamente l'accessibilità ai tecnicismi da parte dei profani, come sottolineato dallo stesso Cortelazzo, dipende da diversi fattori. Essi possono essere riconducibili al grado di specialità del tecnicismo stesso, al trattamento linguistico a cui esso viene sottoposto e attraverso il quale viene inserito nel testo, ma anche ai fattori attribuibili direttamente agli utenti dei FI. Trattando questi ultimi, si potrebbe entrare nell'ampio spettro delle diverse conoscenze ed esperienze di tipo sociopsicologico, riferendosi inoltre ai menzionati da Orletti e Iovino (2018) concetti di *voice of medicine* e *voice of lifeworld*. A questo punto si vuole sottolineare che lo scopo del presente libro era quello di occuparsi della leggibilità e della comprensibilità dei testi dei FI, per questo motivo non ci si è addentrati nella questione riguardante la comprensione e gli effetti che i testi dei FI creano negli utenti. Questi aspetti potrebbero comunque costituire uno dei percorsi aggiuntivi e complementari per un eventuale sviluppo della presente ricerca. Come sottolineato in precedenza, la questione dei FI apre tanti altri spunti di ulteriore approfondimento, non trattati nelle pagine del presente libro. Si pensi per esempio al ruolo del medico e del farmacista, quali mediatori nella comunicazione che avviene fra il testo del FI e i suoi fruitori; si consideri inoltre l'aspetto delle immagini quali rinforzo alla comprensione dei FI ma anche gli ulteriori testi accompagnatori del medicinale, come le scritte sulla confezione del farmaco. Riguardo a queste ultime, sembra doveroso segnalare il progetto di introduzione nelle farmacie di *Lekolepki*[131]. Si tratta di un tipo di adesivi – etichette e pittogrammi – progettati per trasmettere le informazioni sul farmaco e sul suo utilizzo in modo facile e accessibile agli utenti. Essi vengono incollati sulla confezione del farmaco risultando quindi facilmente consultabili. Di sicuro le iniziative di questo tipo possono aiutare nella miglior comprensione dei testi dei FI e soprattutto nel corretto utilizzo dei farmaci.

Per terminare, si vuole ancora una volta sottolineare l'importanza della leggibilità e della comprensibilità dei FI. Nella premessa al presente libro ci si è domandati se in base alle indagini svolte attraverso metodi analitici nonché ai profondi esami linguistici, si possa riconfermare l'appellativo *bugiardino*, con cui vengono denominati i testi in oggetto. In relazione alle analisi condotte, vista la ricchezza terminologica contenuta nei FI, si può ampiamente affermare che la loro denominazione possa essere mantenuta. Come è stato sottolineato già più

---

131 Sito ufficiale del progetto: http://lekolepki.pl

volte, infatti, l'intelligibilità dei testi dei FI da parte dei fruitori è legata a diversi fattori, compresi quelli di tipo contestuale e situazionale. È tuttavia innegabile che la presenza del lessico inaccessibile ai profani costituisca una delle più grosse difficoltà nella comprensione dei FI. In questo quadro è comunque degno di nota il ruolo svolto dai numerosi metodi mirati alla semplificazione dei tecnicismi. Indubbiamente la loro presenza riveste un peso rilevante nel processo relativo alla comprensione dei testi. Questo aspetto confermerebbe, anche se in modo parziale, l'obiettivo (insito scopo dei bugiardini) di avvicinare il proprio testo ai fruitori. Bisogna comunque tener conto del fatto che anche il loro sovraccarico nei testi dei FI può influenzare negativamente la ricezione da parte degli utenti. Sarebbe quindi auspicabile trovare il giusto equilibrio fra la tecnicità e la comunicatività delle informazioni contenute nei FI, in modo da permettere ai pazienti una massima accessibilità ai testi, considerando inoltre il fatto che l'impenetrabilità di questi ultimi può portare a conseguenze fatali e irreversibili per il profano.

Riferimenti bibliografici

AIP (2019), „Wdrożenie aplikacji Jasnopis umożliwiłoby nie tylko seniorom lepsze zrozumienie umów i pism urzędowych". *Strefa Biznesu*. http://strefabiznesu.pl/wdrozenie-aplikacji-jasnopis-umozliwiloby-nie-tylko-seniorom-lepsze-zrozumienie-umow-i-pism-urzedowych/ar/13847492?fbclid=IwAR2zZmnrEY3P8yTSCPSCOBW5aGaRcgDgVTBsoRUvTO-ussyvIvVYAhDKw6Y

Angeloni, M. (2001), "L'esemplificazione: una strategia testuale". In: I. M. Civita Mosillo (a cura di), *Lingua e stile*, a XXXVI, 1, 97–129.

Anthony, L. (2019), AntConc (Version 3.5.8) [Computer Software]. Tokyo, Japan: Waseda University. http://www.laurenceanthony.net/software

Arduini, S., Damiani, M. (a cura di) (2010), "Sinonimia glossante". *Dizionario di retorica*, LabCom Books, 167.

Balain, A., Grafstein, A. (2001), "The linguistic assumptions underlying readability formulae: a critique". *Language & Communication*, 21, 285–301.

Balboni, P.E. (1982), "Le microlingue: considerazioni teoriche". *Scuola e lingue moderne*, 107–111; 136–148.

Baldini, M. (2004), *Elogio dell'oscurità e della chiarezza*. Roma: Armando Editore.

Barbera, E., Tortone, C. (a cura di) (2012), *Glossario O.M.S. della Promozione della Salute*. Centro Regionale di Documentazione per la Promozione della Salute, DoRS.

Battaglia, S. (1971), *Grande dizionario della lingua italiana*, III, CERT-DAG. Torino: UTET.

Battaglia, S. (1973), *Grande dizionario della lingua italiana*, VIII, INI-LIBB. Torino: UTET.

Bąba, S., Mikołajczak, S. (1973), "Parenteza we współczesnej prozie polskiej (klasyfikacja i funkcje)". *Studia Polonistyczne*, I, 7–32.

Beccaria, G. L. (a cura di) (1973), *I linguaggi settoriali in Italia*. Milano: Bompiani.

Bellina, M. (2011), "medicina, lingua della". http://www.treccani.it/enciclopedia/lingua-della-medicina_%28Enciclopedia-dell%27Italiano%29/

Berruto, G. (1987), *Sociolinguistica dell'italiano contemporaneo*. Roma: La Nuova Italia Scientifica.

Bettetini, G. (1991), *La simulazione visiva*. Milano: Bompiani.

BIF (2004), "Il foglietto illustrativo: tra strumento comunicativo e documento regolatorio". *BIF. Bollettino d'informazione sui farmaci.* http://www.agenziafarmaco.gov.it/sites/default/files/bif040251.pdf.

Biniewicz, A., Starzec, A. (1995), "Styl naukowy". In: S. Gajda (a cura di), *Przewodnik po stylistyce polskiej.* Opole, 397–430.

Bodini, E. (2015), *Un dizionario che rende "onore" alla paternità di molti scienziati nel campo della storia delle patologie umane.* http://ernestobodini.blogspot.com/2015/10/etimologia-delle-malattie.html.

Bojar, B. (a cura di) (1993), *Słownik encyklopedyczny terminologii języków i systemów informacyjno-wyszukiwawczych.* Warszawa: Wydawnictwo Uniwersytetu Warszawskiego.

Bonessa, C. (1999), *Dizionario delle malattie eponimiche. Diagnosi e terapia.* Milano: Raffaello Cortina Editore.

Braghiroli, L. (2016), *Il foglio illustrativo: uno strumento per l'impiego sicuro e corretto del farmaco, presentazione.* Agenzia del Farmaco, 3.11.2016. Roma. http://www.quotidianosanita.it/allegati/allegato4012114.pdf.

Buccini, G., *Aspetti linguistici della divulgazione medica contemporanea.* Tesi di laurea inedita, Università di Roma "La Sapienza", anno acc. 2000–2001.

Buttler, D. (1969), "Dobór wyrazów a komunikatywność tekstu". *Poradnik językowy,* 10, 549–559.

Caporossi, D., Dioguardi, N. (1999), "Fegato", Treccani Universo del Corpo. http://www.treccani.it/enciclopedia/fegato_%28Universo-del-Corpo%29/

Cappelli, A. (1899), *Dizionario di abbreviature latine ed italiane.* Milano: Ulrico Hoepli Editore-Libraio della Real Casa.

Carioni, V. (2005), *2.3.1.2 La sinonimia in terminologia,* Breve introduzione alla terminologia. http://www.farum.it/intro_terminologia/ezine_articles.php?id=24

Charzyńska, E. (2018), "Pisz do mnie jaśniej!". *Forum akademickie,* 4 (2018) http://prenumeruj.forumakademickie.pl/fa/2018/04/pisz-do-mnie-jasniej/?fbclid=Iw

Chiari, I. (2002), "La procedura cloze, la ridondanza e la valutazione della competenza della lingua italiana". *Italica,* 4, 466–481.

Cortelazzo, M. (1990), *Lingue speciali. La dimensione verticale.* Padova: Unipress.

Cortelazzo M. (2008), "Fenomenologia dei tecnicismi collaterali. Il settore giuridico". In: E. Cresti (a cura di) *Prospettive nello studio del lessico italiano,* Atti SILFI 2006. Firenze: Firenze University Press, 137–140.

Cygal-Krupa, Z. (1986), *Słownictwo tematyczne języka polskiego – zbiór wyrazów w układzie rangowym, alfabetycznym i tematycznym*. Kraków: Wydawnictwo Uniwersytetu Jagiellońskiego.

Czarnecka, A., Podracki, J. (1995), *Słownik. Skróty i skrótowce: pisownia, wymowa, odmiana, składnia*. Warszawa: Wydawnictwo Oświata.

Dardano, M. (1973), *Il linguaggio dei giornali italiani*. Bari: Laterza.

De Mauro, T. (1980), *Guida all'uso delle parole*. Roma: Editori Riuniti.

Devoto, G. (1939), "Lingue speciali. Le cronache del calcio". *Lingua Nostra*, 1, 17–21.

Di Pace, L. (2019), *La lingua del bugiardino. Il foglietto illustrativo tra linguaggio specialistico e linguaggio comune*. Firenze: Franco Cesati Editore.

Doroszewski, J. (1999), "Polski język medyczny". In: W. Pisarek (a cura di), *Polszczyzna 2000. Orędzie o stanie języka na przełomie tysiącleci*. Kraków: Ośrodek Badań Prasoznawczych UJ, 33–49.

Duque-Parra, J. E., Llano-Idàrraga, J. O., Duque-Parra, C. A. (2006), "Reflections on Eponyms in Neuroscience Terminology". *Anatomical Record Part B: The New Anatomist*, 289B, 219–224.

Dyda A. (2017), "I foglietti illustrativi dei medicinali polacchi e italiani – indice di leggibilità di Robert Gunning". In: N. Chwaja, A. Liszka-Drążkiewicz, M. Nowakowska, J. Woźniakiewicz (a cura di), *237 Annales Universitatis Paedagogicae Cracoviensis. Studia de Cultura*. Kraków: Wydawnictwo Naukowe UP, 78–91.

Dyda A. (2020), "Leggibilità dei foglietti illustrativi dei farmaci italiani: analisi attraverso l'indice Gulpease". In: J. Visconti, M. Manfredini, L. Coveri (a cura di), *Linguaggi settoriali e specialistici. Sincronia, diacronia, traduzione, variazione. Atti del XV Congresso SILFI Società Internazionale di Linguistica e Filologia Italiana (Genova, 28–30 aggio 2018)*. Firenze: Franco Cesati Editore, 75–82.

Dyda A., Pronińska, A. (2021, 'in corso di stampa'), "Lessico medico italiano e polacco a confronto: il caso dei sintagmi terminologici di tipo malattia di Banti / choroba Bantiego". *Romanica Cracoviensia*. Kraków: Wydawnictwo Uniwersytetu Jagiellońskiego.

Eponim. (voce). Słownik Języka Polskiego. http://sjp.pwn.pl/szukaj/eponim.html

Farnetani, I. (2002), "Come scrivere un buon testo di divulgazione scientifica". *Area Pediatrica*, 3, 1, 44–47.

Florio, I. (2012) "Terminologie mediche orientate al paziente per l'accesso facilitato al Fascicolo Sanitario Elettronico". In: I. Florio e M.T. Guaglianone (a cura di), *Il fascicolo sanitario elettronico: infrastruttura tecnologica e codifica dei dati*. CNR-SeGID.

Fluck, H.R. (1980), *Fachsprachen. Einführung umd Bibliographie.* München: Francke.

Fresu, R. (2008), "Il linguaggio della comunicazione scientifica: la tipologia del foglietto illustrativo dei farmaci". *Lingua italiana del Novecento. Scrittura privata, nuovi linguaggi, gender.* Roma: Nuova Cultura, 109–125.

Gajda, S. (1990), *Współczesna polszczyzna naukowa: język czy żargon?* Opole: Instytut Śląski w Opolu.

Garzanti (1981), *Dizionario Garzanti della lingua italiana.* Milano: Garzanti.

Garzanti (1994), *Il Grande Dizionario Garzanti della Lingua Italiana.* Milano: Garzanti.

Gębka-Wolak, M. (2015), *Jak ocenia się trudność tekstu?* http://lingwistykapraktyczna.wordpress.com/2015/07/09/jak-ocenia-sie-trudnosc-tekstu/

Giovanardi, C. (2014), "I linguaggi scientifici". *La Crusca per voi*, n. 48 I/14, 5.

Giumelli, S. (2013), "Le caratteristiche linguistiche del foglietto illustrativo". *Italiano LinguaDue*, v. 5, n. 1, 160–176.

Gotti, M. (1991), *I linguaggi specialistici. Caratteristiche linguistiche e criteri pragmatici.* Scandicci: La Nuova Italia Editrice.

Górnicz, M. (1997), "Sposoby i granice kompresji terminów. (Na podstawie terminologii medycznej – nazwy nowotworów)". *Poradnik Językowy*, 2, 25–32.

Grucza, F. (1991), "Terminologia – jej przedmiot, status i znaczenie". In: F. Grucza (a cura di), *Teoretyczne podstawy terminologii.* Wrocław: Ossolineum, 11–43.

Grucza, F. (1994), "O językach specjalistycznych (= technolektach) jako pewnych składnikach rzeczywistych języków ludzkich". In: F. Grucza e Z. Kozłowska (a cura di), *Języki Specjalistyczne.* Warszawa, 7–27.

Grucza, F. (2002), "Języki specjalistyczne – indykatory i/lub determinanty rozwoju cywilizacyjnego". In: J. Lewandowski (a cura di), *Języki specjalistyczne. Problemy technolingwistyki.* Warszawa: Katedra Języków Specjalistycznych Uniwersytetu Warszawskiego, 9–26.

Grucza, S. (2013), *Od lingwistyki tekstu do lingwistyki tekstu specjalistycznego.* Warszawa: Wydawnictwo Naukowe Instytutu Kulturologii i Lingwistyki Antropocentrycznej, Uniwersytet Warszawski.

Gruszczyński, W., Broda, B., Nitoń, B., Ogrodniczuk, M., (2015), "W poszukiwaniu metody automatycznego mierzenia zrozumiałości tekstów informacyjnych". *Poradnik Językowy*, 2, 9–22.

Gruszczyński, W., Ogrodniczuk, M. (a cura di) (2015), *JASNOPIS czyli mierzenie zrozumiałości polskich tekstów użytkowych.* Warszawa: SWPS Uniwersytet Humanistycznospołeczny.

Gualdo, R., Telve, S. (2011), *Linguaggi specialistici dell'italiano*. Roma: Carocci.

Gunning, R. (1952), *The technique of clear writing*. New York: R. McGraw-Hill International Book Co.

Henwood, M., Rival, I. (1980), "Eponymy in mathematical nomenclature: what's in a name and what should be?". *Math Intelligencer*, 4, 204–205.

Hoffmann, L. (1984), "Seven Roads to LSP". *Special Language – Fachsprache*, VI, 1–2, 28–38.

Imiołczyk, J. (1987), *Prawdopodobieństwo subiektywne wyrazów: podstawowy słownik frekwencyjny języka polskiego*. Warszawa/Poznań: Państwowe Wydawnictwo Naukowe.

Ischreyt, H. (1965), *Studien zum Verhältnis von Sprache und Technik: institutionelle Sprachlenkung in der Terminologie der Technik*. Düsseldorf: Schwann.

Jadacka, H. (2008), "Skrótowce". In: H. Jadacka, A. Markowski, D. Zdunkiewicz-Jedynak (a cura di), *Poprawna polszczyzna. Hasła problemowe*. Warszawa: Wydawnictwo Naukowe PWN, 127–129.

Jankowiak, L. (2015), *Synonimia w polskiej terminologii medycznej drugiej połowy XIX wieku*. Warszawa: Slawistyczny Ośrodek Wydawniczy Instytutu Slawistyki PAN.

Jędrzejowski, M., Jędrzejowska, N. (2014), "Ujęzykowienie fachowości informacyjnej na przykładzie polskich i niemieckich terminów z zakresu neuropsychologii klinicznej oraz jej psychologiczne aspekty w procesie komunikacji między specjalistą a niespecjalistą". In: M. Łukasik e B. Mikołajewska (a cura di), *Języki specjalistyczne wczoraj, dziś i jutro*. Warszawa: Wydawnictwo Naukowe IKLA, 84–91.

Kisilowska, M., Jasiewicz, J. (2013), *Informacja zdrowotna. Oczekiwania i kompetencje polskich użytkowników. Raport z badań eksploracyjnych*. Warszawa: Wydawnictwo Uniwersytetu Warszawskiego.

Kopaliński, W. (2003), *Słownik mitów i tradycji kultury*. Warszawa: Oficyna Wydawnicza „RYTM".

Kornacka, M. (2004), "Na skrzyżowaniu leksykografii i gramatykografii specjalistycznej". In: J. Lukszyn (a cura di), *Języki specjalistyczne 4. Leksykografia terminologiczna – teoria i praktyka*. Warszawa, 85–100.

Kreutz, M. (1968), *Rozumienie tekstów. Badania psychologiczne*. Warszawa: PWN.

Kucharz E. J. (2020), "Medical eponyms from linguistic and historical points of view". *Reumatologia*, 58(4), 258–260. http://doi.org/10.5114/reum.2020.98440

Kwiryna-Handke, K., Rzetelska-Feleszko, E. (1977), *Przewodnik po językoznawstwie polskim 1901–1970*. Wrocław.

Leki dostępne bez recepty i suplementy diety (2016). Komunikat z badań, 158/ 2016. Centrum Badania Opinii Społecznej. Warszawa http://cbos.pl/SPISKOM.POL/2016/K_158_16.PDF

Lewandowska-Tomaszczyk, B. (2005), *Podstawy językoznawstwa korpusowego*. Łódź: Wydawnictwo Uniwersytetu Łódzkiego.

Loffler-Laurian, A. (1983), "Typologie des discours scientifiques: deux aproches". *Études de Linguistique appliquée*, 8–20.

Lucchini, A. (2008), "Terapia e importanza civile. Verso una collaborazione tra linguisti e professionisti della salute. Intervista a Luca Serianni di Alessandro Lucchini". In: A. Lucchini (a cura di), *Il linguaggio della salute*. Sperling & Kupfer, XXIII-XXIX.

Lucisano, P. (a cura di) (1992), *Misurare le parole*. Roma: Kepos.

Lucisano, P., Piemontese, M.E. (1988), "GULPEASE: una formula per la predizione della difficoltà dei testi in lingua italiana". *Scuola e città*, 3, 31, La Nuova Italia.

Lukszyn, J. (1998), *Tezaurus terminologii translatorycznej*. Warszawa: Wydawnictwo Naukowe PWN.

Malinowski, A. (2006), *Redagowanie tekstu prawnego. Wybrane zagadnienia logiczno-językowe*. Warszawa: Wydawnictwo Prawnicze LexisNexis.

Maniowska, K. (2016), "Włoskie przymiotniki w dokumentach medycznych". *Lingua Legis*, 24, 55–67.

Manzotti, E. (1998), "L'esempio. Natura, definizioni, problemi". *Cuadernos de Filologia Italiana 5*, 99–123.

Marcjanik, M. (1978), "Wtrącenia nawiasowe we współczesnej prasie". *Poradnik Językowy*, 6, 261–268.

Markowski, A. (1990), *Leksyka wspólna różnym odmianom polszczyzny*. Warszawa: Uniwersytet Warszawski.

Markowski A. (2008), "Skrót". In: H. Jadacka, A. Markowski e D. Zdunkiewicz-Jedynak (a cura di.), *Poprawna polszczyzna. Hasła problemowe*. Warszawa: Wydawnictwo Naukowe PWN, 125–127.

Migliorini, B. (1961), *Che cos'è un vocabolario?* Firenze: Le Monnier.

Miller, G. A. (1951), *Language and Communication*. New York: McGraw-Hill Book Company, (trad. it. Simone, R. [1972], *Linguaggio e comunicazione*. Firenze: La Nuova Italia).

Miodek, J., Maziarz, M., Piekot, T., Poprawa, M., Zarzeczny, G. (2010), *Jak pisać o Funduszach Europejskich?* Warszawa: Ministerstwo Rozwoju Regionalnego.

Mrowczyk, J. (2008), "Czytelność". *Niewielki słownik typograficzny*. Czystywarsztat.

Musacchio, M. T. (2002). "I tecnicismi collaterali". In: M. Magris et al. (a cura di), *Manuale di terminologia. Aspetti teorici, metodologici e applicativi.* Milano: Hoepli, 135–150.

Musiołek-Choinski, K. (1986), *Polskie nazwy chorób. Studium z terminologii medycznej.* Wrocław: Wydawnictwo Uniwersytetu Wrocławskiego.

Müldner – Nieckowski, P., "Metoda z wyboru. Repliki, czyli odpowiedzi". *Lekarski poradnik językowy.* http://lpj.pl/index.php?op=35 .

Niedźwiedzka, B., Słońska, Z., Taran, Y. (2012), "Samoocena zdrowotnych kompetencji informacyjnych Polaków w świetle koncepcji samoskuteczności. Analiza wybranych wyników polskiej części Europejskiego Sondażu Kompetencji Zdrowotnych [HLS-EU]". *Zdrowie Publiczne i Zarządzanie*, 10 (3), 212–220.

Nieradko-Iwanicka, B. (2020), "National eponyms in medicine". *Reumatologia*, 58(1), 56–57. http://doi.org/10.5114/reum.2020.93175

Orletti F., Iovino R. (2018). *Il parlar chiaro nella comunicazione medica.* Roma: Carocci Editore.

Parisi, D. (1962), "Linguaggio comune e linguaggio regolato". *Rivista di filosofia*, 53, 313–334.

Pawłowska, R. (2002), *Metodyka ćwiczeń w czytaniu.* Gdańsk: Wydawnictwo Uniwersytetu Gdańskiego.

Piemontese, E. (1996), *Capire e farsi capire: teorie e tecniche della scrittura controllata.* Napoli: Tecnodid.

Pilarz, Ł. B., Bajor, G., Bulska W. (2013), "Czy na pewno nadszedł czas pisać epifatium dla eponimów w anatomii i naukach klinicznych?". *Annales Academiae Medicae Silesiensis*, 67, 5, 337–343.

Pisarek, W. (1966), "Recepty na zrozumiałość wypowiedzi". *Zeszyty Prasoznawcze*, 2/3 (28/29) R VII. Kraków, 38–53.

Pisarek, W. (1969), "Jak mierzyć zrozumiałość tekstu". *Zeszyty Prasoznawcze*, 4(42) RX. Kraków, 35–48.

Polski rynek leków bez recepty i suplementów diety z szybkim wzrostem w latach 2016–2021 (2016). http://www.wirtualnemedia.pl/artykul/polski-rynek-lekow-bez-recepty-i-suplementow-diety-z-szybkim-wzrostem-w-latach-2016-2021.

Porep, R., Steudel, W-I. (1974), *Medizinische Terminologie. Ein programmierter Kurs zur Einführung in die medizinische Fachsprache.* Stuttgart: Thieme.

Pronińska, A. (2013), "Wzorzec gatunkowy a przekład specjalistyczny (analiza wybranych mechanizmów upraszczania języka w polskiej i włoskiej ulotce dla pacjenta)". *Acta Universitatis Lodziensis*, Folia Linguistica 47, 33–45.

Pronińska, A. (2018), "Akronim jako element terminologii medycznej na materiale włoskim i polskim". In: K. Gostkowska, A. Kuźnik, D. Słapek (a cura di), *Orbis Linguarum*, vol. 49. Dresden/Wrocław: Neisse Verlag & Oficyna Wydawnicza ATUT, 159–171.

Pronińska, A. (2020), "Forme ridotte nei lessici specialistici: acronimi in ambito medico". In: J. Visconti, M. Manfredini, L. Coveri (a cura di), *Linguaggi settoriali e specialistici. Sincronia, diacronia, traduzione, variazione. Atti del XV Congresso SILFI Società Internazionale di Linguistica e Filologia Italiana (Genova, 28–30 aggio 2018)*. Firenze: Franco Cesati Editore, 423–428.

Puato, D. (2011), "Lessico medico e traduzione. Considerazioni contrastive per il tedesco e l'italiano". *Rivista Internazionale di Tecnica della Traduzione*, 13. Trieste: EUT, 117–128.

Puato, D. (2012), "Variabili linguistiche e comprensibilità nei foglietti illustrativi dei medicinali tedeschi e italiani". *Lingue e Linguaggi*, 7, 89–116.

Puato, D. (2013), "Gli atti direttivi nei foglietti illustrativi dei medicinali tedeschi". In: L. Camaiora, G. Giovanni e M. Verna (a cura di), *L'analisi linguistica e letteraria*, XXI/2, 155–190.

Puato, D. (2018), *Tecnicismi specifici e collaterali nella lingua medica. Uno studio contrastivo tedesco-italiano*. Roma: La Sapienza Editrice.

Pytel, W.A. (2004), "Słownictwo fachowe jako identyfikator LSP". In: J. Lukszyn (a cura di), *Języki specjalistyczne 4. Leksykografia terminologiczna – teoria i praktyka*. Warszawa, 101–110.

Ramaglia, F. (2011) "relazione, aggettivo di". http://www.treccani.it/enciclopedia/aggettivi-di-relazione_(Enciclopedia-dell%27Italiano)/

Ravitch, M. (1979), "Dupuytren's invention of the Mikulicz enterotome with a note on eponyms". *Perspect Biol Med*, 22 (2 Pt 1): 170–184.

Raynor, D.K., Knapp, P. (2000), "Do patients see, read and retain the new mandatory medicines information leaflets?". *The Pharmaceutical Journal*, 268–270. http://www.pharmaceutical-journal.com/do-patients-see-read-and-retain-the-new-mandatory-medicines-information-leaflets/20000495.article?firstPass=false

Rolle, L. (2008), "Il discorso sulla salute". In: A. Lucchini (a cura di), *Il linguaggio della salute*. Sperling & Kupfer: 8–11.

Rovere, G. (2001), "Tutti bugiardini? Un tipo di testo tra norme europee e tradizioni nazionali". In: P. Wunderli, I. Werlen e M. Grünert (a cura di),

Italica-Raetica-Gallica. Studia linguarum litterarum artiumque in honorem Ricarda Liver. Francke: Tübingen/Basel, 229–243.

Rovere, G. (2010), *Linguaggi settoriali.* http://www.treccani.it/enciclopedia/linguaggi-settoriali_%28Enciclopedia_dell%27Italiano%29/

Rudnicka, E. (2006), "Eponimizmy versus eponimy. Eponimizmy jako efekt mechanizmu apelatywizacji eponimów". In: Z. Abramowicz, E. Bogdanowicz (a cura di), *Onimizacja i apelatywizacja.* Białystok: Białystok University Press, 185–199.

Ruszkowski, M. (2004), *Statystyka w badaniach stylistyczno-składniowych.* Kielce: Wydawnictwo Akademii Świętokrzyskiej.

Sabatini, F. (1999), "Rigidità esplicitezza" vs. „elasticità-implicitezza": possibili parametri massimi per una tipologia dei testi". In: G. Skytte, F. Sabatini (a cura di), *Linguistica Testuale Comparativa.* Copenhagen: Museum Tusculanum Press, 142–172.

Saloni, Z. (2010), "O użyciu skrótów w tekstach polskich". *Polonica*, XXX, 137–156.

Schwenk, H.-J. (2009), "Fachlichkeit und Sprache gleich Fachsprachlichkeit?". *Studia Niemcoznawcze/ Studien zur Deutschkunde*, XLIII, 301–314.

Schwenk, H.-J. (2010a), "Fachdiskurs und Expertendiskurs". *Tekst i dyskurs – text und diskurs*, 3, 181–197.

Schwenk, H.-J. (2010b), "Fachlichkeit, Fachsprachlichkeit und Fachsprachendidaktik", *GLOTTODIDACTICA*, XXXVI, 69–82.

Seretny, A. (2006), "Wskaźnik czytelności tekstu jako pomoc w określaniu stopnia jego trudności". *LingVaria*, 1, 2. Kraków, 87–98.

Sergio, G. (2007), "La salute in vendita. Un sondaggio lessicale sulla lingua medico-pubblicitaria". *Lingua Italiana d'Oggi*, 2007/IV, 279–316.

Serianni, L. (1985), "Lingua medica e lessicografia specializzata nel primo Ottocento". *La Crusca nella tradizione letteraria e linguistica italiana.* Firenze: Accademia della Crusca, 255–287.

Serianni, L. (1989), *Saggi di storia linguistica italiana.* Napoli: Morano Editore.

Serianni, L. (2003), *Italiani scritti.* Bologna: il Mulino.

Serianni, L. (2004), "Formazione delle parole nelle terminologie tecnico-scientifiche. Medicina". In: M. Grossmann e F. Rainer (a cura di), *La formazione delle parole in italiano.* Tübingen: Niemeyer, 585–591.

Serianni, L. (2005), *Un treno di sintomi: i medici e le parole: percorsi linguistici nel passato e nel presente.* Milano: Garzanti.

Serianni, L. (2007), "Terminologia medica: qualche considerazione tra italiano, francese e spagnolo". In: M. T. Zanola (a cura di) *Terminologie specialistiche e tipologie testuali. Prospettive interlinguistiche*, Milano: Università Cattolica del Sacro Cuore, 7–29.

Setti, R. (a cura di) (2004), "Sigle", Accademia della Crusca, http://www.accademiadellacrusca.it/it/lingua-italiana/consulenza-linguistica/domande-risposte/sigle.

Setti, R. (2005), "Perché il foglietto illustrativo dei farmaci viene chiamato bugiardino?". *La Crusca per Voi*, nr. 27, 10–11. http://accademiadellacrusca.it/it/consulenza/perché-il-foglietto-illustrativo-dei-farmaci-viene-chiamato-bugiardino/157

Sobrero, A. (1993), "Lingue speciali". In: A. Sobrero (a cura di), *Introduzione all'italiano contemporaneo. La variazione e gli usi*. Roma-Bari: Editori Laterza, 237–277.

Sosa-Iudicissa, M. (2015), *Medicinali e dispositivi medici*, http://www.europarl.europa.eu/factsheets/it/sheet/50/medicinali-e-dispositivi-medici

Starzec, A. (1999), *Współczesna polszczyzna popularnonaukowa*. Opole: Wydaw. Uniwersytetu Opolskiego.

Starzec, A. (2007a), "Charakterystyka genologiczna i stylistyczna ulotki medycznej". In: G. Szpila (a cura di), *Język a komunikacja 17: Język polski XXI wieku: analizy, oceny, perspektywy*. Kraków, 165–174.

Starzec, A. (2007b), "Ulotka medyczna i jej przemiany". *Stylistyka*, 16, 519–529.

Stella, A., Villani, G. (2017), "La spiegazione scientifica: Aspetti storico-epistemologici e didattica. L'esempio della Chimica. The scientific explanation: historical-epistemological aspects and didactic implications. The example of Chemistry". *Giornale Italiano della Ricerca Educativa. Italian Journal of Educational Research*. Pensa, 151–164. http://www.researchgate.net/publication/321868212_The_scientific_explanation_historical-epistemological_aspects_and_didactic_implications_The_example_of_Chemistry

Strappa, G. (1995), *Unità dell'organismo architettonico. Note sulla formazione e trasformazione dei caratteri degli edifici*. Bari: Edizioni Dedalo.

Szewczuk, W. (1960), *Badania eksperymentalne nad rozumieniem zdań*. Kraków: Uniwersytet Jagielloński.

Szulc, A. (1997), *Słownik dydaktyki języków obcych*. Warszawa: Wydawnictwo Naukowe PWN.

Telve, S. (2015), "La terminologia medica in Italia: uno sguardo al dinamismo attuale". *mediAzioni 18*. Viterbo: Università degli studi della Tuscia.

Villanova, L. (2014), *Il latino nel lessico medico-scientifico*. Latinitas nunc et hic, Relazione presentata al Convegno di Assisi 22.11.2014. http://www.centrumlatinitatis.org/wp-content/uploads/2015/11/2.11.-Luca-Villanova.-Il-Latino-nel-lessico-medico-scientifico.pdf

Wandruszka, M., Paccagnella, I. (1974), *Interlinguistica*. Palermo: Palumbo.

Weiss, B. D. (2007), *Health literacy and patient safety: Help patients understand, Manual for clinicians*. Chicago: American Medical Association Foundation and American Medical Association.

Werlich, E. (1975), *Typologie der Texte. Einwurf eines textlinguistischen Modells zur Grundlegung einer Textgrammatik*. Heidelberg: Quelle & Meyer.

Wojnicki, S. (1991), "Subjęzyki specjalistyczne". In: F. Grucza (a cura di), *Teoretyczne podstawy terminologii*. Wrocław: Zakład Narodowy im. Ossolińskich, 61–77.

Woźnicka, A. M. (2004), "Wiedza specjalistyczna a słownik terminologiczny". In: J. Lewandowski (a cura di), *Języki specjalistyczne 4. Leksykografia terminologiczna – teoria i praktyka*. Warszawa, 73–84.

Zawiliński, R. (1927), "O języku zawodowym". *Poradnik Językowy*, 4, 49–51.

Zimmermann, A., Michalski, M. (2009), "Kategorie dostępności produktów leczniczych". *Farm. Pol*, 65 (6), 453–457.

Zingarelli, N. (1996), *Vocabolario della lingua italiana di Nicola Zingarelli*. Bologna: Zanichelli editore S.p.A.

Zmarzer, W. (2003), "Typologia tekstów specjalistycznych". In: B. Z. Kielar e S. Grucza (a cura di), *Języki Specjalistyczne 3. Lingwistyczna identyfikacja tekstów specjalistycznych*. Warszawa: Katedra Języków Specjalistycznych UW, 24–34.

Żarski, W. (2008), *Książka kucharska jako tekst*. Wrocław: Wydawnictwo Uniwersytetu Wrocławskiego.

Sitografia

http://dati-censimentopopolazione.istat.it/Index.aspx.
http://lekolepki.pl
http://pub.rejestrymedyczne.csioz.gov.pl
http://sjp.pwn.pl
http://stat.gov.pl/cps/rde/xbcr/gus/lu_nps2011_wyniki_nsp2011_22032012.pdf
www.agenziafarmaco.gov.it
www.agenziafarmaco.gov.it/content/importazione-parallela-dei-medicinali

www.agenziafarmaco.gov.it/content/normativa-di-riferimento-aifa-agenzia-italiana-del-farmaco

www.aifa.gov.it/regime-di-fornitura-dei-farmaci

www.aifa.gov.it/sites/default/files/lista_generici_x_principio_attivo.pdf.

www.corrige.it

www.corrige.it/leggibilita/lindice-gulpease/#Lucisano-Piemontese1988

www.importrownolegly.pl

www.jasnopis.pl

www.palestradellascrittura.it

www.salute.gov.it/imgs/C_17_bancheDati_14_allegati_iitemAllegati_14_fileAllegati_itemFile_0_file.pdf

www.salute.gov.it/portale/documentazione/p6_2_6.jsp?lingua=italiano&tipo=circolari&btnCerca=cerca&iPageNo=54

www.treccani.it

www.urpl.gov.pl/pl/urząd/akty-prawne.

Indice dei titoli delle norme di riferimento[133]

Abbreviazione utilizzata	Titolo intero della norma con link al testo completo
Dlgs 24.04.2006 n. 219	Decreto legislativo, 24 aprile 2006, n. 219, Attuazione della direttiva 2001/83/CE (e successive direttive di modifica) relativa ad un codice comunitario concernente i medicinali per uso umano, nonché della direttiva 2003/94/CE. Testo completo della legge [reperibile online] http://www.camera.it/parlam/leggi/deleghe/06219dl.htm [consultato il 7.11.2017].
Direttiva 2001/83/CE	Direttiva 2001/83/CE del Parlamento europeo e del Consiglio del 6 novembre 2001 recante un codice comunitario relativo ai medicinali per uso umano. Testo completo della legge [reperibile online] https://ec.europa.eu/health//sites/health/files/files/eudralex/vol-1/dir_2001_83_cons2009/2001_83_cons2009_it.pdf [consultato il 10.11.2017].
Relazione della Commissione 22.03.2017	Relazione della Commissione al Parlamento Europeo e al Consiglio in conformità all'articolo 59, paragrafo 4, della direttiva 2001/83/CE del Parlamento europeo e del Consiglio, del 6 novembre 2001, recante un codice comunitario relativo ai medicinali per uso umano, del 22.03.2017. Testo completo [reperibile online] http://eur-lex.europa.eu/legal-content/IT/TXT/PDF/?uri = CELEX:-52017DC0135&from = PL [consultato il 15.03.2018].

---

[133] Nella tabella vengono riportate le abbreviazioni con le quali vengono citate nel corpo del testo le normative nonché i titoli delle norme di riferimento espressi nella loro forma estesa e integrati dai link relativi al loro testo completo.

Abbreviazione utilizzata	Titolo intero della norma con link al testo completo
Direttiva 92/27/CEE	Direttiva 92/27/CEE del Consiglio, del 31 marzo 1992, concernente l'etichettatura ed il foglietto illustrativo dei medicinali per uso umano. Testo completo [reperibile online] https://eur-lex.europa.eu/legal-content/IT/TXT/PDF/?uri = CELEX:31992L0027&from = IT [consultato il 15.03.2018].
Circ. 16.10.1997	Circolare del Ministero della Sanità n. 13 del 16 ottobre 1997. Medicinali di automedicazione: definizione, classificazione e modello di foglio illustrativo. Testo completo [reperibile online] http://www.gazzettaufficiale.it/eli/id/1997/11/18/097A9180/sg [consultato l'8.02.2019].
Circ. Ministeriale 30.12.2010, n. 101	Circolare Ministeriale 30.12.2010, n. 101. Testo completo [reperibile online] http://www.dirittoscolastico.it/files/cm101_10.pdf [consultato l'8.02.2019].
Decreto Ministeriale 22.08.2007, n. 139	Decreto Ministeriale n. 139 del 22.08.2007. Regolamento recante norme in materia di adempimento dell'obbligo di istruzione. Testo completo [reperibile online] http://www.laricerca.loescher.it/images/stories/pdf_normative_1/DM-1392007-Nuovo-obbligo-di-istruzione.pdf [consultato l'8.02.2019].
Legge 27.12.2006, n. 296	Legge 27.12.2006, n. 296. Testo completo [reperibile online] http://www.parlamento.it/parlam/leggi/06296l.htm [consultato l'8.02.2019].

Abbreviazione utilizzata	Titolo intero della norma con link al testo completo
Guidelines	*Guideline on the readability of the labelling and package leaflet of medicinal products for human use*, Brussels, 12.01.2009, Testo completo [reperibile online] https://ec.europa.eu/health/sites/health/files/files/eudralex/vol-2/c/2009_01_12_readability_guideline_final_en.pdf [consultato il 12.11.2017].
Ustawa 6.09.2001	Ustawa z dnia 6 września 2001 r. Prawo farmaceutyczne. [Legge del 6 settembre 2001 Legislazione farmaceutica]. Testo completo della legge [reperibile online] http://prawo.sejm.gov.pl/isap.nsf/download.xsp/WDU20011261381/U/D20011381Lj.pdf [consultato il 7.11.2017].
Rozp. Min. Zdrowia 20.02.2009	Rozporządzenie Ministra Zdrowia z dnia 20 lutego 2009 r. w sprawie wymagań dotyczących oznakowania opakowań produktu leczniczego i treści ulotki [Regolamento del Ministro della Salute del 20 febbraio 2009 che stabilisce i requisiti per la etichettatura dell'imballaggio del medicinale e per il contenuto del foglietto illustrativo]. Testo completo della legge [reperibile online] http://prawo.sejm.gov.pl/isap.nsf/download.xsp/WDU20150001109/O/D20151109.pdf [consultato il 3.11.2017].

Indice dei titoli delle norme di riferimento

Abbreviazione utilizzata	Titolo intero della norma con link al testo completo
All. n. 2 al Rozp. Min. Zdrowia 20.02.2009	Załącznik nr 2. Wymagania dotyczące sposobu sporządzania ulotki dla pacjenta do Rozporządzenie Ministra Zdrowia z dnia 20 lutego 2009 r. w sprawie wymagań dotyczących oznakowania opakowań produktu leczniczego i treści ulotki [Allegato n. 2 Indicazioni sul modo di stesura del foglio illustrativo al Regolamento del Ministro della Salute del 20 febbraio 2009 che stabilisce i requisiti per la etichettatura dell'imballaggio del medicinale e per il contenuto del foglietto illustrativo]. Testo completo [reperibile online] http://prawo.sejm.gov.pl/isap.nsf/download.xsp/WDU20150001109/O/D20151109.pdf [consultato il 3.11.2017].
Rozp. Min. Zdrowia 26.04.2010	Rozporządzenie Ministra Zdrowia z dnia 26 kwietnia 2010 r. w sprawie badania czytelności ulotki [Regolamento del Ministro della Salute del 26 aprile 2010 riguardante l'analisi della leggibilità del foglietto illustrativo]. Testo completo [reperibile online] http://prawo.sejm.gov.pl/isap.nsf/download.xsp/WDU20100840551/O/D20100551.pdf [consultato il 3.11.2017].

Indice delle tabelle

Tabella 1:	Classificazione dei FI in base alla suddivisione di Zmarzer (2003)	47
Tabella 2:	Distribuzione dello stile comunicativo e notarile all'interno del *Corpus*	55
Tabella 3:	Distribuzione dello stile comunicativo e notarile nei FI italiani e polacchi in relazione al tipo di prescrizione del farmaco	56
Tabella 4:	Intitolazioni nei FI italiani – stili espositivi presenti	58
Tabella 5:	Distribuzione degli stili comunicativi (forte e debole) nei FI italiani	59
Tabella 6:	Distribuzione degli stili comunicativi (forte e debole) nei FI italiani in relazione al tipo di prescrizione dei farmaci	59
Tabella 7:	Elenco dei fenomeni caratteristici per le lingue speciali presenti nelle lingue comuni, arricchito da esempi provenienti dai FI	69
Tabella 8:	Tabella comparativo-rappresentativa con tutti i FI italiani e polacchi del *Corpus*	83
Tabella 9:	Livello di difficoltà del testo proposto da Pisarek (1969: 45) in base agli intervalli numerici	106
Tabella 10:	Tabella comparativa dell'indice Fog di tutti i FI italiani e polacchi	113
Tabella 11:	Percentuale di cittadini italiani per livello di istruzione secondo il censimento del 2011 in relazione all'indice Fog	115
Tabella 12:	Percentuale di cittadini polacchi per livelli di istruzione secondo il censimento del 2011 in relazione all'indice Fog	116
Tabella 13:	Risultati dell'indice Fog per i medicinali italiani *Op*	118
Tabella 14:	Risultati dell'indice Fog per i medicinali italiani SOP/OTC	119
Tabella 15:	Risultati dell'indice Fog per i medicinali polacchi *Op*	121
Tabella 16:	Risultati dell'indice Fog per i medicinali polacchi SOP/OTC	122
Tabella 17:	Risultati dell'indice Gulpease per tutti i farmaci italiani	124
Tabella 18:	Risultati dell'indice Gulpease per i farmaci italiani *Op*	127
Tabella 19:	Risultati dell'indice Gulpease per i farmaci italiani SOP/OTC	128
Tabella 20:	Risultati dell'indice di Walery Pisarek per tutti i farmaci polacchi	130

Tabella 21: Livello di difficoltà del testo secondo gli indici (non lineare e lineare) basati sulla scala di Pisarek (1969) 131
Tabella 22: Risultati dell'indice di Walery Pisarek nella variante lineare e non lineare per i farmaci polacchi *Op* 133
Tabella 23: Risultati dell'indice di Walery Pisarek per i farmaci polacchi SOP/OTC 135

Indice delle immagini

Figura 1: Scala dei valori dell'Indice Gulpease. Fonte: http://www.corrige.it/leggibilita/lindice-gulpease/#Lucisano-Piemontese1988 103

Figura 2: Scala graduata rappresentante l'indice lineare, creata da Pisarek (1969: 47) e riportata in forma originale 107

Figura 3: Indice della nebbia – rappresentazione grafica (cfr. Miodek et al. 2010: 24) 110

Études de linguistique, littérature et art
Studi di Lingua, Letteratura e Arte

Edited by Katarzyna Wołowska and Maria Załęska

Volume 1 Teresa Muryn / Salah Mejri / Wojciech Prażuch / Inès Sfar (éds): La phraséologie entre langues et cultures. Structures, fonctionnements, discours. 2013.

Volume 2 Przemysław Dębowiak: La formation diminutive dans les langues romanes. 2014.

Volume 3 Katarzyna Wołowska: Le sens absent. Approche microstructurale et interpétative du virtuel sémantique. 2014.

Volume 4 Monika Kulesza: Le romanesque dans les *Lettres* de Madame de Sévigné. 2014.

Volume 5 Judyta Zbierska-Mościcka: Lieux de vie, lieux de sens. Le couple lieu/identité dans le roman belge contemporain. Rolin-Harpman-Feyder-Lalande-Lamarche-Deltenre. 2015.

Volume 6 Izabela Pozierak-Trybisz: Analyse sémantique des prédicats de communication. Production et interprétation des signes. Emplois de communication non verbale. 2015.

Volume 7 Maria Załęska: Retorica della linguistica. Scienza, struttura, scrittura. 2014.

Volume 8 Teresa Muryn / Salah Mejri / Wojciech Prażuch / Inès Sfar (éds.): La phraséologie entre langues et cultures. Structures, fonctionnements, discours. 2015.

Volume 9 Ewa Stala: El léxico español en el *Waaren-Lexicon in zwölf Sprachen* de Ph. A. Nemnich. 2015.

Volume 10 Paulina Mazurkiewicz: Terminologie française et polonaise relative à la famille. Analyses fondées sur les documents de la doctrine sociale de l'Église catholique. 2015.

Volume 11 Christophe Cusimano: Le Sens en mouvement. Études de sémantique interprétative. 2015.

Volume 12 Renata Jakubczuk: Téo Spychalski: Dépassement scénique du littéraire. 2015.

Volume 13 Katarzyna Gabrysiak: Analyse lexicale des verbes français exprimant la cause. À partir de l'exemple de *déterminer* et de *produire*. 2015.

Volume 14 Anna Grochowska-Reiter: Commedia all'italiana come specchio di stereotipi veicolati dal dialetto. Un approccio sociolinguistico. 2016.

Volume 15 Marta E. Cichocka: Estrategias de la novela histórica contemporánea. Pasado plural, Postmemoria, Pophistoria. 2016.

Volume 16 Anna Krzyżanowska / Katarzyna Wołowska (éds): Les émotions et les valeurs dans la communication I. Découvrir l'univers de la langue. 2016.

Volume 17 Anna Krzyżanowska / Katarzyna Wołowska (éds): Les émotions et les valeurs dans la communication II. Entrer dans l'univers du discours. 2016.

Volume 18 Edyta Kociubińska (éd.): Le jeu dans tous ses états. Études dix-neuviémistes. 2016.

Volume 19 Maria Załęska (ed.): Il discorso accademico italiano. Temi, domande, prospettive. 2016.

Volume 20 Adrianna Siennicka: Benito Mussolini retore. Un caso di persuasione politica. 2016.

Volume 21 Regina Bochenek-Franczakowa: Présences de George Sand en Pologne. 2017.

Volume 22 Andrzej Zieliński: Las fórmulas honoríficas con -ísimo en la historia del español. Contribución a la lexicalización de la deixis social. 2017.

Volume 23 Ewa Kalinowska: Lire en classe de français. Nouvelles d'expression française dans l'enseignement et l'apprentissage du FLE. 2017.

Volume 24 Paulina Malicka: Il movimento del dono nella poesia di Eugenio Montale. Rifiutare – ricevere – ricambiare. 2017.

Volume 25 Anne Isabelle François / Edyta Kociubińska / Gilbert Pham-Thanh / Pierre Zoberman (dirs.): Figures du dandysme. 2017.

Volume 26 Andrzej Zieliński / Rosa María Espinosa Elorza: La modalidad dinámica en la historia del español. 2018.

Volume 27 Wojciec Prażuch. Les langues de bois contemporaines. Entre la novlangue totalitaire et le discours détabouisé du néo-populisme. 2018.

Volume 28 Witold Wołowski (ed.): Le théâtre à (re)découvrir I. Intermédia / Intercultures. 2018.

Volume 29 Witold Wołowski (ed.): Le théâtre à (re)découvrir II. Intermédia / Intercultures. 2018.

Volume 30 Gilles Quentel: La genèse du lexique français. 2018.

Volume 31 Luca Palmarini: La lessicografia bilingue italiano-polacca e polacco-italiana dal 1856 al 1946. 2018.

Volume 32 Anna Krzyżanowska / Jolanta Rachwalska von Rejchwald (éds.): Texte, Fragmentation, Créativité I. Text, Fragmentation, Creativity I. Penser le fragment en linguistique. Studies on a fragment in linguistics. 2018.

Volume 33 Jolanta Rachwalska von Rejchwald / Anna Krzyżanowska (éds.): Texte, Fragmentation, Créativité II. Text, Fragmentation, Creativity II. Penser le fragment littéraire. Studies on a fragment in literature. 2018.

Volume 34 Tomasz Szymański : Texte, La morale des choses. Sur la théorie des correspondances dans l'œuvre de Charles Baudelaire. 2019.

Volume 35 Maciej Durkiewicz : Lingua e testualità dei diari on-line italiani. 2020.

Volume 36 Nikol Dziub / Tatiana Musinova / Augustin Voegele (éds): Traduction et interculturalité. Entre identité et altérité. 2019.

Volume 37 Krzysztof Kotuła: Voir à travers le texte, lire à travers l'image. Les mécanismes de la lecture du manuscrit médiéval. 2019.

Volume 38 Edyta Kociubińska (éd.): Le dandysme, de l'histoire au mythe. 2019.

Volume 39 Katarzyna Wołowska (éd.): Les facettes de l'interprétation multiple. 2019.

Volume 40 Ewa Urbaniak: La reduplicación léxica en español y en italiano: formas y motivaciones. 2020.

Volume 41 Alessandro Baldacci / Anna Małgorzata Brysiak / Tomasz Skocki (a cura di): Il futuro della fine. Rappresentazioni dell'apocalisse nella letteratura italiana dal Novecento a oggi. 2020.

Volume 42 Alessandro Baldacci / Anna Małgorzata Brysiak / Tomasz Skocki (a cura di): Variazioni sull'apocalisse. Un percorso nella cultura occidentale dal Novecento ai giorni nostri. 2021.

Volume 43 Mirosław Trybisz / Izabela Pozierak-Trybisz / Joanna Drzazgowska / Joanna Jereczek-Lipińska (eds.) La globalisation communicative 2018 - les défis de l'interculturel. Volume 1 2021.

Volume 44 Mirosław Trybisz / Izabela Pozierak-Trybisz / Joanna Drzazgowska / Joanna Jereczek-Lipińska (eds.) La globalisation communicative 2018 - les défis de l'interculturel. Volume 2. 2021.

Volume 45 Ágata Cristina Cáceres Sztorc: Cicatrices Resonantes Género, violencia y memoria en la obra literaria de Rocío Silva Santisteban. 2021.

Volume 46 Artur Gałkowski / Stefano Cavallo / Katarzyna Kowalik (eds.): Et in Arcadia ego. Roma come luogo della memoria nelle culture europee • Et in Arcadia ego. Rome as a memorial place in European cultures. Le strade che portano alla Città eterna • The roads leading to the Eternal City. 2021.

Volume 47 Nikol Dziub / Augustin Voegele (eds.): Le prix Nobel de littérature et l'Europe. 2021.

Volume 48 Andrzej Zieliński (eds.): Las fórmulas de saludo y de despedida en las lenguas románicas: sincronía, diacronía y aplicación a la enseñanza. 2021.

Volume 49 Anna Dyda: Leggibilità e comprensibilità del linguaggio medico attraverso i testi dei foglietti illustrativi in italiano e in polacco. 2021.

www.peterlang.com

www.ingramcontent.com/pod-product-compliance
Ingram Content Group UK Ltd.
Pitfield, Milton Keynes, MK11 3LW, UK
UKHW041923210426
5322IPUK00002B/19